Qui

Mi bebé y yo

Una guía esencial para el embarazo y el cuidado de tu recién nacido

Deborah D. Stewart
Jenny B. Harvey

El texto y las ilustraciones de la cubierta de Christine Thomas

Bull Publishing Company
Boulder, Colorado

Bull Publishing Company P.O. Box 1377
Boulder, CO 80306
Phone: 800-676-2855 www.bullpub.com

Library of Congress Cataloging-in-Publication Data

Names: Stewart, Deborah D. | Harvey, Jenny B.

Title: Mi bebé y yo : la guiá esencial para el cuidado del embarazo y del recién nacido / Deborah D. Stewart, Jenny B. Harvey.
Other titles: Baby & me. Spanish

Description: Quinta edición. | Boulder, Colorado : Bull Publishing Company, 2016. | Subtitle varies slightly from previous edition. | Includes bibliographical references and index.

Identifiers: LCCN 2016002520 | ISBN 9781936693856 (alk. paper)

Subjects: LCSH: Pregnancy--Popular works. | Childbirth--Popular works.

Classification: LCC RG525 .S69318 2016 | DDC 618.2--dc23

LC record available at http://lccn.loc.gov/2016002520

Printed in U.S.A.

21 20 19 18 17 16 10 9 8 7 6 5 4 3 2 1

Translation by Shannon Bull, Heather Dubnick, and Sarah Hill
Design and production by Dovetail Publishing Services
Cover design by Shannon Bodie, Lightbourne Images

De Deborah para mi segundo nieto, Charlie McCleary, ahora de 8 años, y a mi queridísimo difunto marido, Mike Gold, que me ofreció motivación y apoyo constante.

De Jenny para James (MTIL), sin quién no podría haber sido parte de este libro, y para Violet Louise, quien siempre será mi bebé.

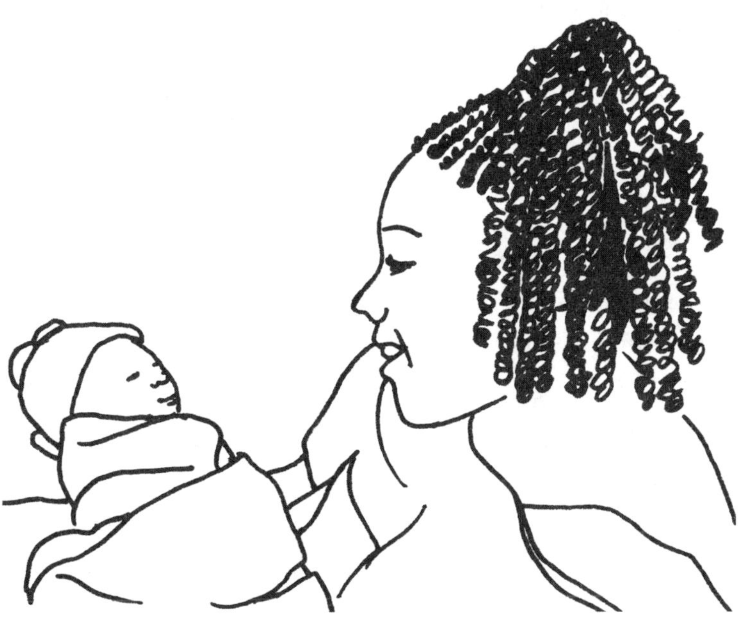

Una nota para ti de Deborah...

Mi objetivo para el libro de *Mi bebé y yo* durante los 22 años y cinco ediciones ha sido ayudar a los padres a mantenerse sanos y felices durante el embarazo y mantener sus bebés recién nacidos sanos. Cuanto más hagas para prevenir los problemas de salud, mejor será para ti y para tu bebé. Aquí encontrarás información básica acerca del embarazo, parto y cuidados para tu bebé en un formato fácil de usar. También encontrarás fuentes en las que puedes confiar cuando busques información más detallada cuando la necesites.

Tener una buena salud es el mejor regalo que tú, como madre, le puedes dar a tu hijo. Espero que *Mi bebé y yo* te anime a hacer todo lo que puedas por tu bebé. Cuidar te ti misma y de tu bebé es una gran tarea. Te mereces mucha ayuda para hacerlo más fácil.

¡Los mejores deseos para ti y para tu bebé! Espero que disfrutes de este momento especial de tu vida. Tu cuerpo está haciendo un trabajo increíble. Tiene la capacidad de crecer y proteger una nueva vida.

Deborah Davis Stewart, BA
Portland, Oregon

Una nota para ti de Jenny...

Prepararse para tener un bebé es un asunto importante, ¡y convertirse en una familia es un asunto incluso más importante! Hay mucho que aprender y muchas decisiones que hacer. Las familias vienen en todo tipo de tamaños, formas, colores, y estilos. Mi objetivo para *Mi bebé y yo* es darte información que puedas usar para hacer elecciones sanas que sean adecuadas para ti y tu familia.

Cuidarte tanto a ti como a tu bebé durante el embarazo puede ayudarte a preocuparte menos y disfrutar más. Estar preparada para el nacimiento de tu bebé puede ayudarte a sentirte fuerte y calmada. Hablar con la gente en tu vida que te puede ayudar y apoyar les puede ayudar a acercarse el uno al otro. ¡Todo esto le da a tu bebé un comienzo fuerte para tener una vida buena y sana!

Deseando que consigas mis llaves para la maternidad y paternidad: fuerza, paz, sueño, paciencia, y ¡muchas risas!

Jenny Burris Harvey, BA
Seattle, Washington

Agradecimientos

Esta edición, la quinta, es una revisión completa, no simplemente una actualización básica. Ha pasado por un proceso de revisión riguroso, y la mayoría de los revisores han contribuido mucho más tiempo y energía de lo que les pedimos originalmente. Les damos nuestro más sincero agradecimiento a todos los profesionales. Su entusiasmo sobre *Mi bebé y yo* y su dedicación para comunicar la información esencial acerca de la salud prenatal y del recién nacido de una forma fácilmente comprensible ha sido infinita.

Barbara C. Decker, HBCE, CLD(CAPPA), Certified Prenatal Bonding Facilitator (BA & GPE): *www.soulofbirthing.com*

Melinda Ferguson, CD(DONA), PCD(DONA), PDT(DONA)

Debra Golden, RN, BSN, MS: Over 30 years of nursing and public health program management experience in maternal and child health, Alaska

Betsy Hayford, CNM: Affiliated with Legacy Emanuel Hospital, Portland, OR, for 20 years practicing midwifery and caring for families; now at Oregon Health Sciences University

Benjamin D. Hoffman, MD FAAP: Professor of Pediatrics, Oregon Health and Science University

Kim James, BDT(DONA), ICCE, LCCE

Elias Kass, ND, LM, CPM: Midwife and naturopathic doctor specializing in the care of babies and children, practicing at One Sky Family Medicine, Seattle, WA

Joy MacTavish-Unten, MA, IBCLC, RLC, ICCE: Owner, Sound Breastfeeding; Adjunct Faculty, The Simkin Center for Allied Birth Vocations, Bastyr University; Instructor, Great Starts, a program of Parent Trust for Washington Children

Lisa Meuleman, BSN: Public Health Nurse

Sharon Muza, BSc., CD(DONA), BDT(DONA), LCCE, FACCE: *sharonmuza.com*

Marni B. Port, MSW: Child & Teen Services Manager, Parent Trust for Washington Children

Maricela Vega, RN-BSN, RHIT: Perinatal Nurse, Mercy Hospital and Medical Center, Chicago, IL

Kathy Wilson, CCCE, CPD, IMPI Certified Sleep Consultant: H.U.G. Teacher, Tranquility Postpartum Support, *www.fourthtrimester.com*

Y a los otros profesionales que compartieron su conocimiento en cuanto al cuidado de los recién nacidos y su seguridad, les damos las gracias por ayudarnos a hacer que esta edición de *Mi bebé y yo* esté tan actualizada y sea de tanta ayuda como sea posible.

Por favor ten en cuenta

Este libro no debe de ser la única guía que uses para cuidarte a ti y a tu bebé nonato. Tu médico o comadrona y otros profesionales médicos están cualificados para ayudarte a cuidarte a ti misma. Por favor consulta con aquellos que conozcan tus necesidades especiales.

Contenidos

Cómo usar este libro

Si estás embarazada o pensando en quedarte embarazada, cuidarte a ti misma ahora es la cosa más importante que puedes hacer para luego tener un bebé sano y feliz. Este libro te puede ayudar. Échale un vistazo rápido a todo el libro. Luego lee los capítulos de nuevo, a medida que tu embarazo avance.

¡Este libro es tuyo!

Mantenlo a mano y úsalo a menudo. Subraya o escribe en él tanto como quieras. Marca las páginas a las que quieras volver más adelante. Usa las páginas para notas para registrar cómo te sientes, las preguntas que tengas o las cosas que diga tu proveedor que quieres recordar.

Parejas, abuelos, otros miembros de la familia

Este libro no es solo para las madres. Los padres, las madres, y otras parejas también sufren muchos cambios grandes cuando se están preparando para un bebé. Las parejas jugarán un papel muy importante en la vida del bebé, desde el embarazo en adelante. Así que hemos creado un lugar especial al final de cada capítulo con consejos justo para ellos. Esperamos que compartas estos consejos para las parejas, y el resto del libro, con ellos.

Los abuelos y otros familiares también pueden jugar un papel importante en el cuidado de su nieto. Comparte este libro con ellos. Esperamos que les ayude a ponerse al día con las últimas tendencias en las mejores prácticas en cuanto al embarazo, el parto y el cuidado del bebé. Compartir este libro puede ayudarte a hablar con ellos acerca de cómo pueden formar parte de esta nueva vida.

Tradiciones en el parto y en los cuidados del bebé

Los consejos que se dan en este libro pueden ser diferentes a lo que tu familia o tu gente hayan hecho en el pasado. A veces, las mujeres te dicen cómo deben de hacerse las cosas simplemente porque esa es la manera que ellas las hicieron. Otras veces, es una tradición cultural que las cosas se hagan de cierta manera. Por ejemplo, en algunas culturas ciertos alimentos no se comen durante el embarazo. En otras, el padre del bebé normalmente no toma parte en el parto.

Hay muchos caminos hacia la buena salud, y los valores familiares son importantes. Las ideas en este libro, que vienen de la ciencia más al día, te darán a ti y al bebé un comienzo saludable. Si quieres hacer algo de manera diferente, habla de esto con tu médico, enfermera o comadrona. Cuéntales tus razones y preocupaciones. Escucha lo que te digan. Entonces, decide lo que sientes que es lo mejor para ti y para tu bebé.

Las palabras que usamos

Todas las familias, padres, y bebés son únicos. En este libro, hemos intentado dar la bienvenida e incluir a todo el mundo. En especial queremos que sepas que este libro es para ti, sin importar la edad que tengas, si tienes una pareja o no, y sin importar qué género sean tú y tu pareja.

Turnaremos decir las palabras "madre" y "padre", "papá" y "pareja". Pero, la mayoría del tiempo, lo que abarcamos está escrito para cualquier persona que va a dar a luz y cualquier tipo de pareja o persona que la apoye.

Palabras médicas

Hay muchos nombres diferentes para las personas médicas que pueden cuivar de ti. A menudo usaremos en este libro "proveedor de salud" o simplemente "proveedor" en vez de "médico, comadrona o enfermera".

Las conversaciones médicas pueden ser confusas. Hemos intentado usar palabras que son fáciles de comprender. Será útil que aprendas algunas palabras médicas ya que tu proveedor puede usarlas mucho. Cuando veas una palabra marcada con un asterisco como este *, puedes leer su significado en el margen de la página. Los significados de muchas palabras que necesitas saber se encuentran al final del Capítulo 17.

Capítulo 1

Prepárate para el embarazo

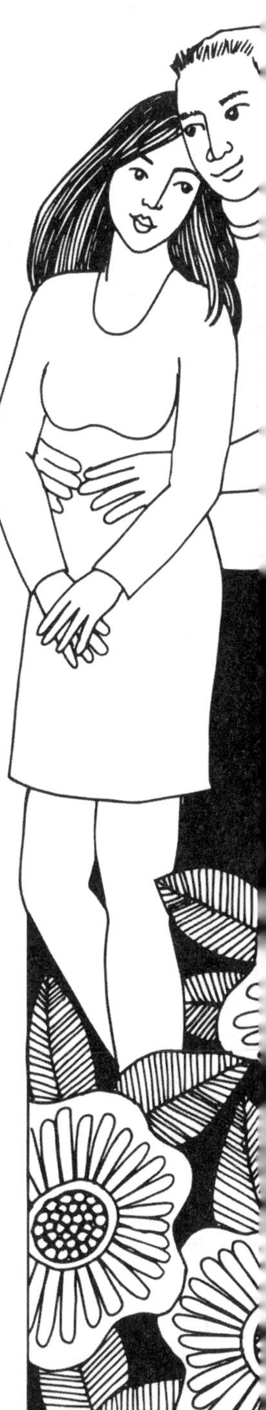

Preparándote para un bebé

Empieza a prepararte ahora para asegurarte de que tu cuerpo esté listo y sano para alojar a un bebé. El mejor momento para esto es antes de que te quedes embarazada, pero nunca es demasiado temprano ni demasiado tarde para empezar a cuidar a tu cuerpo. El alimento que comes, el aire que respiras y las cosas que haces pueden afectar la forma en que crezca tu bebé.

Muchas mujeres se quedan embarazadas cuando no lo anticipan. A veces, no saben que están embarazadas por algunos meses. Aún si una mujer está tratando de quedarse embarazada, probablemente no lo sabrá con certeza por una o dos semanas. Pero partes cruciales del cuerpo de tu bebé se forman durante estas primeras semanas, y por eso es muy importante empezar a cuidarte como si estuvieras embarazada bien temprano.

Es sabio vivir tu vida como si pudieras estar embarazada.

En este capítulo encontrarás:

Crecimiento del bebé durante los primeros dos meses (a tamaño natural)

4 semanas

4 semanas después del comienzo de tu última menstruación: Dos semanas después de la concepción* el cerebro y el corazón empiezan a formarse; el cuerpo tiene una parte frontal, de reverso, superior e inferior.

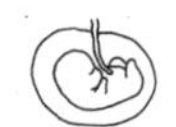

6 semanas

6 semanas después de la menstruación: El corazón late; los ojos, manos, y pies se forman, el tubo neural (lo que será la médula espinal) empieza a cerrarse.

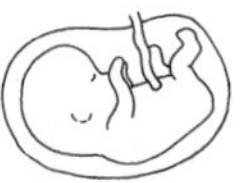

8 semanas

8 semanas después de la menstruación: El cerebro y por lo tanto la cabeza crecen; los pulmones crecen; el hígado, los riñones y los párpados se forman.

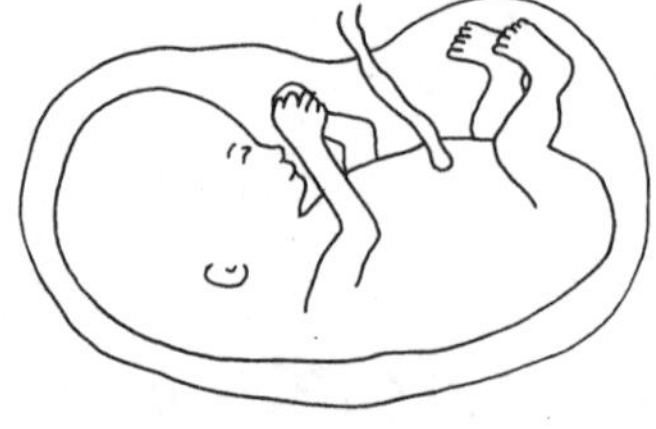

10 semanas

10 semanas después de la menstruación: Todos los órganos se han formado, los huesos de los brazos y las piernas crecen, muchas glándulas se desarrollan, la cabeza se pone más redonda y la espalda más recta, y los dedos de las manos y los pies se forman.

***Concepción:** El comienzo del crecimiento de un bebé, cuando el esperma del papá encuentra el óvulo de la mamá.

Ser saludable antes del embarazo

El cuerpo del bebé se empieza a formar inmediatamente después del inicio del embarazo. Esto ocurre antes de que sepas que estás embarazada. Si te comportas saludablemente ahora, tu bebé será sano también. Los problemas causados por la salud de la mamá pueden afectar al bebé por toda su vida. Comparte este hecho con tus amigos.

Estos dibujos a tamaño natural muestran el crecimiento del embrión. (Así se llama el bebé durante los primeros meses.) Todas las partes más imortantes comienzan a crecer ahora.

"Es increíble . . . No tenía idea de la rapidez con que empieza a crecer el bebé. Nadie me ha dicho lo cuidadosa que debía ser antes de que me quedara embarazada".

Cuida tu salud ahora

Una buena salud ahora puede prevenir muchos problemas para ti y tu bebé en el futuro. Todas las mamás quieren lo mejor para su bebé. Es mejor tener cuidado ahora que desear haber hecho las cosas de diferente modo más tarde.

- Toma una vitamina con ácido fólico todos los días. Ésta ayuda con el crecimiento del cerebro y la médula espinal del bebé.
- Deja de tomar alcohol y fumar tabaco, marihuana y otras drogas. Cada vez que usas estas drogas, tu bebé las consume también.

- Asegúrate de que tus problemas de salud, como la diabetes y la presión sanguínea, están controlados.
- Pregúntale a tu proveedor médico* sobre los efectos que pueden tener los medicamentos que tú tomas en tu bebé.
- No te acerques a químicos peligrosos ni a materia fecal (caca) de ningún animal.
- Obtén seguro médico si no lo tienes.

Lee los capítulos 3, 4 y 5 para más información.

***Proveedor médico:** Cualquier profesional que cuida la salud de la gente.

Hábitos saludables de ahora en adelante

El planeamiento familiar es importante para una buena salud

Controlar la fecha en que te quedas embarazada es una parte importante del cuidado de tu cuerpo. Cuando tienes relaciones sexuales, aún si es sólo una vez, te puedes quedar embarazada. Habla con tu pareja sobre métodos anticonceptivos (contracepción) antes de tener relaciones sexuales. Una mujer necesita usar un método anticonceptivo efectivo cada vez para no quedarse embarazada.

Si quieres tener un bebé, habla con tu compañero antes de dejar de usar contracepción. Asegúrate de que los dos estén listos para tener un bebé. Tendrán una vida mejor si comienzan estando sanos. Lee el capítulo 16 para aprender más sobre las formas efectivas de contracepción.

Visita a tu doctor

Antes de que te quedes embarazada, visita a tu doctor, enfermera o matrona. Ellos te pueden dar buenos consejos sobre el cuidado de tu salud durante tu embarazo. Si no tienes un doctor o proveedor de servicios médicos, es el momento de buscar uno. Ver el capítulo 5 para más información.

Habla con ellos sobre las seis cosas que hemos listado antes, y otras que te preocupen, como tu edad, tu peso o tus problemas de salud. Si algún familiar tiene una condición genética, pregunta sobre asesoramiento en genética.

Registrando tu menstruación

Antes de que te quedes embarazada, registra tu ciclo menstrual (regla o período). Esto te ayudará a saber si tu menstruación se atrasa. Si sabes cuándo empezó tu última menstruación, tu doctor puede averiguar el día en que nacerá tu bebé.

MARCH

Sunday	Monday	Tuesday	Wednesday	Thursday	Friday	Saturday
1	2	3	4	5	6	7
8	X 9	X 10	X 11	X 12	X 13	X 14
15	16	17	18	19	20	21
22	23	24	25	26	27	28
29	30	31				

Usa un calendario para registrar tu menstruación todos los meses. Pon una 'X' en cada día que menstrúes. Esto te ayudará a averiguar cuánto tiempo dura tu menstruación y cuántos días hay entre cada menstruación.

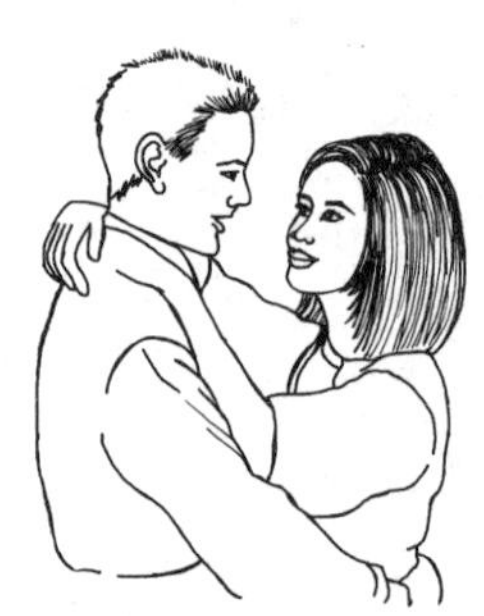

Tú y tu pareja como equipo

Los compañeros tienen un papel importante en un embarazo saludable. Es fundamental que tú y tu pareja se apoyen mutuamente. Habla con él sobre hábitos saludables, y los cambios que pueden hacer juntos, tal como dejar de fumar y comer comidas más sanas.

Algunas mujeres se quedan embarazadas casi enseguida que empiezan a intentarlo. Otras tienen que intentarlo muchas veces. Si tienes dificultades, puedes hablar con tu doctor sobre cómo mejorar tu fertilidad*. Pregunta sobre lo que tú y tu compañero pueden hacer. A veces las cosas sencillas pueden suponer una gran diferencia. Averigua las opciones que tienes, y discute con tu médico cuál es la mejor para ti.

***Fertilidad:** La habilidad de quedarse embarazada.

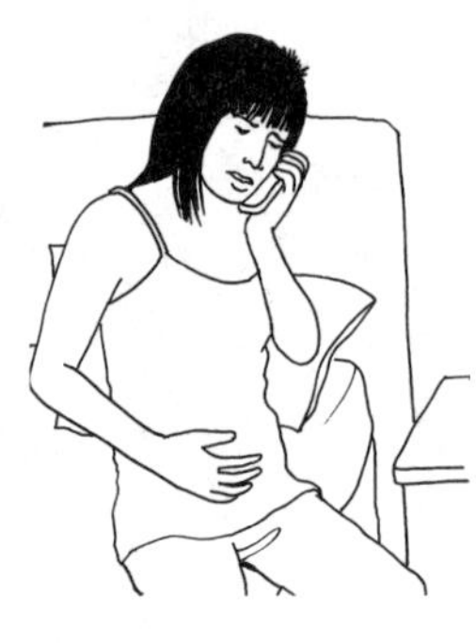

¿Cómo puedo saber si estoy embarazada?

Los primeros indicios del embarazo son

- Menstruación atrasada o inexistente
- Cansancio
- Pechos doloridos e hinchados
- Malestar estomacal

Si tu menstruación se atrasa y tienes cualquiera de estos síntomas, es posible que estés embarazada. Consigue una prueba de embarazo. **Cuídate como si estuvieras embarazada.**

Una prueba positiva significa que estás embarazada. Si tu prueba es positiva, ve al doctor apenas puedas.

¿Cómo consigo una prueba de embarazo?

Puedes comprar una prueba de embarazo para usar en casa. Tu doctor, enfermera o matrona, también pueden darte una prueba de embarazo. Algunas clínicas como *Planned Parenthood* pueden tener pruebas de embarazo gratis.

Las pruebas de embarazo que compras para usar en casa chequean las hormonas de tu orina (pis). La mayoría de las farmacias o supermercados tienen pruebas de embarazo. No se necesita tener una receta médica. Las puedes usar apenas reconozcas que tienes un atraso menstrual. Una prueba positiva significa que estás embarazada. Una prueba negativa puede significar que no estás embarazada o que hiciste la prueba demasiado temprano. Espera una semana y házte otra prueba o ve a tu doctor.

Una prueba en una clínica chequea si hay hormonas de embarazo en tu sangre. Las puedes hacer aún antes de que tengas un atraso. Son muy acertadas. También puedes tener un ultrasonido si tu periodo se ha retrasado más de unas cuantas semanas.*

***Ultrasonido:** Un método para examinar al bebé dentro de tu útero. Una varilla se mueve por tu vientre, mostrando imágenes en una pantalla.

Si no estás embarazada pero sí te falta la regla, llama a tu doctor. Esto puede ser un indicio de problemas graves de salud.

¿Qué hago después de la prueba?

Comienza a cuidarte bien. Lee los capítulos 2, 3 y 4 y también al resto del libro, que te explicará cada aspecto del embarazo y más allá del nacimiento.

Si no estás embarazada, usa lo que aprendiste en este capítulo para hacer cambios positivos antes de que te quedes embarazada. Si no te quieres quedar embarazada, usa contracepción cada vez que tienes relaciones sexuales. Si tienes miedo de que el tipo de anticonceptivo que usas no va a funcionar, usa otro tipo. Ve al capítulo 16 para aprender más.

Si estás embarazada, haz una cita con tu doctor, enfermera o matrona apenas puedas. Avísales que estás embarazada cuando los llames, y empieza a cuidarte.

Si no estás segura si estás lista para tener un bebé, habla con alguien de confianza inmediatamente. Pregunta a un trabajador social, un doctor, una enfermera un consejero de escuela o una matrona sobre tus opciones. Cualquier opción que elijas, asegúrate de cuidarte bien ahorita.

Si estás segura que estás lista para tener un bebé, tu doctor médico te querrá ver uno o dos meses después de que te faltó tu regla. En ese momento tu bebé será lo bastante grande para poder verlo en el ultrasonido.

Ahora es el momento para explorar la vida que les espera a ti y a tu hijo. Empieza leyendo el capítula 2 en adelante.

Parejas: ¡Es tu embarazo también!

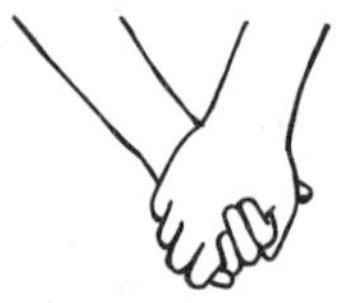

Los compañeros pueden tener un papel importante en este embarazo. Estar involucrado en el embarazo es tu responsabilidad como padre y también será una experiencia interesante y feliz.

Al final de cada capítulo encontrarás un cuadrito con consejos útiles para los compañeros en cada mes del embarazo. Esperamos que los uses y aprendasa medida que crezca tu bebé y se convierta en una realidad.

Probablemente ésta sea la primera vez que piensas en el desarrollo de un bebé. El crecimiento y nacimiento del bebé es algo maravilloso, que parece magia pero no lo es; lee el resto del libro para entender este proceso increíble.

Capítulo 2

Estás embarazada . . . ¿y ahora qué?

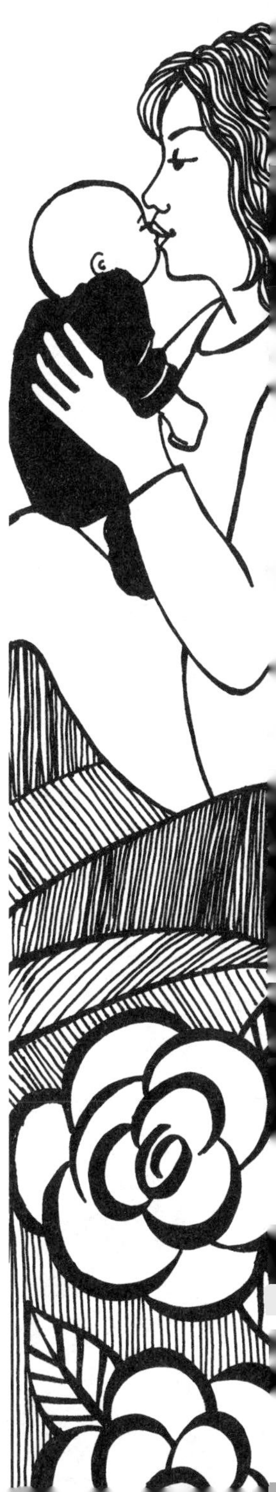

El embarazo te puede hacer sentir emocionada y nerviosa a la vez. Muchas personas tienen sentimientos conflictivos y un montón de preguntas.

¿Cómo cambiará mi vida un bebé?

¿Cómo será el parto?

¿Mi bebé será sano?

¿Sabré cómo ser una buena madre?

Puede ser difícil no saber en qué sentido va a cambiar tu vida con un bebé, pero si haces algunos cambios ahora, tu vida será más fácil cuando tu bebé llegue. Ahora es buen momento para aprender cómo llevar una vida saludable para ti y tu bebé no nacido.

En este capítulo encontrarás:

¿Qué me está pasando?

Tu cuerpo está cambiando cada día de tu embarazo, aún si tu vientre no está creciendo visiblemente. Posiblemente te comenzarás a sentir diferente de inmediato.

Primeras señales del embarazo

- No tendrás tu período menstrual. Cuando te falta tu primera menstruación, ¡ya tienes dos semanas de embarazo!
- Tus senos te pueden doler y se pueden hinchar.
- Puedes sentirte más cansada.
- Puedes tener malestar estomacal o tener ganas de vomitar.
- Puedes tener que orinar (hacer pis) con más frecuencia.
- Puedes experimentar muchos altibajos emocionales. En algún momento tendrás ganas de llorar y en otros estarás muy feliz.

¿Cómo te sientes acerca de tener un bebé?

Marca todo lo que sientas y escribe lo que piensas.

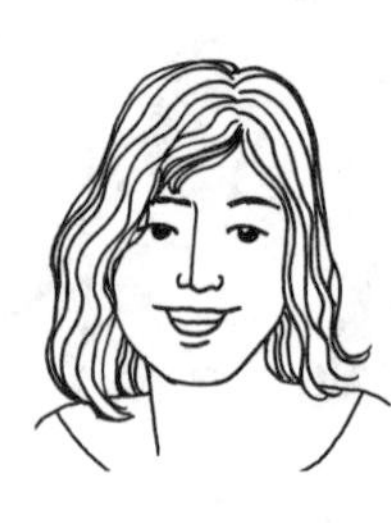

___ Es maravilloso.

___ Se siente raro.

___ No lo puedo creer.

___ No me siento lista para tener un bebé.

Estoy feliz de que ____

____

____

____

Quiero saber más de ______________________________________

____

____

____

Me preocupa ____

____

____

____

Habla con tu pareja. Sé honesta y amable. Si te preocupa algo, di díselo. Hablando, las dudas y los problemas se pueden aclarar. Pide a tu pareja que conteste las preguntas en la página 13 y compartan sus respuestas. Es una buena manera de empezar a hablar sobre este cambio en sus vidas.

¿Cuándo nacerá mi bebé?

Tu fecha de parto es siempre aproximada. No es seguro que tu bebé nacerá en ese día.

Si sólo tuviste relaciones sexuales sin protección una vez, puedes saber exactamente cuándo te embarazaste. Para saber tu fecha de parto, cuenta 38 semanas desde el día en que tuviste relaciones.

Si sabes cuándo tuviste tu última menstruación, puedes estimar tu fecha de parto. Un bebé necesita aproximadamente 40 semanas para crecer, contadas desde el inicio de tu último período menstrual. Así se calcula (escribe las fechas a continuación):

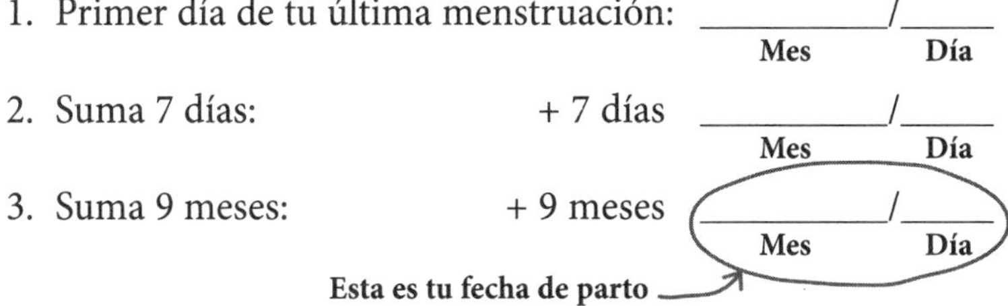

1. Primer día de tu última menstruación: __________/_____ (Mes / Día)
2. Suma 7 días: + 7 días __________/_____ (Mes / Día)
3. Suma 9 meses: + 9 meses __________/_____ (Mes / Día)

Esta es tu fecha de parto

Si no sabes cuándo empezó tu último período menstrual, tu proveedor médico puede averiguar la fecha del nacimiento. Con un ultrasonido pueden medir el tamaño del bebé y del útero*. Así se puede averiguar cuándo te embarazaste y aproximadamente cuándo va a nacer tu bebé.

***El útero:** Es la parte de tu cuerpo donde el bebé crecerá. También se llama matriz..

La mayoría de los bebés nace entre dos semanas antes o dos semanas después de la fecha estimada de parto. **El parto empieza cuando tu bebé y tu cuerpo están listos. Un bebé que nace al menos 39 semanas después de tu último período menstrual se llama "a término".** Debes estar lista en caso de que tu bebé venga temprano, pero ten paciencia en caso de que venga tarde.

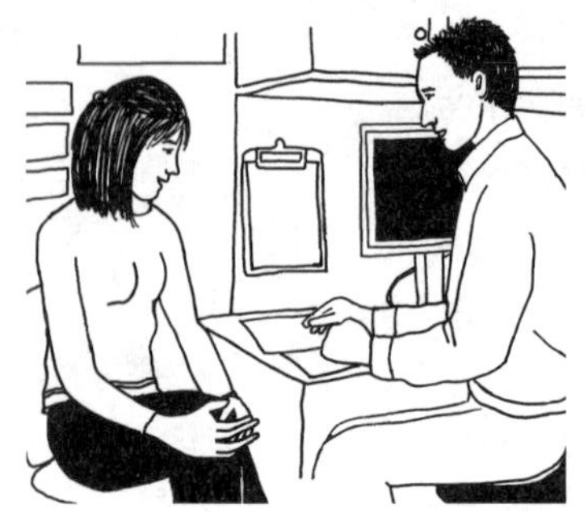

Consigue cuidado médico tan pronto puedas

Debes consultar a un doctor o una matrona de inmediato. No importa si estás emocionada por tener un bebé o si crees que no estás lista para ser madre. En todo caso ellos te pueden ayudar y dar el cuidado que necesites.

Lee el capítulo 5 para aprender más sobre los diferentes tipos de proveedores médicos para el embarazo y qué debes anticipar en tu primera visita prenatal*.

***Visitas prenatales:** Revisiones médicas para asegurarse de que tú y tu bebé estén sanos.

Consideraciones prácticas

El pago del cuidado médico

Averigua cómo puedes pagar para el cuidado prenatal y el parto. Pregunta a tu aseguradora, empleador o clínica de salud. ¿Cuánto pagará el seguro médico? ¿Cuánto tendrás que pagar tú misma? ¿Qué opciones tienes para el cuidado?

Si no tienes seguro médico, inscríbete cuanto antes. (Ver el capítulo 5.)

Dinero para criar un bebé

Una familia cuesta dinero. Empieza a planear y ahorrar apenas sepas que estás embarazada. Averigua qué recursos hay para mujeres embarazadas y madres primerizas en tu comunidad. Algunas clínicas, iglesias y centros comunitarios también ofrecen ayuda para hacer planes financieros. Puedes ser una buena madre aún si no tienes mucho dinero.

Piensa en el futuro. ¿Tienes buen trabajo? ¿Puedes mantener ese trabajo? ¿Tienes bastante dinero para el cuidado infantil? Muchos de los recursos mencionados te pueden ayudar a planear tu empleo, escuela y vida cuando nazca tu bebé. Algunos, incluso te pueden dar ropa, consejos y cuidado infantil durante entrevistas de trabajo. Cuanto más preparada te sientas, menos te vas a preocupar.

Si no tienes pareja

Acuérdate que una familia puede ser cualquier grupo íntimo que comparte tu vida y te apoya con amor.

No tienes que hacer esto sola. Tus amigos y tu familia te pueden apoyar durante el embarazo y el parto. Busca gente que pueda escucharte y hacerte sentir amada y segura. Algunas clínicas ofrecen programas, grupos y clases para madres y mujeres embarazadas solteras.

También debes pensar en quién va a estar contigo cuando nazca tu bebé. Un miembro de tu familia o una amiga son opciones buenas. También puedes buscar a una comadrona* que no sea demasiado cara. Es muy importante tener apoyo durante y después del embarazo y parto.

***Comadrona:** Una mujer que te ayuda durante y después del parto. No es profesional médica pero puede ser de mucha ayuda.

Si eres una adolescente

Hay muchos cambios grandes en tu vida ahora, pero todavía puedes ser una buena madre. Tendrás que tomar muchas decisiones y planear muchas cosas. Te puede parecer muy difícil, pero si buscas apoyo y ayuda apenas puedas, será más fácil.

Como adolescente es más probable que haya complicaciones durante tu embarazo y que tu bebé nazca demasiado temprano o pequeño. Por eso es muy importante que consigas cuidado prenatal tan pronto como sepas que estás embarazada. En adelante, haz un esfuerzo para ir a todas tus citas.

Habla con alguien en que confíes sobre lo que te está pasando:

- tus padres o parientes
- tus amigos o los padres de tus amigos
- la enfermera o consejera de tu escuela
- tu doctor o enfermera
- alguien de tu iglesia

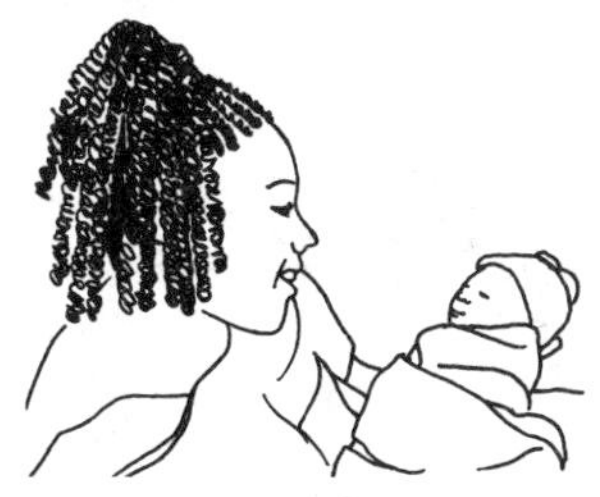

Los padres jóvenes suelen tener problemas de dinero o de vivienda, y se cuestionan cómo harán para terminar la escuela. Muchos centros comunitarios y clínicas médicas tienen grupos o trabajadores sociales que te pueden ayudar a planear tu futuro aún si eres muy joven.

Si tienes más de 35 años

No hay una edad exacta que determine que eres demasiado mayor para tener un bebé, porque cada mujer es diferente. Pero si tienes más de 35 años, hay un poco más riesgo de complicaciones y problemas para ti y tu bebé.

Hay más riesgo de hipertensión arterial y diabetes para mamás de más edad. El aborto espontáneo (ver debajo) y la muerte fetal* son un poco más comunes y hay más riesgo de malformaciones congénitas. Habla con tu proveedor médico para asegurarte que tú y tu bebé estén lo más sanos posible.

***Muerte fetal:** Cuando nace un bebé muerto después de 20 semanas del embarazo.

El aborto espontáneo—cuando el bebé llega demasiado pronto

Algunos embarazos se terminan antes de las primeras 20 semanas, antes de que el bebé pueda vivir fuera del útero. Ésto se llama aborto espontáneo o aborto natural. Muchas veces, el embarazo termina durante las primeras 7 semanas. Aún puede pasar antes de que sepas que estás embarazada. Muchas veces, no hay manera de evitarlo.

Por eso, muchas mujeres esperan hasta después del primer trimestre para anunciar que están embarazadas. Algunas sólo se lo dicen a sus amigos más íntimos para tener privacidad pero también apoyo en caso de que tengan un aborto espontáneo. Piensa en lo que te gustaría más antes de darle la noticia a todo le mundo.

¿Cómo es un aborto espontáneo?

Los síntomas comunes de un aborto espontáneo son

- calambres abdominales (como dolor menstrual)
- hemorragia de la vagina
- dolor abdominal
- dolor de la zona lumbar

Algunos de estos síntomas son normales durante las primeras semanas del embarazo. Pero, por si acaso, es importante llamar a tu proveedor médico. (Para más información acerca del aborto, ver el final del capítulo 7.)

¿Por qué sucede el aborto espontáneo?

En la mayoría de los casos, nunca se sabrá la causa. Muchas veces los abortos espontáneos pasan porque el bebé no está creciendo normalmente o hay problemas con el cuerpo de la madre.

Puede ser una experiencia muy triste y emocional. La mamá se puede sentir deprimida, tener miedo o incluso sentirse aliviada. Es normal tener sentimientos conflictivos. Habla con alguien en quien puedas confiar y cuéntale tu experiencia. Hay grupos de apoyo para mujeres con experiencias así, pero tu familia, tus amigos, tu pareja y tu doctor o matrona también son recursos obvios, así como un consejero, alguien en la clínica, o alguien en la iglesia. Recuerda que la mayoría de mujeres que han tenido abortos espontáneos todavía pueden tener bebés saludables en el futuro.

Consejos para los parejas

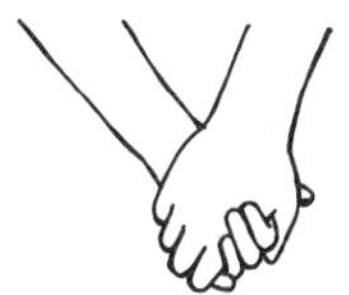

!El embarazo cambia tu vida también¡ Tu pareja y tu bebé no nacido te necesitan durante este tiempo especial. Hay muchas maneras de ser un buen compañero y un buen padre desde el principio del embarazo.

- Da mucho amor y apoyo a la mamá y a tu bebé. Tendrás muchas emociones sobre tener un bebé. Sé amable y tierno.
- Acaricia el vientre de tu pareja y habla con tu bebé adentro y dile que intentarás ser el mejor padre posible.
- Aprende lo más que puedas sobre el embarazo, el parto y el cuidado infantil. Prepararse ahora puede hacer que las cosas sean más fáciles luego.
- Ayuda a tu pareja a vivir de manera saludable. Cuida tu propia salud, y la de tu pareja para poder darle al bebé el mejor comienzo de su vida que sea posible.
- Piensa en el futuro. Tu vida va a cambiar, así que haz planes con respecto al dinero, la casa, el empleo y la vida con un bebé.

Puedes tener sentimientos conflictivos

Es normal sentirse feliz y nervioso a la vez durante el embarazo de tu pareja. Marca todo lo que sientas o escribe lo que piensas.

____ Es maravilloso.

____ Se siente raro.

____ No lo puedo creer.

____ No me siento listo para tener un bebé.

Como pareja, estoy feliz de que ________________________________

____

____

____

Me preocupa ____

____

____

____

Temo un poco que ______________________________________

____

____

____

Habla con tu pareja embarazada. Sé honesto y amable. Dile si te preocupa algo y compartan sus respuestas a estas preguntas. Es importante hablar de lo que sienten para poder ayudarse mutuamente y acostumbrarse a esta vida nueva.

Su vida saludable juntos

- Anímense el uno al otro a comer alimentos saludables.
- Ayúdala a evitar el uso de tabaco, drogas y alcohol. Hagan otras cosas juntos como pasar tiempo con sus amigos, escuchar música tranquila, o ir de picnic juntos..
- Si fumas, hazlo afuera, lejos de la mamá. El humo de segunda mano o el vapor del cigarrillo puede afectar al bebé.
- Den paseos y hagan ejercicios prenatales juntos.
- Compartan los quehaceres domésticos como lavar la ropa, cocinar, y limpiar.

Toma parte en la salud de la mamá

"Pudimos ver cómo se movía nuestro bebé y cómo latió su corazón por el ultrasonido! Por fin me sentí que era verdadero y estuve tan emocionado como ella!"

—Un padre nuevo

- Aprende todo lo que puedas sobre el embarazo y cómo ser padre.
- Ve con ella a sus citas médicas prenatales.
- Ve con ella a las clases de parto. Aprenderás sobre lo que te espera y cómo ayudar durante el parto.
- Pon tu mano en su vientre para sentir cómo se mueve tu bebé.

Tus sentimientos y tu sensibilidad para los de la mamá

- No critiques o te rias de cómo cambia el cuerpo de la mamá; sé tierno. Muchas mujeres se preocupan por la forma de su cuerpo. Se está haciendo más grande para acomodar al bebé.
- Hablen y escuchen sobre cómo se sienten y brinda apoyo físico y emocional. Dale un abrazo extra cuando tu pareja lo necesite.
- Habla a tu bebé no nacido. Un bebé en el útero puede oír voces en los meses antes de su nacimiento, y tal vez distinguirlas.

Capítulo 3

Manteniendo tu cuerpo sano

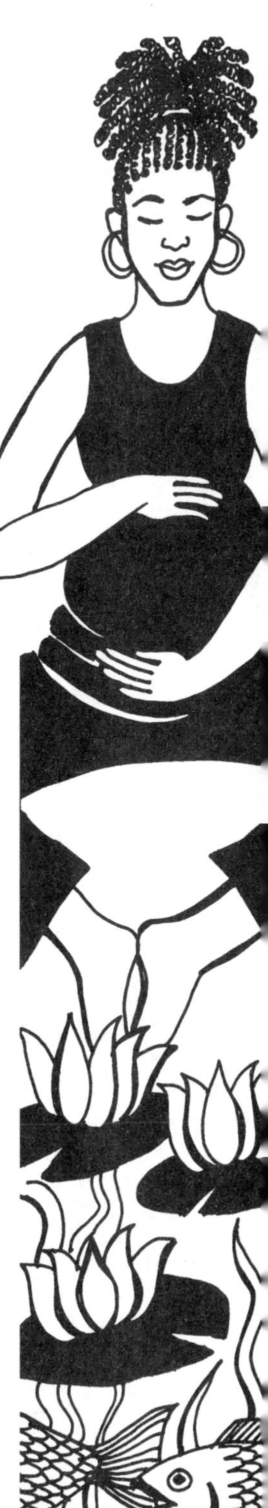

Lo que haces ahora es importante para tu salud y la salud de tu bebé. Pero es muy fácil decir que necesitas vivir de una manera saludable, sin saber cómo hacerlo. Este capítulo te ayudará a cultivar hábitos sanos.

Ya que estás embarazada, tienes la mejor razón posible para mejorar tus hábitos. Hacerlo es bueno para todos, pero es más importante durante el embarazo.

Me siento bien. *¿Por qué necesito tantas revisiones médicas?*

El cuidado prenatal es el cuidado médico durante tu embarazo. Tendrás muchas visitas prenatales. En estas visitas, tu proveedor médico aprenderá todo lo que está pasando contigo y con tu bebé. Buscará problemas que no tú puedes sentir.

En este capítulo encontrarás:

Si todo está bien contigo y con tu bebé, tendrás una visita cada mes. En los dos últimos meses, tendrás más chequeos.

Tu proveedor médico chequeará:

- El crecimiento de tu bebé, su ritmo cardiaco y sus movimientos
- Cómo te sientes y cómo cambia tu cuerpo
- Cuánto ha subido tu peso
- Tu presión sanguínea*

***Presión sanguínea:** La fuerza de la sangre impulsado por tu corazón a través de los vasos sanguíneos. Si es muy alta, significa que tu corazón trabaja más de lo ideal.

La mayoría de las mujeres dan a luz a bebés saludables. Las visitas regulares son muy importantes para asegurar que tu bebé también sea sano. Por los chequeos, se puede identificar temprano cualquier problema y tratarlo antes de que se vuelva grave.

Tu proveedor médico quiere escuchar tus preguntas. ¿Qué te preocupa? ¿De qué quieres saber más? Es mejor preguntárselas en tus chequeos prenatales. Mientras que lees este libro, escribe tus preguntas en las páginas de chequeo en los capítulos 7, 8 y 9.

Para más información sobre las visitas prenatales y cómo encontrar un proveedor médico, lee el capítulo 5.

Aprender sobre hábitos saludables

Tu proveedor médico es la mejor fuente de información. Aunque te pueden aconsejar muchos libros, programas de televisión, sitios de web y amigos, su información no siempre es fiable.

Algunos consejos te pueden confundir. Un día, puedes oír que un producto, un alimento o una actividad es muy bueno. El próximo, puedes oír de otra fuente que no es bueno. ¿Qué consejo puedes creer?

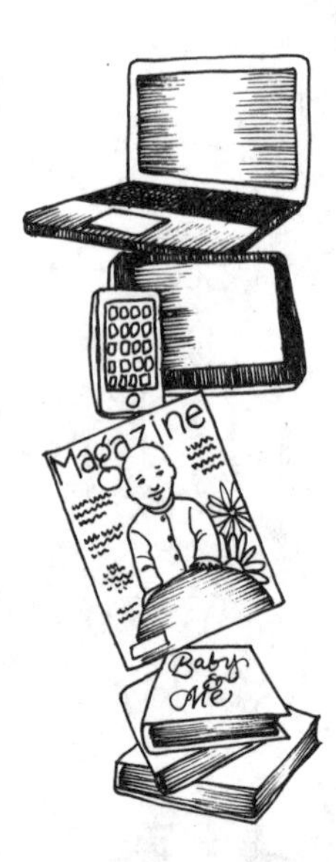

Este libro es un buen lugar para empezar. Fue escrito con información actualizada de fuentes médicas fiables y revisado por enfermeras, doctores' matronas y otros con la formación adecuada.

Pregúntate lo siguiente antes de que confíes en algo que oyes o lees:

- ¿De dónde viene la información (de un persona, una empresa o una organización)? ¿Puedes confiar en esa fuente? Las organizaciones nacionales de salud en el capítulo 17 son fiables.
- ¿Están intentando vender algo?
- ¿Es un informe actualizado? Busca una fecha de publicación en libros y folletos. Si son viejos, pueden contener información anticuada. Por otro lado, la información en la televisión y la red puede ser tan nueva que todavía no ha sido verificada.

- ¿Has preguntado a tu doctor o matrona sobre el consejo que has oído? ¿Qué te han dicho?

Cultiva hábitos saludables ahora

Tu bebé está creciendo rápidamente. Mira las imágenes del bebé pequeñitos en el capítulo 1. Todas las partes principales del cuerpo (el cerebro, la médula espinal y los órganos) se forman en los primeros dos meses. Por eso tienes que cuidarte muy bien desde el principio del embarazo.

Las imágenes de abajo muestran cuánto crece tu bebé en los primeros cuatro meses. ¡Hay cambios todavía más emocionantes dentro de su cuerpo!

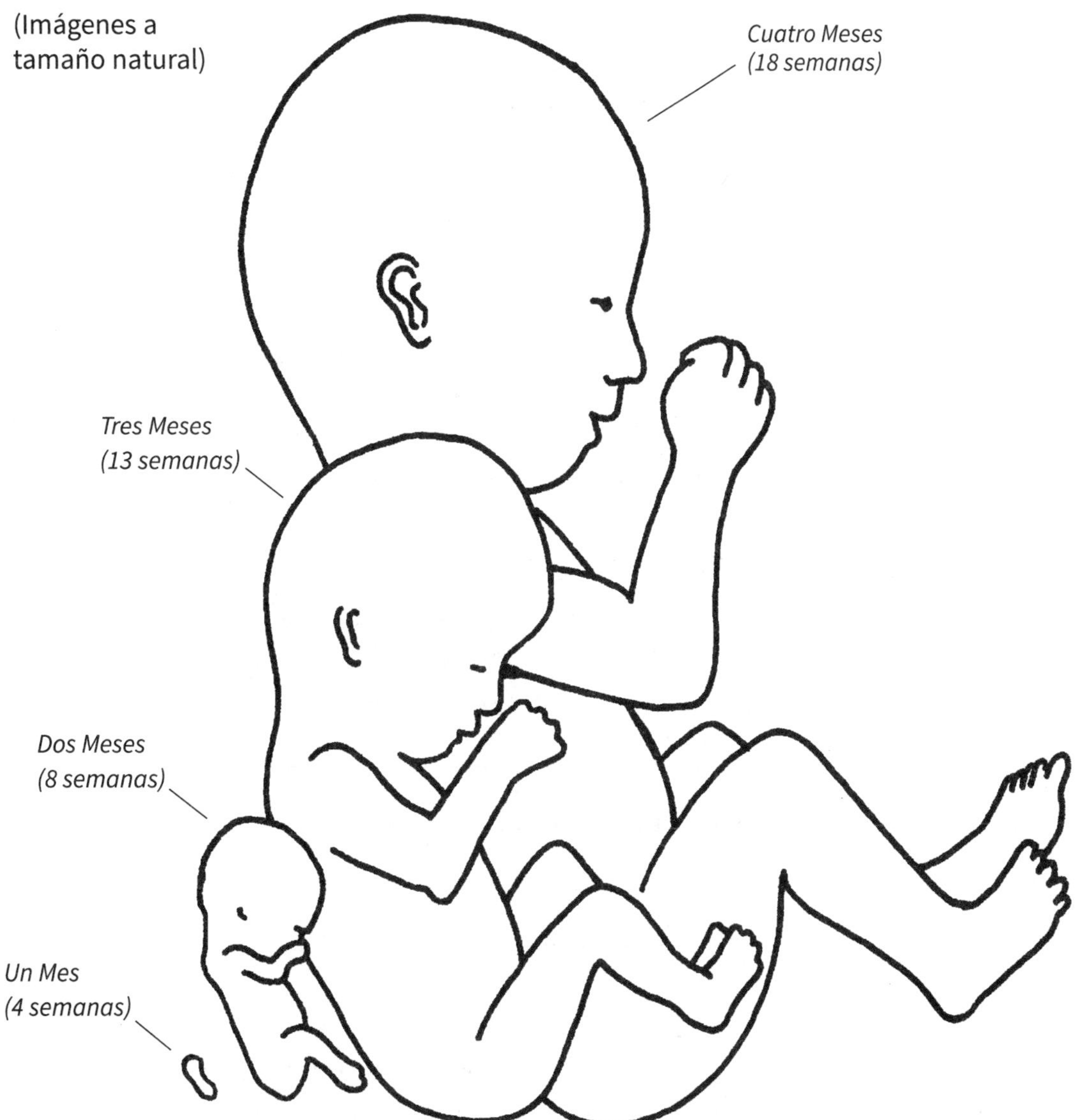

¿Cuán saludables son tus hábitos ahora?

La mayoría de nosotros ya tiene algunos hábitos que pueden ayudar a un bebé no nacido. También tenemos otros que pueden ser dañinos. Completa la gráfica de abajo con información sobre tus hábitos personales. Intenta ser honesta sobre cómo de a menudo los haces.

Nadie es perfecta, pero ¡tú estás teniendo un buen comienzo!

Hábitos Saludables	**Sí**	**A veces**	**No**
Como al menos 5 porciones de frutas y vegetales cada día.			
Tomo al menos 8 vasos de agua u otro líquido (que no sea refresco) cada día.			
Duermo 7 u 8 horas cada noche.			
Hago ejercicio por 30 minutos al menos 3 veces cada semana.			
Me relajo cada día por algún tiempo.			
Hablo de lo que me preocupa con otras personas.			
Me cepillo los dientes y uso hilo dental cada día.			
Hábitos No Saludables	**Sí**	**A veces**	**No**
Me quedo sentada por más de 6 horas cada día.			
Fumo tabaco, cigarrillos electrónicos y/o marihuana.			
Tomo alcohol (cerveza, vino y/o licor).			
Uso drogas que no me ha prescrito mi doctor o que son ilegales.			

Ahora, escribe los hábitos que quieres cambiar:

____

____

____

Quizás necesitarás apoyo para cambiar tus hábitos. No seas tímida en pedir ayuda. Es lo que debes hacer por tu bebé.

Levántate y muévete

Ser activo es bueno para ti y tu bebé también. El ejercicio ayuda a hacerte más fuerte, te deja dormir mejor y te hace sentir más feliz. Si no has hecho mucho ejercicio antes, consulta con tu proveedor sobre un buen régimen.

¿Por qué debo hacer ejercicio?

Si haces ejercicio, puedes ayudarte a:

- Mantener un peso saludable durante y después del embarazo
- Bajar tus niveles de glucosa sanguínea y presión sanguínea
- Reducir el riesgo de empezar el parto demasiado temprano
- Disminuir el dolor de espalda o de cadera, la tiesura, el hinchazón y la incidencia de las venas varicosas*.
- Aliviar gases, estreñimiento y hasta hemorroides**.

El ejercicio no sólo te hace más fuerte. También te relaja, te ayuda salir adelante cuando estés estresada y te hace sentir mejor acerca de ti misma. Estas cosas son muy importantes cuando te estás preparando para el parto.

***Venas varicosas:** Venas azules hinchadas en las piernas que te pueden doler.

****Hemorroides:** Venas hinchadas en el ano que te pueden picar, doler o sangrar.

¿Qué tipos de ejercicio son mejores?

Habla con tu proveedor sobre el tipo de ejercicio que recomienda. Si no haces ejercicio ya, empieza con algo fácil, como caminar. Trata de estar activa por 30 minutos al menos tres o cuatro veces cada semana.

- La mayoría de las actividades no son peligrosas para las mujeres embarazadas, pero no todas. No hagas actividades para las cuales sea necesario saltar mucho ni actividades en cuales es posible caerse o que te peguen en la panza.
- Caminar es uno de los mejores ejercicios. Es saludable para todo el cuerpo. ¡Es fácil y gratis! Lleva zapatos buenos y trae una botella de agua.
- Nadar es otra opción buena. Es buena para el corazón y se puede aliviar el hinchazón. ¡Se siente bien sentirse tan ligera en el agua!
- Ejercita y estira cuidadosamente los músculos del torso, o *core**. Esto puede aliviar el dolor de espalda durante el embarazo y te hará más fuerte para empujar en el parto. Pero, puedes ser más flexible que lo normal, por eso debes tener mucho cuidado.

Core: Tus músculos de la tripa y espalda.

- Yoga prenatal hace fuerte tu *core* y te enseña a relajarte. Esto será muy útil en el parto.

Cómo hacer más fácil el ejercicio

- Camina con otra persona. Se pueden motivar entre ustedes y see hace menos aburrido.
- Se puede ejercitar por 10 a 15 minutos varias veces cada día. Puede ser más fácil que un solo tiempo más largo.
- Toma una clase de ejercicio. Muchos hospitales, gimnasios y centros comunitarios ofrecen clases prenatales. Hay grupos de nadar y caminar para mujeres embarazadas.

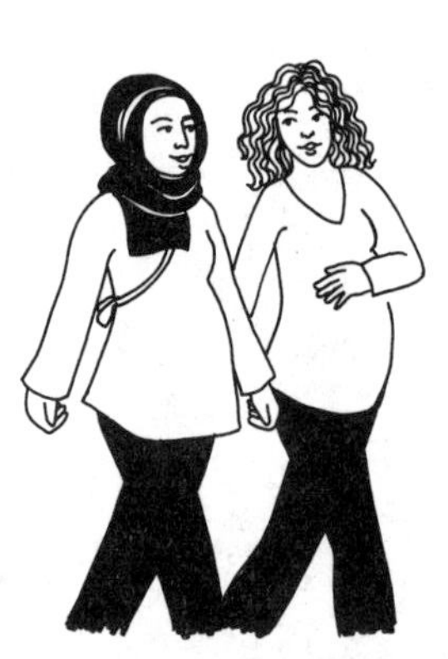

"Odio el ejercicio. Pero cuando mi amiga y yo empezamos a caminar juntas, ¡voló el tiempo! Me animó a salir de casa dos veces a la semana, y hablábamos de todo".

¿Qué más necesito saber sobre el ejercicio?

- Toma mucho agua antes, durante y después del ejercicio.
- Ejercita cuando hace fresco afuera. Intenta no recalentarte.
- Ten mucho cuidado si vives en altitud alta o donde hace mucho calor o mucho frío.
- Siéntate y relájate si te sientes mareada, recalentada, incómoda o como si no puedes respirar.

PARA de ejercitar y llama a tu proveedor médico si . . .

- El ejercicio te marea frecuentemente
- Te duelen el pecho, la panza o las piernas
- Te duele la cabeza, o no puedes ver bien
- Las piernas se hinchan de repente
- Sientes contracciones
- Sangre o liquido sale de tu vagina

Ejercicios buenos para el *core*

Empieza a fortalecerse los músculos del abdomen y espalda tan pronto como sea posible. Mucha gente no hace esto antes del embarazo, y por eso sus músculos necesitan mucho trabajo. Puedes hacer estos ejercicios simples cuando estés parada, sentada o en la cama.

Párate alta y recta

Pararse con la barriga colgando hacia el frente del cuerpo puede hacer que te duela la espalda. Pararse recta puede aliviar ese dolor.

Caminar recta también te puede hacer sentir mejor sobre ti misma. Mírate en un espejo la primera vez que lo hagas.

1. Lleva zapatos cómodos con tacones bajos. Párate de costado al espejo. Mira cómo de curvada está la zona lumbar.
2. Ahora, baja tu barbilla pero mantén las orejas encima de los hombros.
3. Respira profundamente y hecha los hombros hacia atrás. Aprieta los hombros hacia abajo en la espalda.
4. Exhala. Mete la tripa. Sigue con los hombros atrás. Revisa que la parte baja de la zona lumbar ya no está tan curvada.
5. Hazlo unas cuantas veces para acostumbrarte.

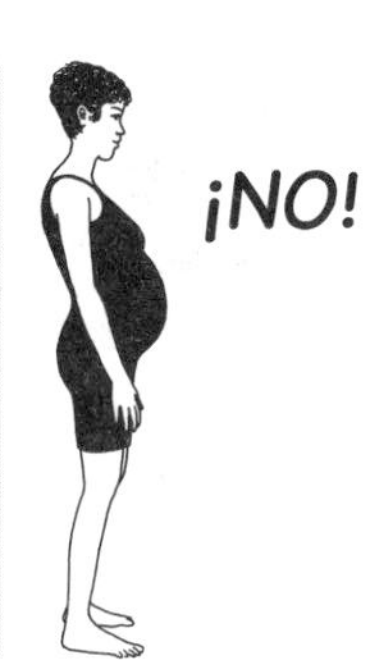

¿Curvar la espalda y sacar la barriga? Éste es un mal hábito que puedes romper.

Mira cómo se ve diferente el cuerpo. Siénte cómo trabajan juntos los músculos de la barriga y la espalda. Practica pararse y caminar así. Es bueno hacerlo durante y después del embarazo.

Una manera de practicar es pararte con la espalda a la pared y pegar los hombros y la espalda en ella.

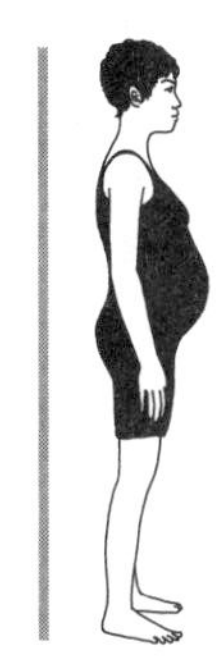

Adquirir el hábito de pararse recta con la barriga metida hacia adentro.

"La inclinación pélvica" disminuye el dolor de espalda

Este ejercicio hace más fuerte tus músculos del estómago y estira la espalda. Te puede ayudar a llevar un peso adicional sin daño a la espalda.

1. Ponte de cuatro patas con la espalda recta.
2. Inhala y tira los hombros por atrás. Levanta el pecho. Quédate así por cinco segundos.
3. Exhala mientras que aprietas los músculos de barriga. Tira los hombros hacia delante y arquea la espalda como un gato asustado.
4. Quédate así por cinco segundos.
5. Inhala otra vez y hecha los hombros hacia atrás. Aplana la espalda.

Después de los primeras cuatro meses, haz esto sólo de pie.

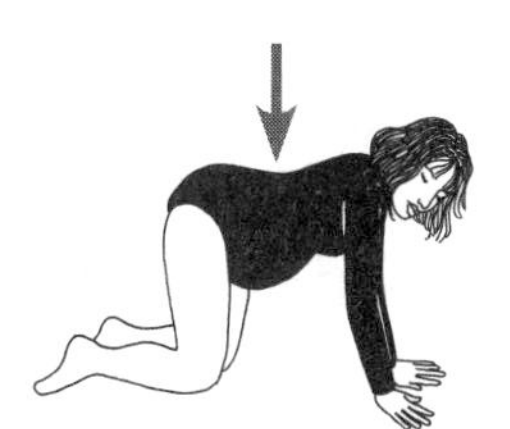

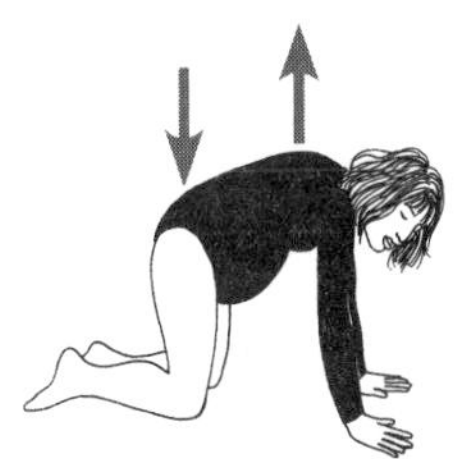

La inclinación pélvica.

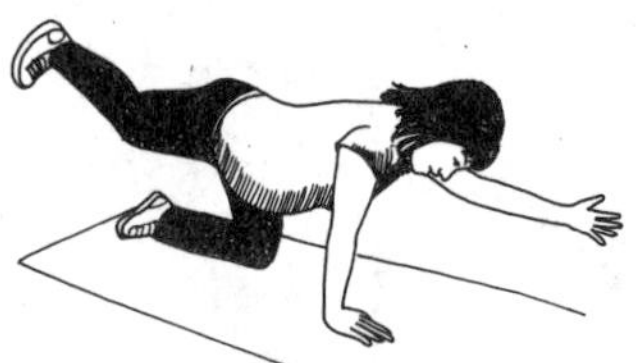

Alzar del brazo y de la pierna.

Alzar las piernas y los brazos

Haz este ejercicio para hacer más fuerte la espalda.

1. Ponte de cuatro patas y aplana la espalda. Mete la panza hacia adentro.
2. Alza un brazo adelante. Alza la pierna opuesta hacia atrás.
3. Quédate así por cinco segundos.
4. Baja la pierna y el brazo.
5. Alza el otro brazo y la pierna opuesta por cinco segundos.
6. Repite diez veces en cada lado.

Mantenerse seguros en el auto o autobús

Probablemente manejas o eres pasajero en auto, camioneta o autobús casi cada día. Ir en auto se siente muy seguro, pero no lo es. Manejar al supermercado o a tu trabajo puede ser la cosa más peligrosa que haces. También es la experiencia más peligrosa para tu bebé no nacido.

Los choques de auto son la causa más común de muerte y lesiones a los jóvenes. La mayoría ocurre cuando los pasajeros no llevan cinturón de seguridad. Si te lesionas en algún accidente, es probable que tu bebé también se lesionará. Tu cuerpo no puede proteger el bebé de las fuerzas de un choque. Aún si no te lesionas, tu bebé se puede dañar.

Todos los autos y algunos autobuses tienen cinturones de seguridad. Usar un cinturón te hace a ti y a tu bebé mucho más seguros. No podrás ser lanzado afuera del coche o moverte mucho dentro del coche si lo llevas. Los airbags añaden aún más seguridad en los choques serios.

¿Viajas de forma segura? (chequea las cosas que siempre haces)

___ Siempre uso un cinturón cuando lo hay, incluso en el asiento trasero. Si el autobús tiene cinturones de seguridad, los uso.

___ Tengo un coche con airbags.

___ Nunca entro en un auto si el chófer ha tomado alcohol o usado drogas.

___ No mando mensajes de texto ni hablo por teléfono mientras que estoy manejando, porque sé que me distrae y no es seguro. Siempre paro el auto para hacerlo. Usar el teléfono manos libres no es más seguro.

¡Si no haces todos estos, trata de mejorar tus hábitos!

Lleva tu cinturón de seguridad de manera correcta

El mejor tipo de cinturón es uno que cruce tu hombro y tu regazo. Usa este tipo siempre que puedas. Es importante ajustar el cinturón alrededor de la barriga. Así se hace:

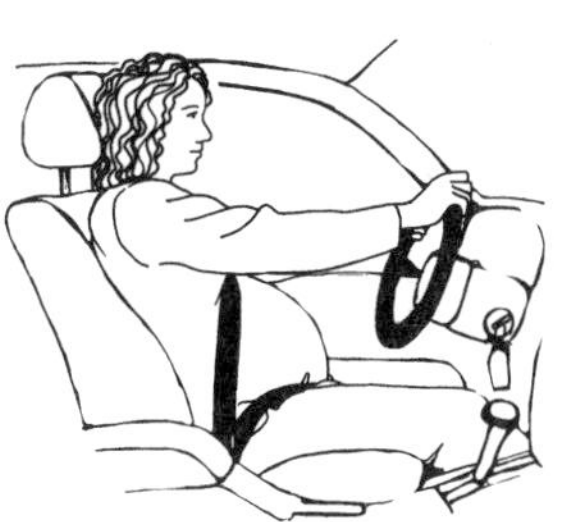

1. Ponte la parte del cinturón que va en tu regazo debajo de la barriga. Debe tocar los muslos. Al estar debajo de la panza se previene que oprima en el útero en un caso de choque. Tira de la parte que va sobre el hombro para estirárlo.
2. Ponte la parte que va en el hombro encima del centro del hombro, entre los pechos y por encima del vientre. Ajusta la altura de la parte superior para que te quede bien. Nunca pongas esta parte detrás de la espalda o debajo del brazo. Puede causar una herida grave en un accidente.
3. Si tienes un auto con dos cinturones aparte, de hombro y de regazo, usa los dos. Si sólo cuenta con el del regazo, póntelo bajo el vientre y apriétalo.

Las airbags

Todos los autos nuevos de hoy tienen dos airbags en frente, una en el volante y otra en el panel de instrumentos. El airbag de en frente y el cinturón de seguridad te protegen en un choque, pero no hacen las mismas funciones. Por eso siempre necesitas llevar puesto cinturón de seguridad para que te proteja y te mantenga dentro del auto.

Cómo sentarse de manera segura en un auto con airbags:

- Siéntate lejos del panel de instrumentos o el volante. Mueve tu asiento tan atrás como puedas.
- Si es posible, mantén 10 pulgadas de distancia entre el volante o el panel de instrumentos y el vientre y pecho.
- Si tu volante se inclina, apúntalo al pecho, no al vientre ni a la cabeza.
- Si te es difícil alcanzar los pedales, ajusta más recta la espalda del asiento. Entonces, mueve el asiento hacia adelante.

La mayoría de los autos nuevos tienen airbags en los lados también. Suelen ubicarse en las puertas o los asientos. Algunos cinturones de seguridad también tienen airbags en la parte del hombro. Lee el manual de usuario del auto para aconsejarte.

Cuando no es seguro manejar

Usualmente no es muy peligroso manejar cuando estás embarazada. Pero si te sientes muy cansada o enferma, puede ser difícil concentrarse en manejar. Aún si sólo tienes mucho que te estresa, puede distraerte.

No manejes si te sientes mareada o si tienes dolor de cabeza o problemas de visión. Es mejor no manejar si no es necesario.

Si estás en un choque

Ve a una sala de emergencias u oficina médica tan pronto como puedas después de cualquier manera de accidente. Házlo aún si te sientes bien.

Diles que estás embarazada. Es importante que tu bebé, el útero y la placenta, igual que el resto de tu cuerpo, no heridos.

Tu bebé necesitará una silla infantil

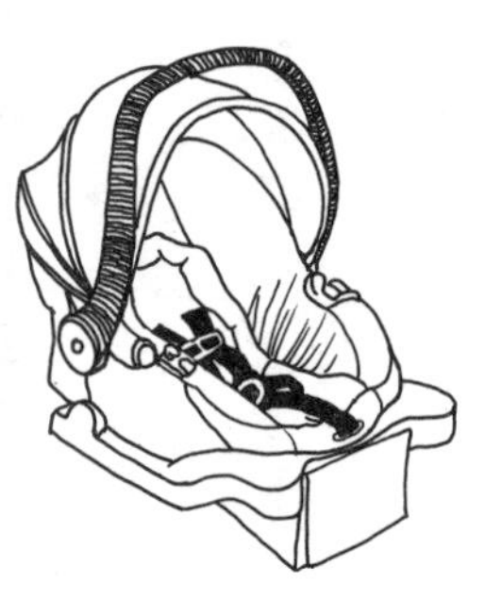

Ahora mismo, tu cuerpo y tu cinturón de seguridad protegen a tu bebé. Pero el bebé necesitará su propia silla infantil (silla de seguridad) cuando se. La usarás cada vez que en el auto. Las sillas infantiles protegen a los bebés y es requerido usarlas. (Lee 6 para aprender cómo elegir una silla infantil. Lee 14 para aprender cómo usarla bien.)

El sexo seguro todavía es importante

Es bueno no tener que pensar en los anticonceptivos mientras que estás embarazada. Pero el embarazo no es la única cosa que te puede suceder si tienes sexo sin protección. Quizás necesitarás protección contra las enfermedades transmitidas por actividad sexual, que se llaman ETS*. Cualquiera de estas enfermedades puede dañar a tu bebé.

***ETS:** Enfermedades de transmisión sexual como el herpes, la clamidia, sífilis, la gonorrea, la hepatitis B o C y el VIH-SIDA.

Debes tratar las ETS inmediatamente

En tu primera visita prenatal, se debe hacer un chequeo para las ETS. Si piensas que una, avísales tan pronto posible. La mayoría de las ETS pueden ser tratadas durante el embarazo. Algunas nunca se pueden curar, como el VIH y el herpes, pero el tratamiento puede prevenir que hagan daño a tu bebé.

Cómo prevenir las ETS

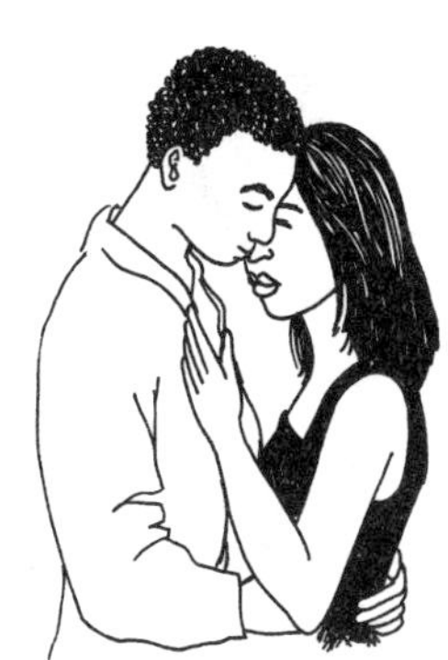

Es más fácil prevenir una ETS que tratarla. Las únicas opciones para prevenirlas son:

1. Ten una sola pareja sexual que a sue vez sólo tiene sexo contigo.
2. Usa un condón cada vez que tienes sexo. Otros anticonceptivos no te protegen de las ETS.
3. No tengas relaciones sexuales en lo absoluto.

Los gérmenes y tu bebé no nacido

Nunca es divertido enfermarse, pero enfermarse durante el embarazo puede ser muy duro e incluso peligroso y hacer daño a tu bebé.

Métodos fáciles para prevenir las enfermedades

La gente ya saludable se enferma mucho menos que la gente que no se cuida. Cuídate en todas las maneras que trata este libro. También . . .

1. Evita a la gente que está o que parece enferma.
2. Lávate las manos frecuentemente.
3. Vacúnate contra la influenza, la tos ferina y cualquier otra enfermedad que recomiende tu doctor.
4. Asegúrate que tu familia y tu pareja estén vacunadas también para que el bebé no se enferme después del parto.

Las vacunas te protegen a ti y a tu bebé de las enfermedades graves.

Si te enfermas

Pregunta a tu proveedor médico acerca de los síntomas sobre los que le debes llamar. Estate al tanto de la fiebre, deshidratación, sarpullido y síntomas de infección. Pregunta a tu proveedor antes de tomar cualquier medicina, porque algunas no son seguras para las mujeres embarazadas.

El cuidado de los dientes y las encías

El salud de tus dientes y encías es muy importante durante el embarazo. Puede parecer raro, pero los gérmenes en tu boca pueden afectar el crecimiento de tu bebé. Pueden hacer que el bebé nazca demasiado temprano. También puedes dar gérmenes al bebé después del parto.

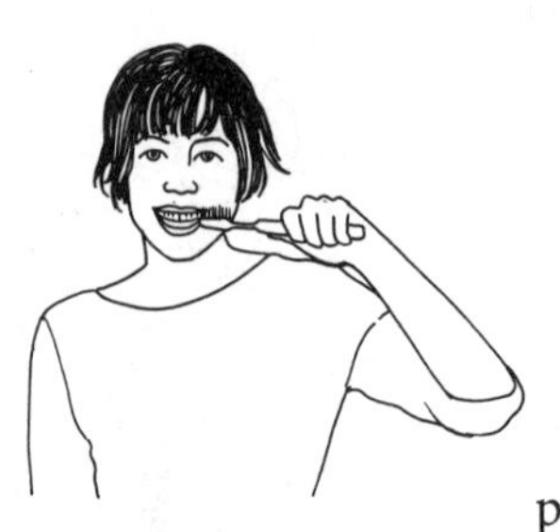

"¡No tenía ni idea de que mis encías sangrientas eran un peligro para mi bebé! ¡Me alegro de haber visitado yo al dentista a tiempo!"

El primer paso es cepillarse y usar hilo dental. Cepíllate los dientes por dos minutos dos veces cada día. Usa hilo dental una vez cada día. Usa un cepillo de dientes suave y usa el hilo dental sólo ligeramente si sangren tus encías. No comas cosas con mucho azúcar.

Ve al dentista temprano en el embarazo. Si no tienes dentista, pide a tu proveedor que te recomiende uno. Avisa al dentista que estás embarazada. El cuidado dental usualmente no es peligroso durante el embarazo.

Ve a un dentista pronto si tienes . . .

- encías rojas o hinchadas
- encías que sangran mucho
- mal aliento que no se quita
- llagas o chichones en la boca
- un diente que te duele o que está suelto

¡No esperes! Trabaja con tu dentista para poner la boca saludable tan pronto como sea posible.

Peligros escondidos

Tu medio ambiente afecta tu salud y la salud de tu bebé. Puede haber toxinas y gérmenes en el aire, el agua, la comida y las cosas que toques. Algunos son muy peligrosos durante el embarazo. Precauciones sencillas como lavarse las manos usualmente puede evitar la mayoría del riesgo. Quítate los zapatos en casa y limpia tus pisos frecuentemente. Filtra tu agua y abre las ventanas al aire fresco.

Sustancias químicas tóxicas

Muchas sustancias químicas pueden causar problemas de salud para ti y tu bebé. Hay sustancias químicas escondidas en muchas cosas. Algunas tienen un color u olor distintivo, pero otras son imposibles de detectar.

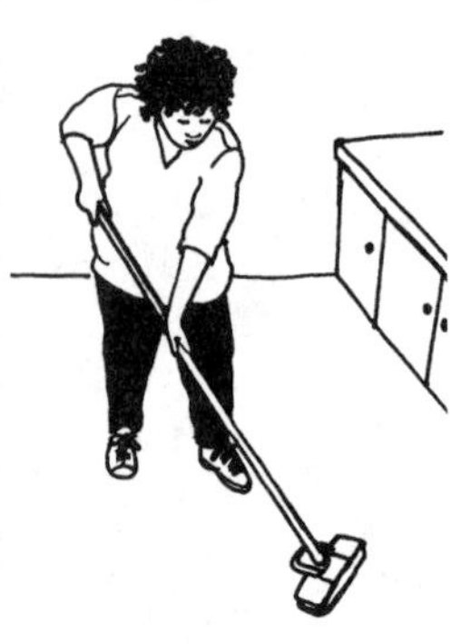

- Productos de limpieza—trata de usar limpiadores naturales en vez de sustancias químicas fuertes o lejía.
- Plásticos—usa botellas y contenedores de comida hechos sin Bisfenol A (BPA). El plástico turbio suele ser más saludable que el claro.
- Gases—abre las ventanas y usa ventiladores para quitar los olores malos. Si pintas las paredes o consigues nueva alfombra,

airea la casa. Pon los muebles nuevos y las cosas para el bebé en el aire fresco antes de usarlos.

- Pestes—no uses insecticidas u otras toxinas en la casa o cerca de la misma.
- Artículos de aseo personal—usa jabón, loción y crema solar sin muchas sustancias químicas o fragancias.
- Nicotina líquida para cigarrillos electrónicos—mantén los cigarrillos y las recargas encerrados.

Plomo en el aire, en el agua o en tu casa

El plomo es un veneno muy peligroso. Comer o respirar plomo, aún en una cantidad pequeñita, puede causar el aborto espontáneo. Puede causar daño cerebral grave a bebés y niños pequeños. El plomo se encuentra en el aire, el agua y la tierra. Algunos platos, joyas, maquillajes e incluso juguetes contienen plomo también.

El plomo puede ser un problema para ti si . . . (chequea los que sean relevantes)

- ☐ Tu casa fue construida antes de 1978.
- ☐ Vas a pintar la casa o remodelar mientras que estás embarazada.
- ☐ Tu casa tiene tuberías viejas de metal.
- ☐ Tú o alguien en tu casa trabaja con plomo. Algunos trabajos arriesgados son pintor, plomero, mecánico o trabajador de construcción.

Proteger a tu familia y a ti misma del envenenamiento de plomo

Pintura en las paredes y los muebles

La pintura vieja es la fuente más común de plomo en la casa. La pintura vieja en las paredes, fuera de la casa o en los muebles puede agrietarse y descascarar en pedazos. Entonces, los niños pequeños se los pueden comer.

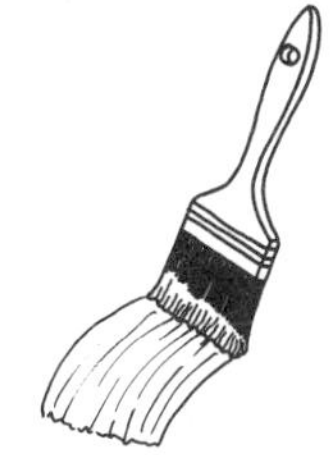

Ten cuidado con la pintura vieja en los muebles o las paredes. Puede contener el plomo.

- Si la pintura vieja no se está descascarando, déjala. Puedes pintar encima, pero no la quemes, raspes ni lijes porque así se puede soltar plomo en el aire.
- Si hay pintura vieja que se descascara, pide que un pintor lo arregle. Quédate afuera de la casa mientras que él la quita y repinta.

Tierra fuera y dentro de la casa

- Quítense los zapatos cuando entren en la casa.
- Lava bien las manos después de estar afuera, antes de comer y antes de dormir. Si has cuidado un jardín o limpiado, usa un cepillo para las uñas. Asegúrate de que los niños se lo hacen también.
- Trapea o pasa la aspiradora con frecuencia para quitar el polvo.

Plomo en el agua de beber

- Deja fluír el agua por el grifo por algunos minutos antes de usarla.
- Sólo usa agua fría para cocinar o preparar café y té. El agua caliente puede recoger el plomo de las tuberías viejas.

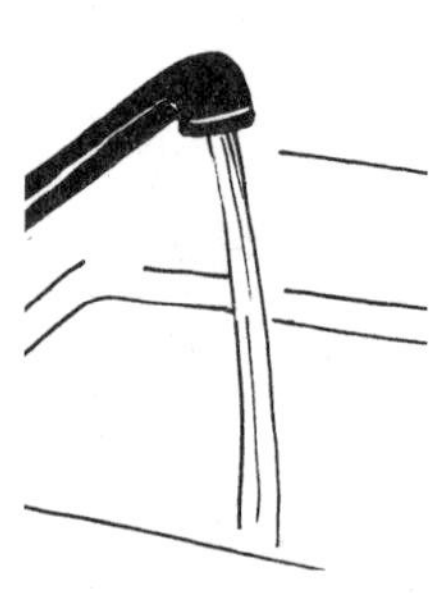

Utiliza agua fría cuando cocinas.

Analizar para ver si hay plomo

Si te preocupa el plomo, llama al departamento de salud para aprender más. Pregunta cómo analizar tu tierra, pintura o agua.

Quita el plomo de tu casa antes de que nazca tu bebé. Los bebés y niños pequeños gatean por todos lados e introducen sus dedos y otras cosas en la boca. (A la mayoría de los niños les hacen la prueba del plomo en su chequeo médico de un año.)

Mercurio que podrías tocar o comer

El mercurio es muy tóxico. Si entra en tu cuerpo, puede dañarte a ti y a tu bebé. El cerebro, la médula espinal, los pulmones y los otros órganos del bebé pueden dañarse gravemente.

Hay mercurio en los termómetros y las bombillas viejas. Si uno de estos se rompe, pide a alguien que lo limpie y tire para ti. También puede haber mercurio en los relojes viejos y las pilas.

Algunos pescados contienen mucho mercurio. El pescado es nutritivo durante el embarazo, pero algunos son mejores que otros y nunca debes comer demasiado. Lee el capítulo 4 para aprender más sobre cómo comer pescado de manera segura.

Los gérmenes que llevan los gatos, otras mascotas y los roedores

Las heces de los gatos contienen gérmenes que pueden causar malformaciones congénitas en tu bebé aún si tú te sientes bien. Los ratones y otros roedores pequeños también pueden llevar gérmenes peligrosos.

Aún si las mascotas parecen sanas, es un riesgo. Si es posible, pide que alguien limpie su excremento. Si tienes que hacerlo tú misma, lleva guantes y lávate bien las manos después de hacerlo.

Calor en los *jacuzzis* y las saunas

Ponerte demasiado caliente no es bueno para el bebé. Es mejor no usar sauna ni *jacuzzi* ni saunas cuando estás embarazada. Las duchas y baños tibios son mejores.

Riesgos de tu trabajo

Algunos problemas del embarazo pueden ser aumentados por tu trabajo. Aún un trabajo en que te sientes por todo el día puede causar el hinchazón y la rigidez. Cosas sencillas como tomar un descanso para caminar o estirarse pueden disminuir eso.

¿Hay peligros en tu trabajo?

Trabajar cerca de calor, toxinas y maquinaria puede ser muy peligroso. No es seguro tener que alzar o jalar cosas que pesan mucho o que pueden caer desde arriba. Aún cuidar de otros puede ser peligroso si tienes que manejar radiografías, pañales o líquidos corporales.

Si tu trabajo es así, habla con tu proveedor y trata de limitar tu tiempo con estas cosas peligrosas. Pide si hay algo diferente que puedes hacer mientras que estás embarazada y amamantando.

¿Tu trabajo pone estrés en tu cuerpo?

¿Tienes que quedarte sentado o de pie todo el día? ¿Te falta sueño porque trabajas por la noche? ¿Tienes que llevar cosas que pesan mucho? ¿Tienes que trabajar turnos muy largos?

Prueba estas cosas para sentirse mejor en tu trabajo

- Lleva zapatos sin tacones y medias de compresión*.
- Haz ejercicios como la inclinación pélvica (página 21) para reforzar la espalda y el vientre.
- Pide descansos para caminar o alzar los pies.

Si experimentas problemas graves de la salud, pide a tu jefe si puedes hacer algo menos difícil mientras que estás embarazada. Si no, quizás puedes sacar permiso para ausentarte o una incapacidad temporal.

***Medias de compresión:** Medias o calcetines largos y apretados hechos con elástico que reducen el hinchazón y que pueden prevenir el desarrollo de las venas varicosas.

Relajarte más, preocuparte menos

Cómo piensas y te sientes afecta a tu cuerpo. Mantener tu mente libre de estrés te ayuda a mantenerte saludable. Puedes aprender maneras de relajarte para superar las dificultades del embarazo.

¿Cuáles actividades te ayudarían a relajarte?

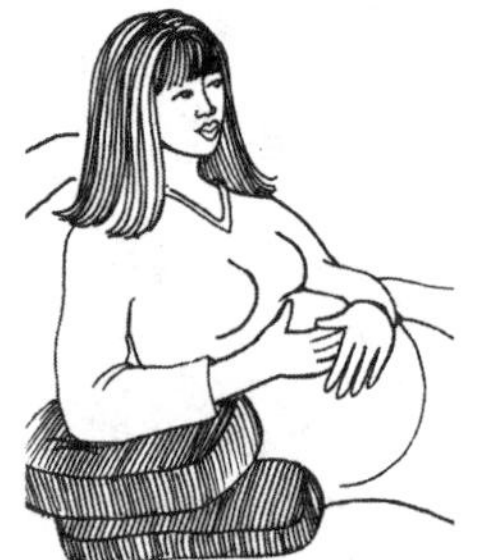

Relájate y siente cómo se mueve tu bebé. Esto comienza en el cuarto o quinto mes.

- ☐ Respira profundamente. Cierra los ojos y relaja la cara. Inhala mientras que cuentas al número 4 lentamente. Pausa. Exhala mientras que cuentas al número 5. Hazlo 10 veces.
- ☐ Toma una siesta o pasa tiempo leyendo.
- ☐ Pon la mano en el vientre y siente cómo se mueve tu bebé.
- ☐ Aprende a tejer o coser y haz una cobija para tu bebé.
- ☐ Mira películas que te hacen reír.
- ☐ Camina por un parque con tu pareja.
- ☐ Toma té con una amiga.
- ☐ Pide a tu pareja que te dé un masaje ligero. El toque suave puede ser muy relajante.

¿Qué más te relaja? ______________________________

____

____

____

¿Cómo te pueden ayudar los demás?

Si algo va mal, dile a tu pareja. Es la única manera para que él pueda saber cómo te sientes o qué te preocupa.

Asegúrate de que también avisas a tu doctor o matrona sobre cualquier problema que tengas. Si te sientes estresada por cambios en tu trabajo una mudanza a otra ciudad, o problemas familiares. Tu proveedor médico necesita saberlo para ayudarte mejor.

Recuerda que tanto tú como tu pareja se sienten estresados en este tiempo. Ambos necesitan más abrazos y tiempo para relajarse también. ¡Son un equipo!

Habla de lo que necesites

Somos partes de varias comunidades. Tu familia, tus amigos, tus colegas y tus vecinos te pueden ayudar de muchas maneras. Aún si tu familia no vive cerca de ti, puedes crear tu propia familia con amigos íntimos.

Probablemente sabes que éstas personas quieren lo mejor para ti, pero a veces no saben cómo ayudarte. Encuentra maneras de decirles lo que te puede ayudar, así:

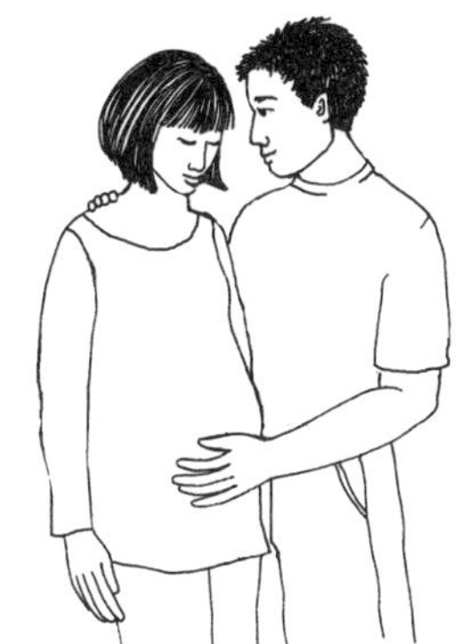

- "Estoy muy cansada. ¿Puedes cuidar de mi bebé mientras que tomo una siesta?"
- "Miremos una película de comedia esta noche en vez de alguna de acción".
- "¿Me puedes ayudar a lavar la ropa? La espalda me duele".

Consejos para las parejas

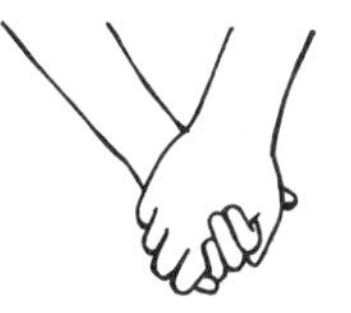

- Ve con tu pareja a sus chequeos médicos cuando puedas.
- Aprende sobre lo que le pasa. Lee este libro. Haz preguntas.
- Cultiva hábitos saludables con tu pareja como cocinar comidas sanas o hacer ejercicio juntos.
- Mantente saludable. Vacúnate contra la influenza cada otoño y asegúrate que estás vacunado contra la tos ferina. Pregunta a tu proveedor médico sobre otras vacunas que te serían útiles.
- Para de hacer cosas que pueden dañar al bebé. Puede ser algo tan fácil como lavar las manos cada día o tan difícil como parar de fumar. Estas cosas muestran que te importa la salud del bebé y de la mamá.
- Haz el trabajo sucio que puede ser peligroso para ella, como pintar, limpiar y manejar sustancias químicas. Recoge las heces de las mascotas y cambia la arena de la caja de los gatos.
- Mantén limpio el aire. El bebé respira lo que respira la mamá. No dejes que nadie fume cerca de ella y llena el auto con gasolina para ella.

Capítulo 4

Lo que comes, bebes y respiras

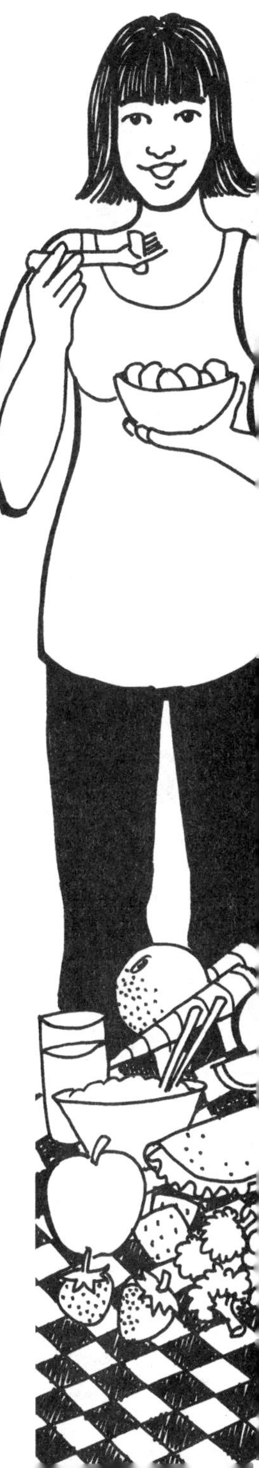

Casi todo lo que entra tu cuerpo puede afectar la salud y el crecimiento de tu bebé. Muchas cosas que comes, bebes y respiras pasan a la sangre de tu bebé. Cuidar bien tu cuerpo es muy importante para ti y tu bebé.

Algunas comidas, bebidas y drogas pueden dañar al feto. Tú debes asegurarte que tu bebé no está expuesto a estas cosas. Puede ser difícil cambiar tus hábitos, pero puede hacer gran diferencia para la salud de tu bebé.

En este capítulo encontrarás . . .

Comida buena: Da lo mejor a tu bebé

Comer saludablemente para ti y tu bebé

Comer bien es una de las cosas más importantes que hacer durante el embarazo para ser una buena madre. Los alimentos nutritivos refuerzan tu cuerpo y contribuyen al desarrollo del cuerpo y cerebro de tu bebé.

Seis hábitos sanos de comer

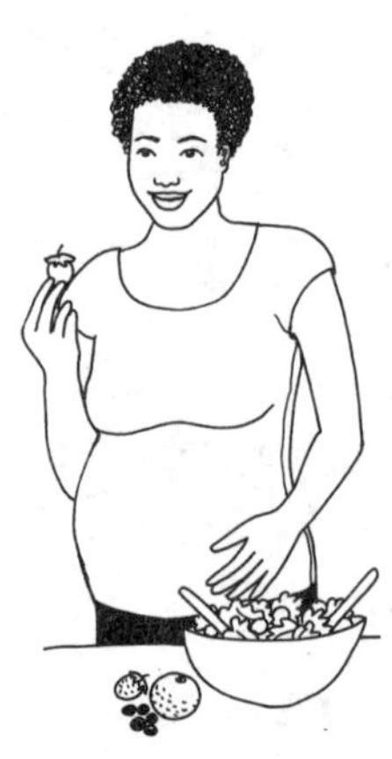

Nunca es demasiado pronto para empezar a comer saludablemente. Los hábitos sanos de comer son buenos para toda la vida.

1. Llena la mitad de tu plato con frutas y vegetales de colores vivos y cómelos como tentempié también.
2. Come cereales y panes de grano integral—¡marrón es mejor que blanco!
3. Come carne asada, a la parrilla, a la plancha u horneada, no frita en aceite. Come una variedad: pescado, pollo, pavo y carne magra. También prueba tofu o frijoles para algunas comidas.
4. Compra leche, yogur y queso bajo en grasas o sin grasas, o de soja.
5. !Toma mucha agua¡ Prueba jugos frescos y licuados de frutas en vez de refrescos o batidos.
6. Come menos grasa. Usa aceite en vez de mantequilla o margarina para cocinar y encima del pan. No uses mucho aderezo ni salsas.

Consejos para cambiar tus hábitos de comer

- Compra más alimentos frescos, vegetales y frutas de varios colores.
- Usa una lista de la compra o plan de comida cuando vas de compras. Siempre guarda algunas comidas saludables en tu casa.
- Prueba una comida nueva y sana cada semana.
- Aún si no te gusten las comidas sanas, piensa en tu bebé cuando las comes. Si las comes mucho, vas a acostumbrarte.
- Recuerda que hacer ejercicio va mano a mano con comer saludablemente.

Nutrientes* que necesita tu cuerpo

***Nutrientes:** Vitaminas, minerales y otras cosas en la comida que necesita la gente para vivir de manera sana.

1. **Proteína**—para el crecimiento de los músculos, los órganos y las células.
2. **Carbohidratos**—para energía.
3. **Grasa**—para energía y crecimiento celular.
4. **Vitaminas**—para que tus órganos, músculos, nervios y otras partes de tu cuerpo funcionan bien.
5. **Minerales**—para el crecimiento saludable de tus huesos, dientes y sangre.
6. **Fibra**—para una digestión mejor de la comida y para prevenir ciertas enfermedades.
7. **Agua**—para que todo tu cuerpo funcione normalmente. Todas las partes de tu cuerpo necesitan mucha agua.

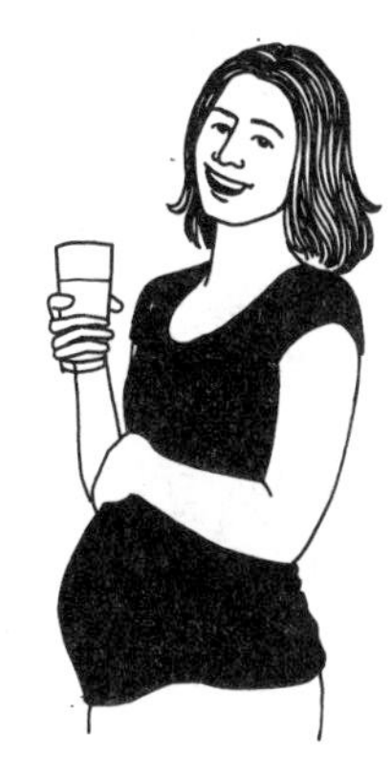

Si tienes menos de 18 años, necesitarás más proteína y alimentos con calcio, que se encuentra por ejemploen el queso y la leche. Esto es porque tu propio cuerpo todavía está creciendo. Estos nutrientes desarrollan tus músculos y tus huesos al igual que los de tu bebé.

Elegir la comida más sana

"Cuando hago compras para comida, intento poner todo tipo de alimentos en el carrito. Así mis preparaciones no son aburridas".

La mayoría de la gente come demasiada grasa, azúcar y sal en las comidas procesadas, la comida rápida y los tentempiés. Aprende a elegir alimentos saludables. Disfruta del sabor del pan integral y de los vegetales frescos. ¡Te sentirás mejor y también ahorrarás dinero!

Abajo se listan algunos alimentos que te dan mucho de los mejores nutrientes. Trata de probar una variedad de comidas, no solamente tus preferidas. Estas comidas son mejores para todos, no sólo para las mujeres embarazadas.

Tipos de comidas, número de porciones diarias:

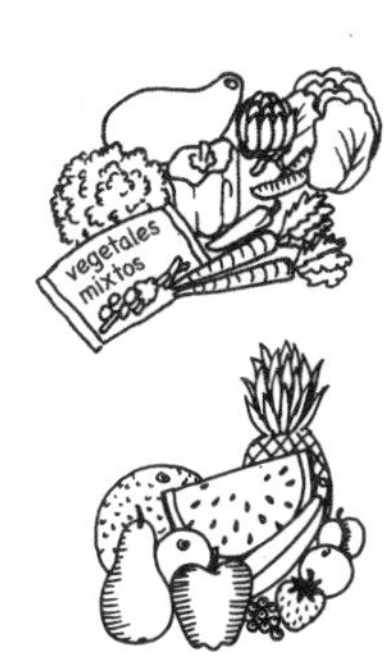

- **Vegetales** (3 tazas cada día)
  Los vegetales de color verde oscuro o de colores vívidos son los mejores: brócoli, calabacita, camotes, zanahorias, espinaca, col silvestre y col china.
- **Frutas** (2 a 3 tazas cada día)
  Las frutas de colores vivos son mejores: naranjas, papaya, manzanas, melones, arándanos, pasas y uvas pasas.
- **Granos integrales** (6 a 8 porciones pequeñas cada día)
  (pan, cereales, galletas, tortillas, pita) trigo, avena, centeno y

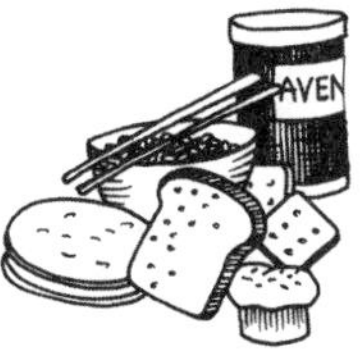

harina de maíz (masa), arroz. Come una variedad cada día, no sólo un tipo.

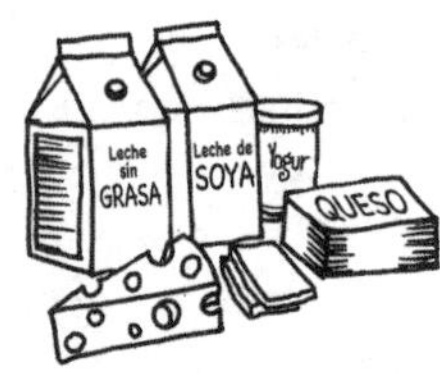

- **Productos lácteos y alimentos con mucho calcio** (3 tazas cada día)
  Escoge leche baja en grasa, queso duro, requesón, queso fresco y yogur. También hay calcio en la leche de soja, el tofu, pescado y muchos vegetales (ver página 40). Lee las etiquetas en leche de frutos secos y leche de arroz para ver si contienen calcio.

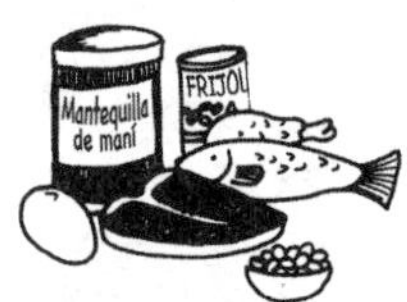

- **Proteína** (5 a 6 porciones pequeñas cada día)
  Come pescado, pavo, pollo, carne de res baja en grasa y huevos. Frijoles, nueces, semillas, mantequilla de maní, lentejas, guisantes de ojo negro, leche de vaca, leche de soya y tofu también contienen proteína. (Algunos pescados no son buenos; ver página 42).

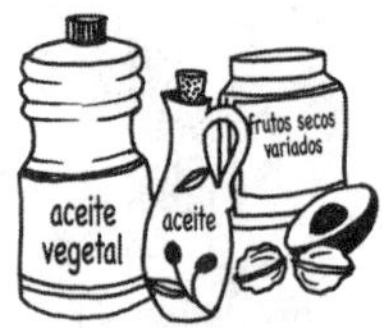

- **Aceites** (cantidades pequeñas)
  Aceites vegetales como de oliva, aguacate, nuez, maíz, alazor, canola, semilla de sésamo o maní son mejores. (Úsalos para cocinar, con pan y para aderezos.)

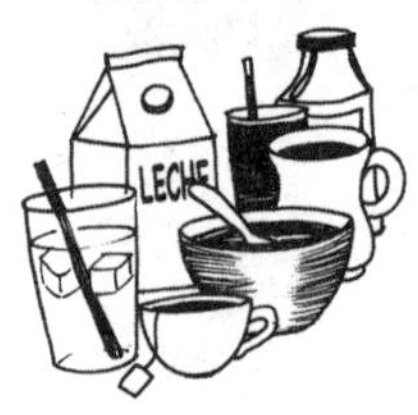

- **Agua y otros líquidos** (8 a 10 vasos grandes)
  Agua es la mejor bebida para ti y tu bebé. Leche, sopa y jugo (de 100% fruta o vegetales) también son buenos. Porciones pequeñas de té o café no son malas. (No tomes refrescos, bebidas de energía ni jugo con mucho azúcar.)
- **Caprichos** (porciones muy pequeñas, sólo de vez en cuando)
  No comas muchos dulces, refrescos, pan blanco, pasta, papas blancas, mantequilla, manteca ni carnes procesadas como salami y salchicha.

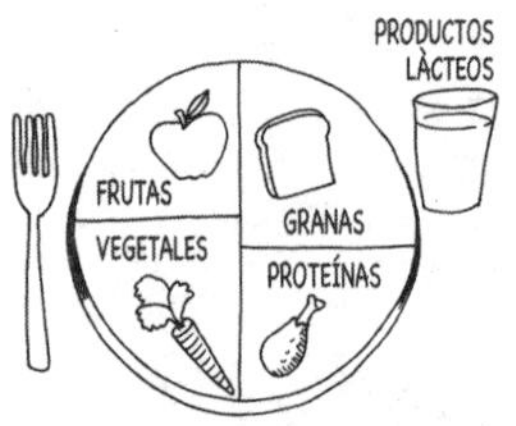

Asegúrate que las frutas y los vegetales llenan la mitad de tu plato.

¿Cómo llena mi plato la comida saludable?

Porciones saludables son más pequeñas de lo que piensa mucha gente. Comer bastante comida—no demasiado—te hace saludable y es bueno para tu bebé.

Al principio, mide la comida cuando la pones en tu plato. Eso te enseñará cuánto es demasiado. Mira en el dibujo cuánto espacio debe llenar en tu plato cada tipo de alimento.

Dietas vegetarianas, veganas u otras especializadas

Puedes mantenerte muy saludable con una dieta vegetariana o vegana, pero tienes que asegurarte que comes bastante proteína y otros nutrientes. Avísale a tu proveedor médico si sigues una de estas dietas, porque es posible que necesitarás tomar suplementos.

Si no comes carne, tienes que asegurarte de que tomas bastante proteína, hierro y las vitaminas B12 y D. Huevos, queso y una variedad de frijoles, tofu y nueces te dan proteína. Comer muchas frutas y vegetales te da vitaminas. Si sólo comes carbohidratos como pasta y papas, no conseguirás bastantes nutrientes.

Si no comes productos de leche o huevo, tendrás que prestar mucha atención para comer bastante proteína, calcio, vitamina B12 y hierro. Es posible que tengas que tomar pastillas de hierro y B12 para sacar suficientes nutrientes.

Con todas las dietas especiales, es importante hablar con tu proveedor sobre los alimentos buenas que necesitas durante el embarazo. Trae tus vitaminas prenatales a tu próximo chequeo y pregunta si hay otras que debes tomar.

Alimentos orgánicos

No es seguro que los alimentos orgánicos contengan más nutrientes, pero sí son más saludables por otras razones:

- No se usan pesticidas (veneno) para cultivarlas
- No contienen aditivos artificiales, como colorantes o MSG
- Se cultivan en maneras buenas para e planeta

Alimentos orgánicos pueden ser costosos, pero hay tiendas especializadas que los venden a precios mejores.

Los alimentos orgánicos frescos no se tratan con sustancias químicas para hacerlos durar más tiempo. Esto quiere decir que algunos no durarán tanto en tu refrigerador como lo hacen otros alimentos.

Comer en restaurante—Cómo elegir bien

Comer en un restaurante es bueno cuando estás demasiado cansada para cocinar o cuando te quieres dar un regalito. También es una buena manera de crear tiempo para hablar con tu pareja, pero es importante elegir un restaurante bueno. ¿Se puede comer algo saludable allí? Para cultivar hábitos sanos, piensa antes de pedir.

Si es posible, es mejor no comer comida rápida ni comida frita. Son altas en grasa y sodio y pueden ser bajas en nutrientes. Si tienes prisa, prueba una ensalada, una sopa o algo fresco de un deli. También es posible pedir comida para llevar de restaurantes que te gustan.

Las hamburguesas y refrescos extra grandes o "super-size" no son buenos ahorros sino muy dañinos a tu salud.

Consejos para Comer Bien en los Restaurantes

- Come una ensalada con muchos vegetales, frijoles y nueces, no sólo con lechuga.
- Pide el aderezo al lado y sólo usa un poco.
- Busca carne asada u horneada, no frita o cubierta de salsa.
- Pide una ensalada de col como acompañamiento en vez de papas fritas.
- Come fruta fresca como postre en vez de un dulce, o pide sólo una taza de té.
- Toma agua o leche en vez de refresco o jugo.
- Comparte una cena grande con una amiga o tu pareja, o sólo comer la mitad de tu cena y llévate el resto para el próximo día.

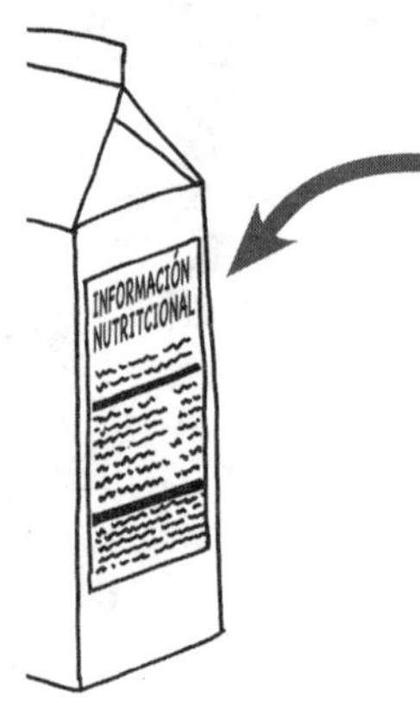

Un restaurante puede ofrecer algunos platos sanos, pero todavía hay que tener cuidado. Estas mismas comidas pueden contener grasa, sal y azúcar que tu y tu bebé no necesitan. Busca lugares que tengan comidas sanas. Nunca comas demasiado. Lleva a casa lo que no puedes terminar.

Aprende a leer etiquetas de los alimentos

Los alimentos empaquetados tienen etiquetas que dicen lo que haya adentro: cuánta proteína, grasa, sal, calcio y otras cosas. Mira el tamaño de la porción para ver cuánto debes comer.

Aprende sobre el WIC

El programa de Mujeres, Infantes y Niños (o WIC, por sus siglas en inglés) es un programa de nutrición para mujeres embarazadas que han dado a luz hace poco, o que están dando de mamar. También es para niños y bebés.

WIC se encuentra en muchas clínicas de salud pública, hospitales, centros comunitarios escuelas, y centros de vivienda, pero no existe sólo para familias de recursos muy bajos. Cuando te registras, te pueden dar cheques para comprar comidas sanas. También te pueden dar ayuda con el amamantamiento e información sobre cuidado prenatal y del bebé. El equipo de WIC te ayudará a encontrar más recursos en tu localidad.

Si tu proveedor no sabe cómo ponerse en contacto con el programa, va al sitio web nacional de WIC (ver el capítulo 17) para encontrar el número telefónico de WIC en tu estado.

Sé lista acerca de vitaminas y minerales

Cuando estás embarazada, es muy importante comer bastante de ciertas vitaminas y minerales. Aún una dieta sana no siempre te da todos los nutrientes que necesitas.

Vitaminas prenatales

Tomar vitaminas no pueden ser un sustituto para la comida buena, pero es muy difícil sacar todas las vitaminas que necesitas de la comida. Puedes asegurarte que consigues suficiente si tomas una vitamina prenatal cada día.

Elige una vitamina prenatal que contenga 100% de las vitaminas y minerales que necesitas. Mira la etiqueta. Es importante no tomar demasiados diariamente, por eso no tomes otros suplementos si tu proveedor no te los receta. Muchas mujeres necesitan calcio extra. Algunas necesitan ADH, iodo o hierro.

Si no te gusta tomar pastillas grandes, puedes probar cápsulas o cortar las pastillas en dos partes. Si las cortas, acuérdate de tomar las dos mitades cada día. También hay vitaminas gomosas y en forma de polvo que se mezcla en agua. Si tu vitamina te hace sentir mal, tómala antes de dormir con algo de comer, o prueba con otra marca.

Hierro

Hay hierro en muchas vitaminas prenatales. Es un mineral muy importante durante el embarazo. Es difícil tomar bastante hierro sólo de la comida.

Algunas mujeres piensan que el hierro hará que estén estreñidas, pero hay maneras de tomar hierro y no estar estreñida.

- Come comidas que contienen mucha fibra, como granos integrales, cereales integrales y pasas cada día.
- Toma mucha agua.
- Pregunta a tu proveedor si necesitarás una pastilla o bebida de fibra.

Ácido fólico

Una de las vitaminas más importantes para las mujeres embarazadas es el ácido fólico. En las primeras semanas, puede prevenir defectos graves en la médula espinal y el cerebro de tu bebé, y todavía es importante durante todo el embarazo. Debes tomar 600 a 800 micrógramos cada día durante el embarazo.

Muchas vitaminas prenatales tienen al menos 600 micrógramos de ácido fólico. También hay ácido fólico en los vegetales de hoja verde, jugo de naranja, cereales secos, panes y pasta.

Tomar suficiente calcio

Mientras que estás embarazada, necesitas mucho calcio. El calcio hace que los huesos y dientes de tu bebé sean fuertes, y también mantiene tus huesos fuertes.

Leche de vaca tiene mucho más calcio que la mayoría de las comidas, pero alguna gente es "intolerante" a la lactosa, y la leche le hace sentir mal (con gas, calambres o diarrea*). Esta condición es común entre gente afroamericana, latina, asiática-americana e indígena. Avisa a tu proveedor si la leche de vaca te hace sentir mal.

***Diarrea:** Evacuaciones frecuentes que son más suaves y aguosas de lo normal.

Si eres intolerante a la lactosa, es posible que no obstante puedas comer algunas comidas hechas con leche, como yogur con cultivos vivos o queso duro como cheddar o suizo. También hay leche y búdin bajo en lactosa. Tu proveedor también te puede sugerir Lactaid o pastillas de calcio tal como Tums.

Hay otras comidas que contienen calcio, pero tienes que comer muchos para sacar bastante. Estos son . . .

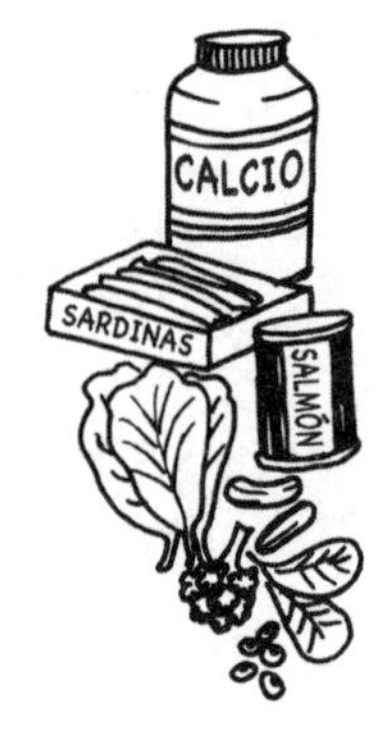

- col silvestre, rizada o china, el repollo, los rábanos, la chirivía y el brócoli
- jugo de naranja con calcio agregado
- salmón o sardinas, frescas o enlatadas
- algunos tipos de tofu (chequea la etiqueta)
- tortillas de masa de maiz hechos con cal
- guisantes de ojo negro, frijoles, semillas de sésamo, almendras y maní
- melaza oscura y fuerte

Yodo

Las mujeres embarazadas y las que están amamantando necesitan yodo para el desarrollo del bebé. Hay yodo en la sal yodada, de mesa pescado, marisco, leche y yogur. Mucha gente no toma suficiente aún con vitaminas prenatales. Pregunta a tu proveedor sobre las pastillas de yodo suplementarias.

Ácidos grasos omega-3 y ácido docosaexaenoico (ADH)

Ácidos grasos omega-3 y ADH son importantes para el desarrollo de tu bebé, y tus vitaminas prenatales los pueden contener. También los hay en pescado graso (salmón, sardinas) o aceite de pescado (aceite de hígado de bacalao), frutos secos (nueces), aceite de linaza y aceites para cocinar (canola, oliva). Algunos alimentos los tienen agregado (leche y jugo de naranja fortificado).

Demasiado de una cosa buena

Vitamina A

La vitamina A es muy importante para tu salud, pero demasiado puede causar defectos congénitos. Sacarás bastante en una vitamina prenatal—menos de 5000 IU—y cuando comes carne, huevos y frutas y vegetales coloridos. No tomes extra ni comas hígado, que contiene demasiado vitamina A para comer durante el embarazo.

Cafeína

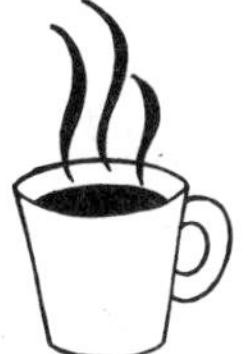

La cafeína acelera tu pulso y te hace sentir más despierta. Una cantidad pequeña no es malo para una mujer embarazada sana. Pero si te hace sentir agitada, hará lo mismo a tu bebé. Demasiada puede aumentar el riesgo del aborto espontáneo y limitar cuántos nutrientes sacas de tu comida.

El café y el té contienen cafeína. Una o dos tazas pequeñas cada día (200 mg) probablemente no te harán daño. Muchos refrescos y aún los chocolates contienen cafeína. Algunas medicinas para la gripa, pastillas de dieta y medicinas para el dolor de cabeza la contienen también. Pregunta a tu proveedor o farmaceútico antes de tomar cualquier medicina.

No tomes bebidas de energía ni hierbas medicinales para quedarte despierta. Lee las etiquetas en las bebidas deportivas para asegurarte que no contienen cafeína.

Avisos alimenticios

Comidas muy saladas

Todos necesitamos una cierta cantidad de sal cada día, pero demasiado no es saludable. Los mujeres embarazadas que no tienen problemas con su presión sanguínea pueden comer algunas comidas saladas sin preocuparse. Pregunta a tu proveedor médico cuánto puedes comer.

Hay sal en muchas comidas que no parecen saladas. Jugos vegetales, agua en botella, bebidas deportivas y algunos productos de leche contienen sal. Algunas comidas, como papas fritas, pepinillos, comida rápida y comidas ya preparadas, contienen más sal de lo que es saludable para cualquier persona.

Ahora hay productos hechos con menos sal que otros. Busca etiquetas que dicen "bajo en sodio".

Cosas que no son comidas verdaderas

Algunas personas tienen ganas de comer cosas que no son comidas. Pueden ser tierra, barro, hielo, almidón o cualquier otra cosa. Esto se llama "pica".

Si tú tienes ganas de comer cosas semejantes, avisa a tu proveedor. Pica te puede hacer muy enferma o puede ser un señal de un problema grave con tu salud. Estas cosas no te dan los nutrientes que necesitan tú y tu bebé.

Suplementos dietéticos

Los suplementos dietéticos son vitaminas, minerales, hierbas, enzimas y otras cosas que tomas. Son etiquetados como saludables, pero no siempre son buenos durante el embarazo. Pregunta a tu proveedor antes de usarlos. Es mejor sacar tus nutrientes de tu comida y tu vitamina prenatal.

Mercurio en el pescado

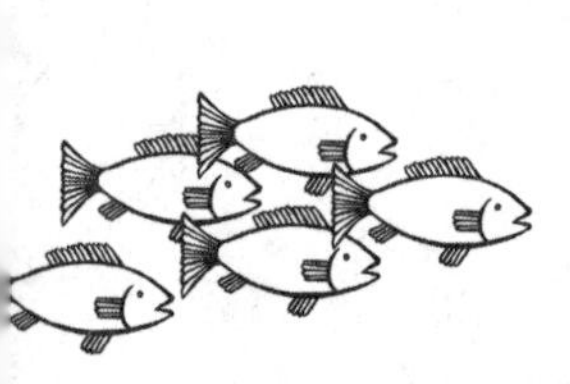

Algunos tipos de pescado son muy saludables para las mujeres embarazadas, pero tienes que elegir bien. Algunos pescados contienen mucho mercurio, que es tóxico para los bebés y los niños pequeños. No comas más de 12 onzas de pescado saludable en una semana.

"Extraño mucho el comer sushi, ¡pero es mejor estar seguro!"

Pescados a evitar

- Cualquier tiburón, pez espada, caballa real o blanquillo.
- Pescado cogido por familia y amigos en lagos, ríos y algunas partes del océano. Algunas aguas contienen sustancias químicas y cosas peligrosas. Pregunta al departamento de salud local antes de comerlo.

Pescados recomendados

- Camarones, palitos de pescado congelados, sardinas, salmón, bacalao, gado, tilapia, bagre y atún ligero enlatado.

Preparar la comida saludablemente

Mucha gente se pone enferma por comer alimentos sucios o podridos. Esto puede ocurrir si se almacena de mala manera o se guarda por demasiado tiempo.

Cocinar y guardar la comida de manera segura

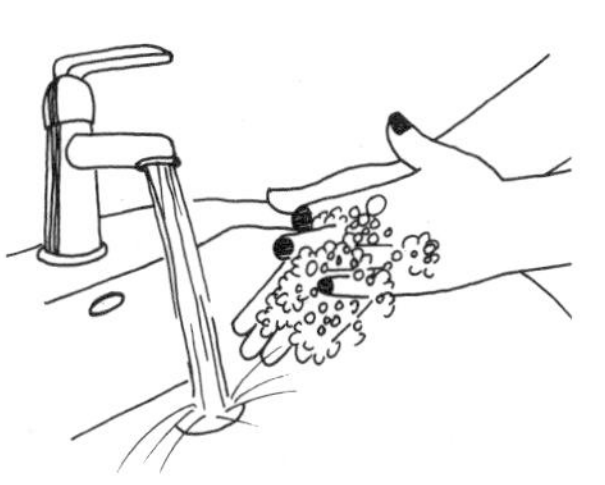

- Lávate las manos antes y después de tocar la comida.
- Cocina bien todas las carnes, aves domésticas, pescados, mariscos (almejas y ostiones) y huevos.
- Come comidas ya preparadas como pollo asado, ensaladas, pizza y sándwiches muy pronto después de comprarlas o hacerlas.
- Mantén tu refrigerador a una temperatura baja (menos de 40 grados F).
- Usa las sobras pronto sobrante en unos cuántos días.

"Me encanta tener sobras. Escribo la fecha en una cinta que pongo en el contenedor. Así es fácil tirar la comida guardada durante demasiado tiempo".

Preparar comidas crudas de manera segura

- Aleja la carne cruda de las otras comidas. No cortes carne cruda en la misma superficie que las frutas y vegetales.
- Después de tocar carne cruda, lávate las manos con jabón y agua caliente. Friega bien la superficie y los cuchillos.
- Lava bien las frutas y los vegetales antes de comerlos.

Listeria—Una toxina grave en algunas comidas sucias

Los gérmenes de listeria pueden causar una enfermedad grave en todos, pero especialmente en las mujeres embarazadas. Se encuentran estos gérmenes en comidas y bebidas sucias o sólo ligeramente cocidas.

La listeriosis, la enfermedad, puede causar el aborto espontáneo, la muerto fetal o el parto prematuro. Con este enfermedad, el bebé puede nacer muy pequeño o con una infección fatal.

Cómo esquivar este veneno:

- Lava bien las frutas y los vegetales antes de prepararlos.
- Cocina bien las carnes, las aves domésticas y el pescado. El pescado enlatado y el marisco empaquetado se puede comer de forma segura.
- No comas pescado crudo como sushi, ni cualquier carne cruda.

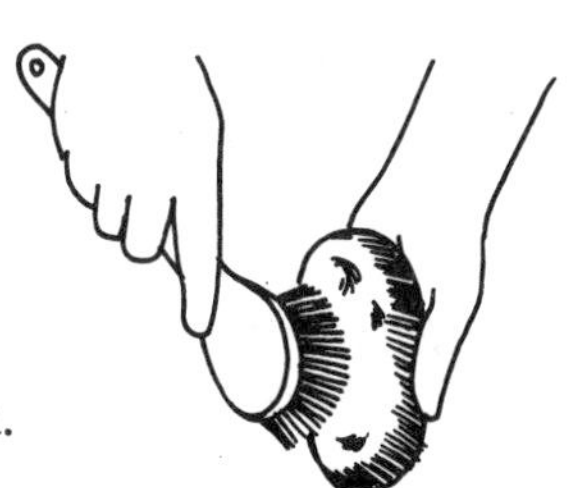

- Sólo come carnes preparadas si las calientas antes de comer. Deben estar humeantes.
- Evita quesos suaves como feta, Camembert, queso fresco o blanco y queso azul. Los quesos duros y semi duros como cheddar y mozzarella, queso crema y requesón no llevan listeria.
- No comas leche, yogur, ni queso no pasteurizado.
- Lávate las manos después de usar el baño o cambiar pañales.

Bebés en peligro

Medicinas, alcohol, tabaco y drogas

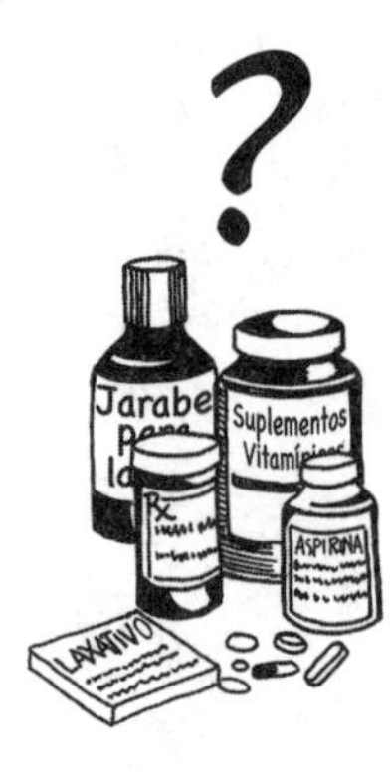

Algunas sustancias pueden causar mucho daño a ti y a tu bebé.

Es importante que tu proveedor médico sepa de cualquier droga que usas. Sé honesta. Te puede ayudar a encontrar tratamiento. **Si no puedes parar de usar cualquiera de estas sustancias, ya es la hora de pedir ayuda.**

Medicinas que tomas

Cualquier medicina que tomas puede entrar en el cuerpo de tu bebé por tu sangre o leche materna. Tienes que averiguar si las que tomas son seguras para tu bebé. Asegúrate de avisar a tu proveedor si tomas cualquier medicina o droga. Estos incluyen . . .

- Medicinas recetades por un doctor antes del embarazo.
- Medicinas que compras de venta libre, como aspirina, acetaminofeno, vitaminos, laxativas, medicinas para la gripe y jarabes para la tos.
- Suplementos dietéticos, hierbas medicinales, tés u otras bebidas.

***Trastornos del espectro alcohólico fetal:** Problemas para toda la vida, comunes en niños cuyas madres tomaron alcohol durante el embarazo. Incluyen problemas con crecer, aprender, dormir, comer y comportarse. El trastorno más grave es el Síndrome Alcohólico Fetal (SAF).

El alcohol puede dañar a un niño para siempre

Si tomas cerveza, vino o licor, el alcohol anda por tu sangre hasta tu bebé.

El alcohol se puede dañar al cerebro de un bebé no nacido. Si tomas alcohol durante el embarazo, tu bebé puede nacer demasiado temprano o demasiado pequeño. Puede tener dificultades de por vida de aprendizaje y comportamiento muy graves. Éstos se llaman trastornos del espectro alcohólico fetal*.

Recuerda que las primeras semanas del embarazo son muy importantes para el desarrollo de tu bebé. Para de tomar alcohol tan pronto que piensas que puedes estar embarazada.

Nadie sabe cuánto alcohol es seguro durante el embarazo. Por eso es mejor no tomar nada. Aún un poquito puede hacer daño. No tienes que ser alcohólica para que tu hijo se vea afectado. El alcohol también puede ser transmitido más tarde, por la leche maternal. Por eso no debes tomar mucho mientras que estás amamantando.

Hechos sobre tomar alcohol

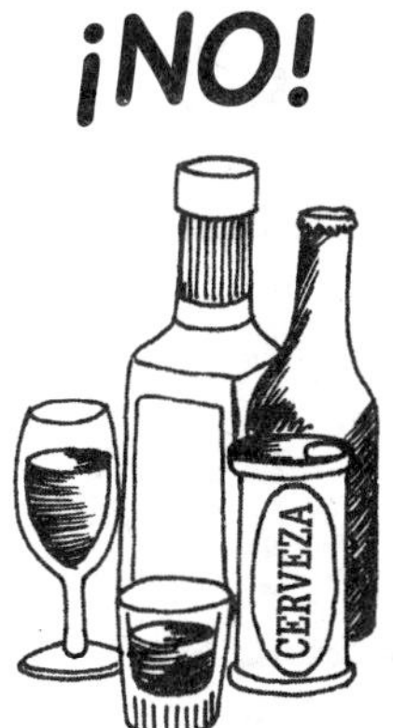

- Trastornos del espectro alcohólico fetal son las discapacidades mentales más comunes que son evitables.
- La sangre de una mujer absorbe alcohol más rápido que la sangre de un hombre. Por eso una bebida del mismo tamaño te afectará más que a un hombre y también afectará a tu bebé.
- Hay casi la misma cantidad de alcohol en una lata de cerveza que en una copa de vino o un trago de licor.
- "*Coolers*" y cócteles no siempre tienen el sabor de alcohol, pero pueden ser muy fuertes.

¿Es difícil parar de tomar?

Si es difícil no tomar alcohol, es posible que necesites ayuda. Dile a tu pareja que quieres parar. Tu proveedor te puede ayudar a encontrar terapia. Puede ser difícil parar, pero será mejor para ti y tu bebé.

Consejos para parar de tomar:

- Evita la gente que está tomando alcohol.
- Si otra gente en tu familia toma, explícale por qué no puedes tomar. Pídeles que hagan otras cosas contigo para relajaros. Pueden hacer ejercicio o cocinar juntos.
- Si tienes ganas de tomar cuando estás sola, busca otra cosa que hacer. Pasa tiempo con un amigo que no toma, da un paseo o ve una película.
- Busca un grupo de apoyo para la gente que quiere parar de tomar.

¡Tu bebé es la mejor razón para no tomar!

Tomar y manejar también puede ser peligroso

Tanto tú como tu bebé podéis haceros daño si tomas y manejas. Ir en el coche de un conductor que ha tomado también es muy peligroso. Tanto tú como tu bebé podrían ser heridos o matados en un choque.

Si el conductor ha tomado alcohol, . . .

- Maneja tú misma
- Llama un taxi
- Pide que alguien que no ha tomado maneje
- Quédate la noche con amigos

Recuerda que siempre debes abrochar tu cinturón mientras que estás en un vehículo en movimiento.

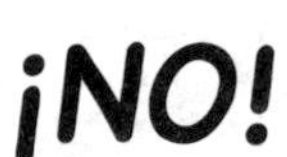

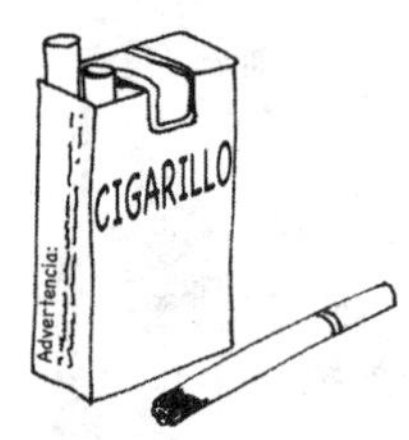

Cómo los cigarrillos pueden dañar a tu bebé

Tu bebé necesita el oxígeno que respiras, que pasa a su cuerpo por tu sangre. Pero además del oxígeno, todas las sustancias químicas que inhalas entran a su cuerpo. Cuando fumas, . . .

- La nicotina* acelera el pulso de tu bebé.
- El monóxido de carbono* puede hacer daño a su cerebro y sangre y aún causar su muerte.
- Fumar puede provocar el aborto espontáneo o la muerte fetal. Tu bebé puede nacer demasiado temprano o demasiado pequeño.
- Después de nacer, tu bebé podrá tener más gripes, problemas respiratorios e infecciones de oído que los otros niños.

***Nicotina:** Una sustancia química en el tabaco que es muy dañina.

***Monóxido de carbono:** Un gas tóxico que se produce cuando se quema algo.

El humo de segunda mano

El humo de los cigarrillos de otros puede dañar tu salud. También pasa por tu sangre a tu útero y afecta tu bebé. No vayas a lugares donde muchos fuman. Si tus amigos fuman, pideles que no lo hagan en tu casa.

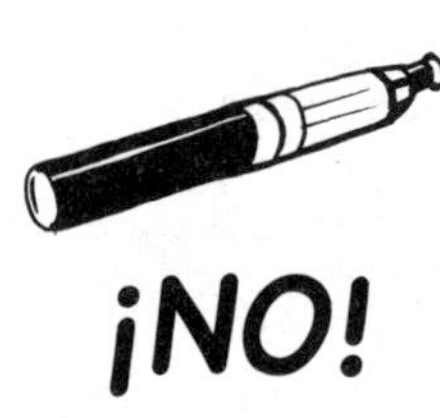

Cigarrillos electrónicos

Los cigarrillos electrónicos son populares, pero aunque no se queman, todavía no son saludables para tu bebé. El líquido que llevan adentro contiene sustancias químicas tóxicas como la nicotina, y el vapor que sale también es tóxico.

El vapor de los cigarrillos electrónicos no es tan fuerte como el humo de un cigarrillo normal, pero todavía no es seguro para las mujeres embarazadas ni los niños. Asegúrate de que los niños no los toquen—aún dos gotitas de nicotina líquida pueden ser muy peligrosas para un niño.

Parar de fumar

Parar de fumar es una de las cosas más importantes que puedes hacer para la salud de tu bebé. Aún si paras en medio de tu embarazo, ayudarás a tu bebé.

Pide ayuda de tu proveedor médico. Pregúntale sobre los parches de nicotina o chicle. También pide que tu pareja y tus amigos te apoyen.

Aquí hay unas preguntas para contestar:

- ¿Por qué quiero parar? (ideas: "por mi bebé" o "para ahorrar dinero")

  ____

  ____

- ¿Qué puedo hacer cuando tengo ganas de fumar? (ideas: "comer una menta después de comer" o "no pasar tiempo con gente que fuma")

  ____

  ____

- ¿Cuánto dinero podria ahorrar si parara de fumar?

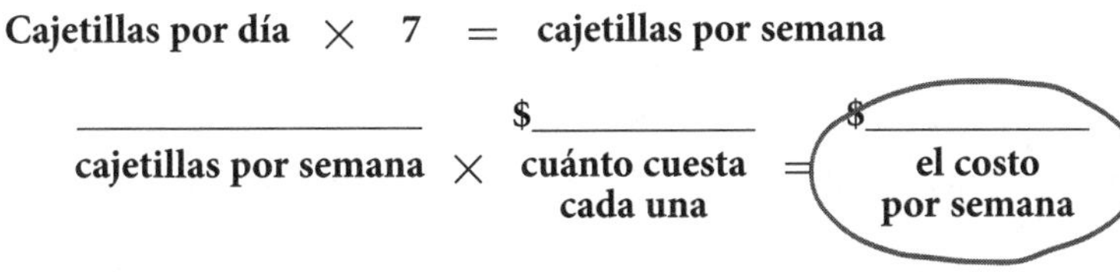

Haz las cuentas. ¡Calcula cuánto te cuesta fumar!

- ¿Qué podria hacer con el dinero que ahorraría? (ideas: "contrata una niñera para poder ir al cine" o "comprar una silla infantil para mi coche")

  ____

  ____

- ¿Qué puedo decir si alguien fuma cerca de mi? (ideas: "Puedes salir para fumar? Estoy embarazada" o "Puedes parar? Estoy tratando de parar de fumar")

  ____

  ____

- ¿En qué día en las próximas semanas me prometeré que voy a parar? Escríbelo aquí: ___________
- ¿Qué haré en ese día? (ideas: "decirlo a mi familia y pedir su ayuda" o "tirar mis cigarrillos por el inodoro")

  ____

  ____

El día en que paras

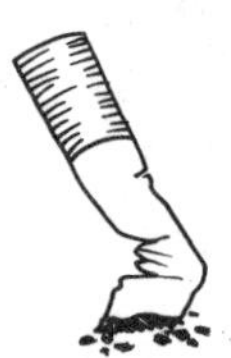

Tira todos los cigarrillos y ceniceros de tu casa, coche y trabajo. Avísales a tus amigos y tu familia que has parado y pide su ayuda.

Cuídate bien. Da un paseo largo o pasa tiempo con amigos que no fuman. Cada vez que quieras un cigarrillo, distráete con chicle o un palillo para masticar. El sentimiento sólo durará unos minutos.

Probablemente te sentirás mejor en dos o tres semanas. Pero si empiezas a fumar de nuevo, ¡no te des por vencida! Elige otra fecha y tratalo de nuevo.

Problemas graves a causa de las drogas

Cualquier droga puede tener un efecto grave en una mujer embarazada y su bebé. Muchas drogas pasan al bebé por el cordón umbilical. Después del parto, están en la leche maternal. Posibles problemas incluyen el aborto espontáneo, el peso bajo al nacer y defectos congénitos.

Medicamentos con receta

Mucha gente son dependientes de los medicamentos con receta como los somníferos, analgésicos y estimulantes. Pueden usar más cantidad de la que es segura, usar las de otras personas o combinarlas con otras drogas.

Cualquiera de estas puede dañar a tu bebé; por eso es importante que pares. Es imprescindible avisarle a tu proveedor sobre todos los medicamentos que usas. Puedes encontrar apoyo.

Marihuana

La marihuana en tu cuerpo entra en la sangre de tu bebé. Puede afectar el cerebro y el crecimiento de tu bebé, y por eso es mejor no fumarla cuando estás embarazada y si estas dando de mamar. Aún si tu pareja lo usa, puede afectar a tu bebé.

Si usas marihuana por razones médicas, habla con tu doctor o enfermera acerca de maneras de no usarla durante el embarazo.

Drogas ilegales más fuertes

Drogas como la cocaína, heroína, fenciclidina ("polvo de ángel," o PCP) y metanfetamina son muy peligrosas para los bebés no nacidos. Cuando una mujer embarazada las usa, su bebé las usa también. Lo que te hacer sentir bien durante unos minutos puede dañar a tu bebé por toda la vida.

Usar estas drogas aún pocas veces puede dañar a un bebé. Si eres adicta a cualquier droga, es la hora de buscar ayuda y parar de usarla. Puede ser muy difícil, pero ¡dar a luz a un bebé saludable vale la pena!

Drogas pueden causar . . .

- El aborto espontáneo o la muerte fetal
- Hemorragia fuerte tarde en el embarazo
- El parto prematuro o peso bajo al nacer, que puede causar otros problemas
- Un bebé nacido adicto que va a sentir el dolor de la abstinencia
- Un bebé nacido con discapacidades de aprendizaje o comportamiento para siempre

Vale la pena parar de fumar, de tomar alcohol o de usar drogas tan pronto como te sea posible. Sí es difícil, pero ¡tú puedes hacerlo!

Consejos para las parejas

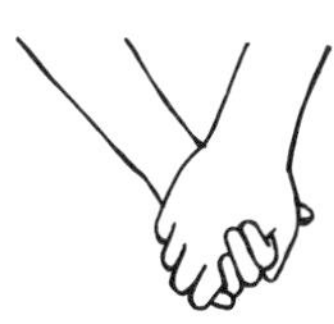

- Comparte comidas sanas con tu pareja. Ayúdale a ir de compras y cocinar. Llévale comida si está muy cansada.
- Llena su botella de agua.
- Recuérdale que tome su vitamina prenatal cada día.
- Ayúdale a parar de fumar, tomar o usar drogas. Saca esas cosas de la casa. No fumes, tomes o uses drogas cuando estás con ella.
- Haz todas estas cosas para ti también. Es mejor que el bebé tenga dos padres saludables.

Capítulo 5

Atención médica para ti y tu bebé

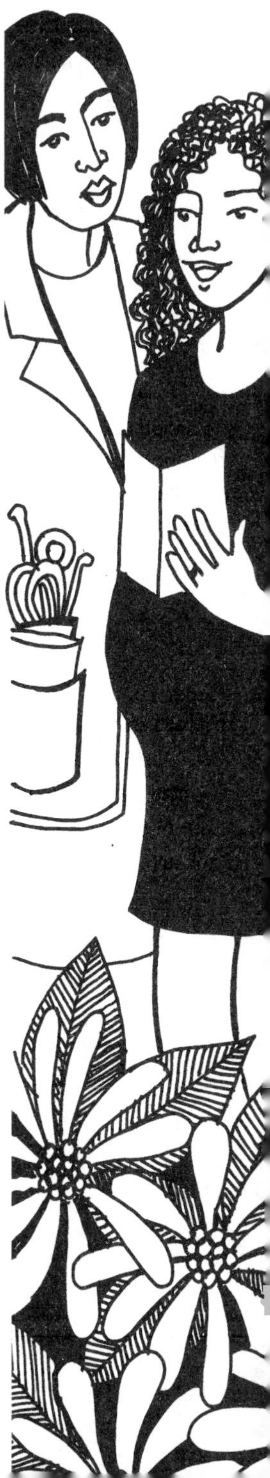

Es muy importante ir a tu proveedor de servicios médicos cada mes para tu cuidado prenatal. Aún si te sientes bien, estos chequeos son muy importantes para mantenerse saludable. Es más fácil encontrar y tratar los problemas antes de que se pongan serios si vas a estas visitas cada mes. También puedes preguntar a tu proveedor sobre cualquier cosa que te preocupa.

Es posible que puedas continuar usando tu doctor de medicina familiar, pero si no puedes, tendrás que elegir un proveedor de cuidado prenatal y un lugar para el parto. Tus elecciones dependen de qué tipo de cuidado quieres antes y después del parto. Tu seguro de salud te puede limitar en tus opciones. Este capítulo te enseñará sobre tus opciones.

Vocabulario del cuidado prenatal

Algunas palabras y frases que vas a oír son *atención del embarazo y del parto*, *cuidado prenatal*, *control de embarazo* y *cuidado obstétrico*. Todos estos significan cuidado médico que recibirás durante tu embarazo. Usaremos *cuidado prenatal.*

Las palabras para visitas a tu proveedor incluyen *cita*, *visita* y *chequeo*. Usaremos *chequeo* y *visita*.

En este capítulo encontrarás:

Algunas palabras que se usan para el nacimiento de un bebé son *dar a luz*, *parto* y *alumbramiento*. Usaremos *parto*. El cuidado médico después del parto se llama *cuidado posparto*.

Opciones en control prenatal y parto

El lugar donde nace tu bebé, tu cuidado prenatal y tu proveedor médico son tres factores muy importantes en tu embarazo, y tienes que pensar en todos estos juntos. Son elecciones muy personales y por eso es importante pensar mucho en tus decisiones. Es imprescindible estar cómoda con tu proveedor.

Saber qué paga tu seguro

Para empezar, habla con tu compañía de seguros, la oficina de beneficios para los empleados de tu trabajo, o tu clínica de salud para averiguar:

- ¿Qué cuales tipos de cuidado prenatales y posparto paga tu plan?
- ¿Cuánto tendrás que pagar tú mismo?
- ¿Qué opciones tienes?

Las respuestas a estas preguntas te ayudan a averiguar cuantas opciones tienes en cuanto a lugar y proveedor.

Si no tienes seguro de salud ahora, llama o visita tu clínica de salud pública. Es posible que puedas registrate en Medicaid. También hay centros comunitarios de salud que ofrecen cuidado médico de bajo costo.

Aprender bastante para hacer una buena elección

Para escoger todas estas cosas, es útil saber lo que pasa durante el parto. Leer los capítulos 6 y 10 te dará una buena idea. Usa el glosario en el capítulo 17 para aprender los significados de las palabras que no conoces.

Si quieres cambiar a otro proveedor de servicios médicos, puedes, pero es más fácil no tener que hacerlo.

Algunas mujeres eligen a su doctor o comadrona primero. Quienquiera que escojas tranajará en una clínica o centro médico específico. Tendrá preferencias sobre qué tipo de parto hacen.

Otras mujeres tienen sus propias preferencias sobre dónde quieren dar a luz su bebé. Quieren elegir un lugar para el parto antes y después encontrar un doctor o comadrona que les ayuden allí.

Si no sabes dónde quieres ir para el cuidado prenatal, puedes llamar a:

- tu compañía de seguros
- la oficina local de salud pública
- una clínica comunitaria
- un hospital cercano

Elegir un lugar para el parto

Varios lugares son buenos por varias razones. (Lea más en las próximas páginas.)

"Pregunté a mis amigas dónde dieron a luz sus bebés pero trataba de recordar que yo podía querer un parto diferente al que ellas habían tenido".

- Hospital—Todos los servicios en un lugar. El parto será más médico y menos natural
- Centro de maternidad en un hospital—Una mezcla de un parto médico y natural. Hay más opciones entre aspectos del parto médicos y naturales
- Centro de maternidad fuera de un hospital—Cuidado más personal, más fácil de usar métodos naturales para el parto, para mujeres sin problemas de embarazo
- Tu hogar—la forma más personal y familiar, más fácil de usar métodos naturales del parto, para mujeres sin problemas del embarazo

Hay muchas cosas en qué pensar antes de elegir dónde quieres que nazca tu bebé. ¿Qué tipo de parto quieres tener?

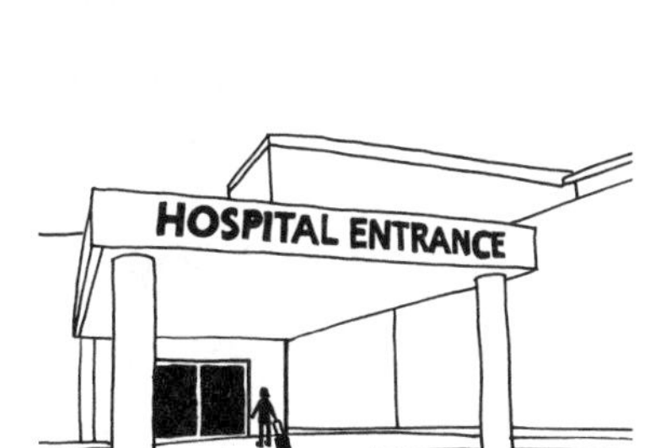

Pregunta a tus amigas dónde dieron a luz sus bebés y qué tipo de cosas médicas les hicieron. Pregunta que les gustó y que no les gustó sobre los lugares y sus proveedores de servicios médicos. ¿Usaron medicamentos? Podian pararse y moverse cuando querían?

Hospitales y centros de maternidad en hospitales

Los hospitales ofrecen todos los servicios para el nacimiento en un lugar, pero no todos los hospitales tienen cuidados de parto. Busca uno que tenga un centro de maternidad. Un centro de maternidad tiene cuartos privados especialmente para el parto. Parece y se siente más natural que el resto de un hospital. No hay tantas máquinas médicas y las luces son más tenues. Es más silencioso que una sala de maternidad normal.

Cosas en que pensar antes de elegir un hospital:

- Posiblemente tendrás muchas enfermeras y doctores o comadronas diferentes durante el embarazo y el parto.
- Si quieres medicina para el dolor o para relajarte, la hay.
- Si hay problemas durante el parto o necesitas cirugía (cesárea*), pueden hacerlo allí mismo.
- Tú y tu bebé se quedarán allí por 1 a 2 días, quizás más. Las enfermeras te ayudarán a recuperarte y te enseñarán a cuidar a tu bebé. Habrá gente para ayudarte con el amamantamiento.
- Hay gente que te ayuda con el seguro, servicios sociales, certificado de nacimiento y otras decisiones grandes.

***Cesárea:** Parto quirúrgico de un bebé. Lee el capítulo 10, página 161, para aprender más.

En algunos hospitales, proveedores y enfermeras tienen una manera específica de hacer las cosas. Es posible que esperen que entres, des a luz tu bebé y te recuperes de una cierta manera. Estas maneras pueden ser cosas pequeñas, como llevar una bata de hospital y echarse en una cama durante el parto. Es posible que quieran usar herramientas médicas muy temprano en vez de esperar a que funcione el parto natural. Es más probable que usarán medicina para el dolor, exámenes vaginales, y monitores fetales. Un centro de maternidad en un hospital será más abierto a métodos más naturales.

Puedes estar abierta a todas estas cosas, pero es importante pensar en esto ahora. Es posible tener un parto natural en un hospital, pero será más difícil y tendrás que pedirlo.

Centros privados de maternidad y parto en casa

Si quieres un parto natural sin medicinas y máquinas industriales, el parto en casa o en un centro de maternidad privada es probablemente mejor para ti. Puedes llevar tu propia ropa y moverte durante el parto.

Un centro de maternidad privado o un parto en casa es solamente para embarazos de bajo riesgo. Tienes "bajo riesgo" de tener problemas si:

- Tienes menos de 35 años
- Solo tendrás un bebé
- No tienes problemas de salud como diabetes

A veces los problemas empiezan durante el embarazo. Tu proveedor te dirá si es mejor tener el parto en un hospital. Es muy importante tener el cuidado necesario para tu y tu bebé.

Centro de maternidad

Un centro de maternidad privada es como un centro de maternidad en un hospital sin el hospital. Los cuartos son como dormitorios. Algunos tendrán una cocina, un baño y una bañera. Una comadrona probablemente asistirá el parto, pero a veces hay proveedores de servicios médicos también. Vas al centro de parto cuando empieza el parto y normalmente te vas unas cuantas horas después de que viene tu bebé.

Parto planeado en casa

Algunas mujeres quieren dar a luz en casa. Esto normalmente se hace con una comadrona y a veces con un doctor. Compras las cosas necesarias y la comadrona o doctor viene cuando empieza el parto. Te darán cuidado básico después del parto en casa también.

Es posible que te sientas más cómoda y privada en casa. Tus otros hijos podrán asistir el parto también.

Cosas para saber antes de dar a luz afuera de un hospital

- La mayoría de los partos no tiene problemas. La mayoría de las mujeres no necesita drogas ni ayuda médica. Es útil tener doctores que conocen maneras naturales de asistir el parto, pero en muchas áreas hay muy pocas comadronas y doctores que asistirán al parto en un centro de maternidad privado o una casa.
- Tendrás más opciones para tu parto en casa o en un centro privado de maternidad. Habrá más opciones naturales para superar el dolor.
- **No se puede usar medicinas para el dolor.** Si los necesitas, tendrás que ir al hospital.
- Cuando hay problemas, pueden pasar rápidamente. Es muy importante que tu comadrona pueda llamar a un doctor o que haya un doctor allí en caso de que ocurran problemas.
- Los centros de parto normalmente te mandan a casa unas horas después del parto. Después de un parto en casa, no tendrás que ir a ninguna parte.
- Piensa en el futuro. Tu y tu pareja estarán muy cansados después del parto. En casa, no habrá un doctor , ni una enfermera, ni una comadrona allí. Puede que tú misma necesites cuidados. Puede que tengas muchas preguntas al comenzar a amamantar y cuidar de tu recién nacido.
- Asegúrate de tener un experto a quien llamar si necesitas ayuda. También es importante tener un miembro de tu familia o una amiga con experiencia que te puede cuidar y animar.

- Aunque un centro de maternidad cuesta mucho menos que el parto en un hospital, el seguro no siempre lo cubre.

Si hay una emergencia, piensa en:

- ¿A qué hospital te mandaría tu comadrona? ¿Cómo de lejos está? Para ser segura, debe estar a no más de 20 minutos del centro de maternidad.
- Si tuvieras que ir al hospital, podría ser difícil. Tendrías que llamar 9-1-1 e ir en ambulancia.

Elegir tu proveedor de cuidados médico

Cada mujer necesita un proveedor de cuidado prenatal bien educado y con mucha experiencia. También es importante elegir a alguien en quien confíes. Esta persona será muy importante para ti en los próximos siete u ocho meses. Consigue una lista de proveedores de tu plan de salud.

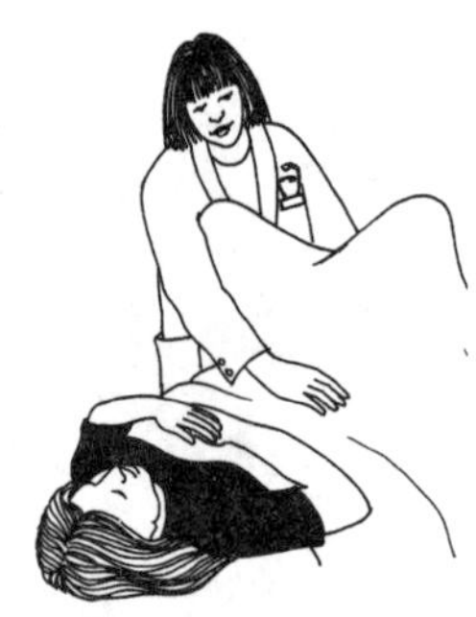

Hay varios tipos de proveedores de cuidado de salud que ofrecen cuidado del embarazo:

- **Obstetra:** Un doctor con formación especial para el embarazo y el parto. Puede hacer una cesárea.
- **Comadrona:** Alguien con formación especial para asistir el parto. Algunas son enfermeras. Es importante usar una comadrona licenciada.

  Muchas comadronas trabajan en hospitales y centros de maternidad. Algunas hacen partos en casa. No pueden hacer una cesárea.
- **Doctor de medicina familiar:** Un doctor que cuida a gente de todas las edades. Algunos pueden asistir partos pero la mayoría no. Pueden cuidar por tus otras necesidades médicas y las de tu bebé después del parto.
- **Osteópata:** Un doctor con formación especial sobre los músculos y el esqueleto. Algunos pueden asistir al parto. Otros también son comadronas y pueden dar cuidado prenatal y posparto. También pueden cuidar de ti y tu bebé después del parto.

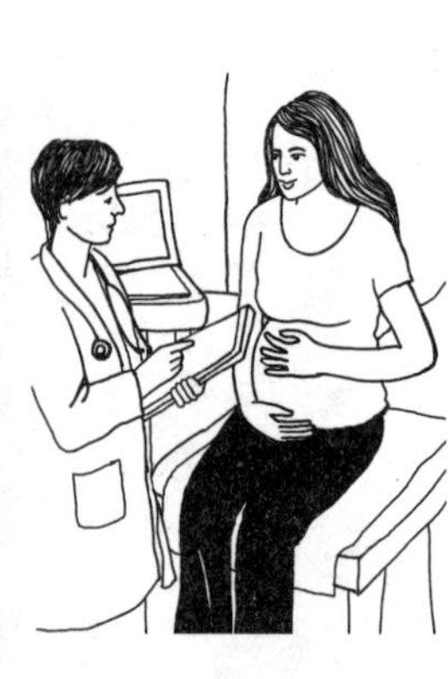

Nota: En este libro usaremos la palabra *comadrona* para todos los tipos de matronas profesionales y usaremos la palabra *doctor* para los obstetras, doctores de medicina familiar y osteópatas.

El mejor proveedor para ti

Si es posible, visita a varios proveedores antes de elegir uno. Una visita para conocer a un proveedor normalmente es gratis y te da una oportunidad de hacer preguntas.

Las cosas mas importantes que debes preguntar son acerca del fin del embarazo y el parto. Aprende sobre estas cosas en los capítulos 9 y 10 antes de conocer a los proveedores.

Cosas que debes saber antes de elegir

Si hay algo que te importa mucho, diselo a tu proveedor ahora. Quieres un proveedor que sea el mejor para ti. Haz estas preguntas:

"Busqué por la red en sitios que evalúan doctores pero no estaba segura si las evaluaciones eran verdades. Por eso no los usé y los visité yo mismo".

- *¿Qué formación ha tenido en asistir el parto? ¿Está certificado? ¿Cuántos partos ha asistido?*
- *¿Hay otros doctores o comadronas con quien trabaja? ¿Los puedo conocer?*
- *¿A quién puedo llamar por la noche y durante los fines de semana si hay una emergencia o si tengo una pregunta?*
- *¿Las mujeres pueden parir en la posición (sentada, acuclillada, en tina) que quieren?*
- *¿Cómo ayuda a las madres a manejar el dolor sin darles medicamentos? Si necesito algo para el dolor, ¿qué es lo que usa más a menudo?*
- *¿Intenta evitar la episiotomía*?*
- *¿Prefiere que una mujer tenga una pareja de parto durante el parto?*
- *¿Qué hace si pasa la fecha anticipada de parto?*
- *¿Qué piensa de amamantamiento después del parto?*

***Episiotomía:** Una incisión hecha en la piel alrededor de la vagina para ensanchar la apertura y ayudar al bebé a nacer.

Preguntas sobre la cesárea:

- *¿Cuándo recomienda una cesárea?*
- *¿Qué métodos usa para evitar las cesáreas?*
- *¿Qué le aconseja a las mujeres acerca del parto vaginal si ya han tenido una cesárea?*

"Se hacen más cesáreas de las que son necesarias en este país. Aprende lo que hace cada proveedor".

Hacer tu selección:

Elige un proveedor que te gusta y con quien te sientas cómoda. Asegúrate de que respeta lo que piensas. Elige uno que:

- Esté bien cualificado y certificado por el estado
- Escucha y respeta tus elecciones acerca del parto
- Tiene una oficina no muy lejos y un horario de trabajo bueno y que te convenga
- Puede contestar tus preguntas por correo electrónico o teléfono
- Habla tu idioma o usa un intérprete médico
- Tiene acceso fácil si tienes una discapacidad o una línea telefónica TTY (teléfono de texto) si tienes problemas de oído.

Visitas prenatales—qué puedes esperar

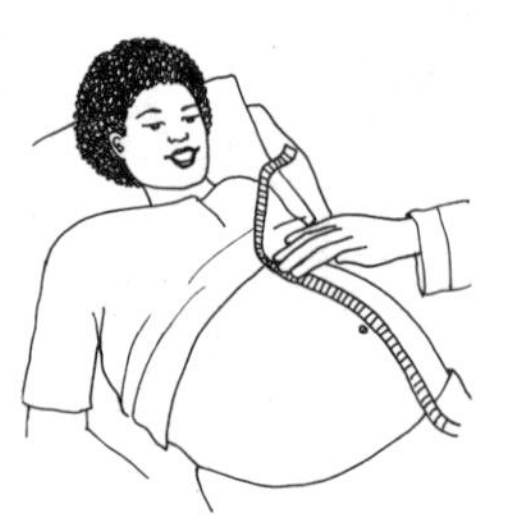

"Tu proveedor medirá tu vientre para ver cuanto ha crecido tu útero".

Tu proveedor te querrá ver una vez cada mes hasta tu séptimo mes. Empezando en tu séptimo mes (semana 29 o tercer trimestre), debes tener un chequeo cada dos semanas. En tu noveno mes (semana 37), debes ir cada semana. Después de la semana 40 es tu fecha de parto, y te querrá ver con más frecuencia.

Aprenderás más sobre estos chequeos en los capítulos 7, 8 y 9. Hay páginas en cada capítulo para tomar apuntes sobre tus visitas.

Hablar con tu proveedor

Tu doctor o comadrona te querrá dar cuidado bueno, pero es importante que seas honesta y abierta. Díle como te sientes y lo que te preocupa. Los chequeos son los mejores momentos para hablar, pero también debes llamar cuando te pasa algo serio.

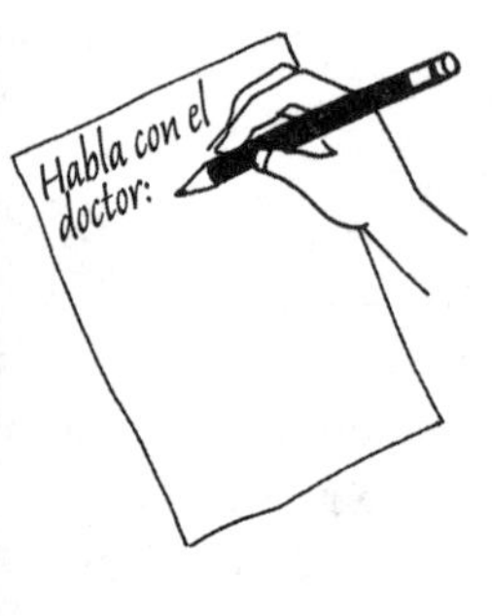

Escribe tus preguntas y preocupaciones cuando las piensas. Esto te ayudará a recordarlo para tu próxima visita. Hay espacio para escribir preguntas en los capítulos 7, 8 y 9.

Cuando no te sientes bien

Llama a tu doctor o comadrona si te sientes enferma o te duele algo. Mira la lista de señales en el capítulo 7.

Cosas para saber antes de llamarlo. (Escribe las respuestas aquí.)

- ¿Cómo te sientes diferente de lo usual?

____

____

- ¿Por cuánto tiempo te has sentido así?

- ¿Cómo han cambiado tus sensaciones?

- ¿Tienes fiebre? (Toma tu temperatura y escríbelo antes de llamar.)

Planifica con antelación: Cuidado para tu bebé

Tu bebé necesitará muchos chequeos también. Por eso debes elegir un proveedor antes de que nazca. No tendrás tiempo después del parto.

Tipos de proveedores para bebés y niños

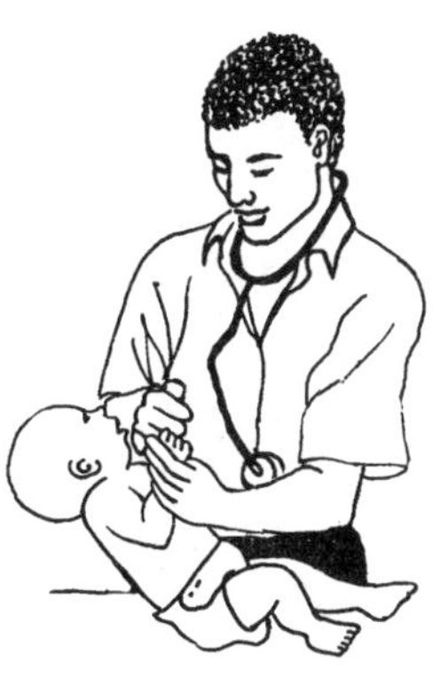

- **Pediatra:** Un doctor con formación especial para cuidar bebés y niños.
- **Enfermera pediátrica:** Una enfermera con formación especial para cuidad bebés y niños.
- **Doctor de medicina familiar:** Un doctor que cuida a gente de todas las edades.

Si ya tienes un doctor familiar, esta persona también podría cuidar a tu bebé. Si no, pide que tu doctor o comadrona te ayuda a encontrar un proveedor para tu bebé. Chequea tu plan de seguro a ver qué proveedores puedes usar. Pregunta a tus amigos qué proveedores usan para sus hijos. Normalmente es mejor conocer unos cuantos antes de elegir uno.

Unas preguntas claves:

- *¿Es fácil llegar a la clínica u oficina? ¿Se acomodan sus horas de trabajo a tu horario? Tendrás que ir frecuentemente.*
- *¿Es amigable el proveedor? ¿Es fácil hablar con él/ella? ¿Tiene tiempo para contestar tus preguntas? ¿Hay una enfermera que te puede dar consejos por correo electrónico o teléfono cuando lo necesites?*
- *¿Es fácil de comunicarse con él/ella en caso de emergencias? ¿A quién puedes llamar cuando no está?*

- *¿Piensa igual que tú sobre criar a los niños? Piensa en como te sientes acerca de cosas como vacunarse, amamantar y dormir.*

Los bebés y los niños tienen que ver a sus proveedores frecuentemente, aún cuando no están enfermos. Los chequeos cuando no están enfermos se llaman "chequeos de niño sano". La mayoría de los niños tienen más o menos siete chequeos de niño sano. Ver el capítulo 15 para más información.

¿Cómo pagarás para el cuidado de salud de tu bebé?

Si tienes seguro de salud para tu familia, tu plan probablemente cubrirá tu bebé. Es importante llamar al plan antes del parto para asegurar que tu hijo esté cubierto a medida que crezca.

Si no tienes seguro de salud para tu bebé, llama al departamento de salud público o centro comunitario. Estos lugares te ayudarán a registrate para un seguro o Medicaid para ti y tu bebé. Pregunta sobre el Programa de Seguro de Salud para Niños (CHIP, por sus siglos en inglés).

Consejos para las parejas

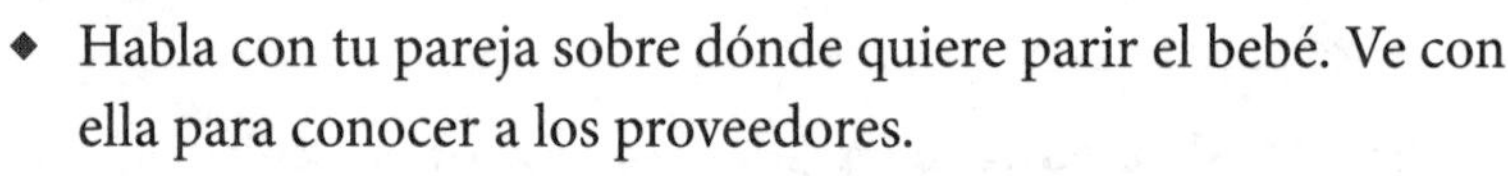

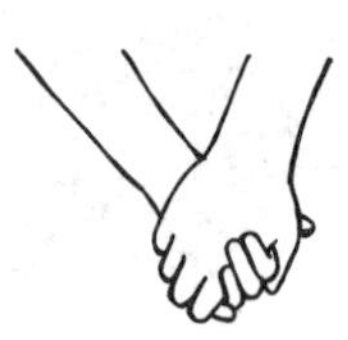

- Habla con tu pareja sobre dónde quiere parir el bebé. Ve con ella para conocer a los proveedores.
- Ayúdale a averiguar cuánto cubre su seguro y el tuyo. Pregunta sobre agregar al bebé.
- Ve con ella a los chequeos y aprende sobre las pruebas médicas.
- Habla con ella sobre qué tipo de cuidado de salud quieren para el bebé. Ve con ella para conocer a los proveedores.

Capítulo 6

Planear para el parto y tu bebé

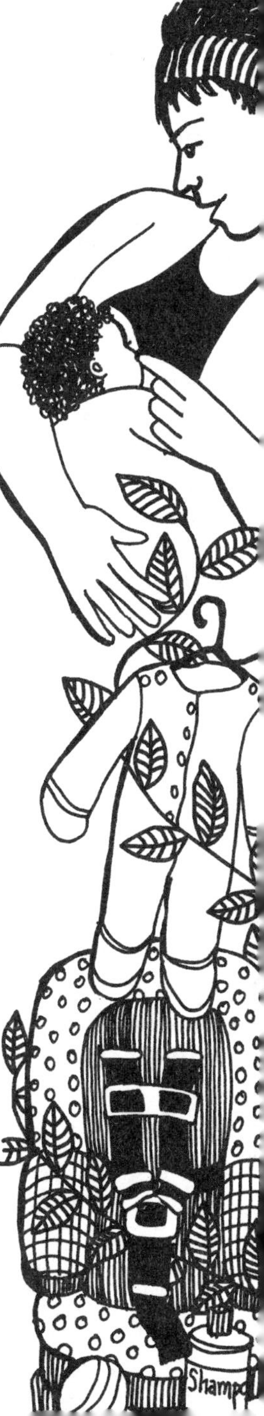

Lo que necesitas saber ahora

¿Por qué es importante pensar en el parto y el cuidado de tu bebé ahora? Es mejor saber algo sobre el parto antes de elegir qué tipo de cuidado médico quieres, y nunca es demasiado temprano prepararte para el parto. Hay mucho que aprender.

Tendrás decisiones importantes que hacer antes del parto. En los últimas meses antes, estarás muy ocupada y tendrás menos energía. Necesitarás tiempo para elegir las opciones de parto y pensar en qué quieres hacer acerca de amamantamiento. También necesitarás conseguir las cosas necesarias para cuidar tu bebé. Cuando tienes un bebé, no tendrás mucho tiempo para ir de compras.

En este capítulo encontrarás:

Planear para el parto

Aprender acerca del parto

Parir a un hijo es una parte natural de la vida. Es algo bastante normal, como tener relaciones sexuales. Pero eso no significa que es fácil. Cuanto más preparada estés, más fácil será.

Muchas mujeres se sienten orgullosas y fuertes después de tener un bebé. Recuerden la felicidad del parto más que el dolor.

Las mejores maneras de prepararte para el parto:

- **Aprender acerca de las fases del parto.** Aprende las cosas básicas ahora levendo el capítulo 10. Lee sobre las distintas maneras de parir. Es posible que tengas que hacer decisiones complicadas. Lee el capítulo 17 para encontrar recursos, como libros y sitios de web, que puedes usar.
- **Elige una pareja de parto.** Tener alguien a tu lado que te pueda apoyar durante el parto te ayudará mucho. Puede ser tu pareja, una amiga, o un pariente. Piensa en alguien que te calma cuando te sientes mal. Este persona debe querer estar contigo durante el parto.
- **Toma clases de parto.** Regístrate temprano. Tomar una clase es muy importante para aprender que debes anticipar. Muchos hospitales, clínicas y grupos de parto ofrecen clases. Tu pareja de parto debe asistir a estas clases contigo. Pueden se muy cortos o pueden durar de 6 o 8 semanas. Es importante terminar antes del final de tu octavo mes (36 semanas).

"Estaba muy agradecida que mi pareja se quedara conmigo durante el parto. Fue muy servicial y podía ver lo que me estaba pasando".

Empezar a aprender ya

Empieza con el capítulo 10. Cubre lo básicos del parto natural, etapa por etapa. También hay información sobre los procedimientos médicos que se pueden hacer y métodos naturales para superar el dolor. Lee sobre la anestesia epidural y las cesáreas. Aprende sobre las opciones que tienes.

Recuerda que cada mujer y cada parto es diferente. Muchas cosas han cambiado desde cuando tu mamá estaba embarazada.

"Algunas de mis amigas me habló sobre sus partos pero les tenía que pedir historias útiles, no de terror!

Superar el dolor

Parir un hijo no es cómodo. No puedes evitar todo el dolor, aún con drogas. El dolor será menos difícil de aguantar si sabes lo que te esta pasando. Saber cómo relajarse y tener un pareja de parto te ayudará mucho. Recuerda que el dolor se va entre contracciones y después de que nace tu bebé.

Algunas personas dicen que es mejor usar medicamentos durante el parto. Aprende sobre lo bueno y lo malo de los medicamentos. Los efectos secundarios y problemas no ocurren mucho pero pueden ser graves. Un parto sin medicamentos es posible para muchas mujeres. Aprende sobre tus opciones.

Aprender acerca de la cesárea

Una cesárea es una cirugía para sacar el bebé del útero. El doctor da medicamentos a la mamá para que no pueda sentir nada por debajo de tu cintura. El doctor hace una incisión en el vientre y útero de la mamá. Saca el bebé por la incisión y la cose para cerrarla.

Una cesárea es necesario si hay una emergencia con la mamá o el bebé. Algunos problemas pueden hacer que un parto vaginal sea demasiado arriesgado. En estos casos la cesárea será la mejor opción.

Hoy en día, hacen las cesáreas por razones menos graves, pero los expertos médicos dicen que normalmente no es la opción mejor. Hay un riesgo más grande de problemas o muerte por una cesárea que en un parto vaginal.

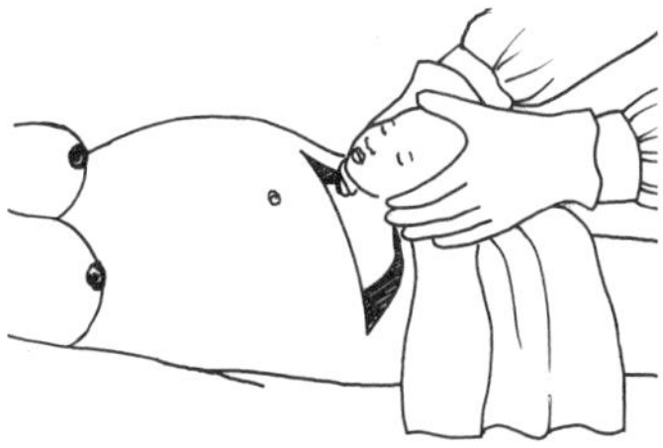

Una cesárea es una cirugía que se usa para sacar al bebé rápido

Parto vaginal después de una cesárea

Muchas mujeres que han tenido una cesárea tienen que tener otra si tienen más hijos. Pero esto está cambiando. Muchas mujeres quieren tener un parto vaginal la próxima vez. Esto se llama parto vaginal después de una cesárea, o PVDC.

El PVDC normalmente es muy seguro, pero no todos los proveedores u hospitales ayudarán a una mamá hacerlo. Si quieres probar PVDC, es importante elegir un doctor o una comadrona que tenga experiencia con PVDC.

Tu equipo de parto

Doctores y enfermeras van y vienen durante el parto. Incluso una comadrona no siempre se quedará contigo hasta que sea el momento de parir el bebé. Es importante tener alguien que se quedará contigo por todo el proceso para ayudarte y calmarte. Esta es tu pareja de parto.

Tu pareja de parto te puede ayudar a practicar los métodos de respirar y relajarte que aprendiste en tu clase de parto. Te puede ayudar a recordar tus metas y deseos y ayudarte a sentir lo más cómoda posible.

Busca a alguien que puede ir a clases contigo. Es posible que necesitarán tomarse unos días para acompañarte en el parto. Puedes buscar dos personas si uno no tiene tiempo suficiente.

¿Tienes una buen pareja de parto?

Parir a un hijo es algo muy personal. Quieres estar con gente que estarán tranquilos y amorosos y que te ayudarán. No invites a nadie que te hace sentir estresada o incómoda. Esto se puede hacer más difícil el parto.

La idea de ser parte de un parto puede dar miedo o caer mal a alguna gente. Es posible que tu pareja o el papá de tu bebé no quiera estar allí. Si se siente así, debes tratar de entenderlo. Busca otra persona, como una amiga, tu mamá o una comadrona.

¿Cómo te puede ayudar una comadrona?

***Comadrona:** Una persona que ha recibido formación en ayudar a los padres durante y después del parto.

Una comadrona* es una mujer formada para ayudar a familias durante el parto y cuidar a los recién nacidos. Puede apoyar a la mamá y ayudar a las otras parejas a ser lo más útiles posible. Puede explicar lo que dice el doctor y lo que está pasando.

Las mujeres que tienen una comadrona frecuentemente tienen partos mas rápidos y se sienten mejor sobre sus partos que las que no las tienen. Se usan menos medicamentos y no tienen tantas cesáreas. Normalmente es más fácil amamantar y sus bebés son más sanos.

Muchas comadronas trabajan individualmente. Algunos hospitales tienen comadronas voluntarias para mujeres que no las tienen. También hay programas en algunas zonas que ofrecen comadronas por un costo muy bajo o gratis. Si no hablas inglés, puedes buscar una comadrona de tu cultura que hable tu idioma. Pide a tu doctor o tu comadrona que te den información (Lee el capítulo 17 para más información).

Baja por maternidad

Necesitarás tiempo sin trabajar para quedarte en casa con tu bebé después del parto. Es importante planearlo de antemano.

Pide tanta baja por maternidad como puedas. Puede ser difícil recuperarse del parto. Las primeros meses de ser padre te pueden cansar mucho. Necesitarás tiempo para conocer a tu hijo y crear un vínculo con él.

Aprende a cuidar a tu bebé

Aprende todo lo que puedes ahora. Muchas mujeres regresan a casa con sus hijos solamente uno o dos días después del parto. No tendrás mucho tiempo ni energía para clases después de que nazca tu bebé. Hay muchísimas cosas que aprender, como si quieres amamantar, como debe dormir tu bebé, primeros auxilios, RCP* para tu bebé, seguridad en la casa, y el uso de una silla infantil en el coche.

***RCP:** Resucitación cardiopulmonar. Una manera de salvar la vida de una persona que no está respirando. RCP infantil es muy diferente que RCP para adultos.

Hay muchas maneras de aprender. Haz lo que funcione mejor para ti, e incluye a la gente que va a cuidar a tu bebé – tu pareja, tus amigas y tu familia.

- Lee los capítulos 11 a 15 para lo básico. Lee lo demás de este capítulo sobre las cosas que puedes empezar a recoger ya.
- Asiste a clases para padres nuevos en al hospital o centro de maternidad.
- Mira videos sobre cuidado infantil.
- Pasa tiempo con otros padres nuevos y sus bebés.

Amamantar a tu bebé

Amamantar a tu bebé es una decisión grande. La leche materna es lo mejor para los bebés. Algunas mamás amamantan por solo unas cuantas semanas, algunas por varios años. Es mejor hacerlo por tanto tiempo como puedas.

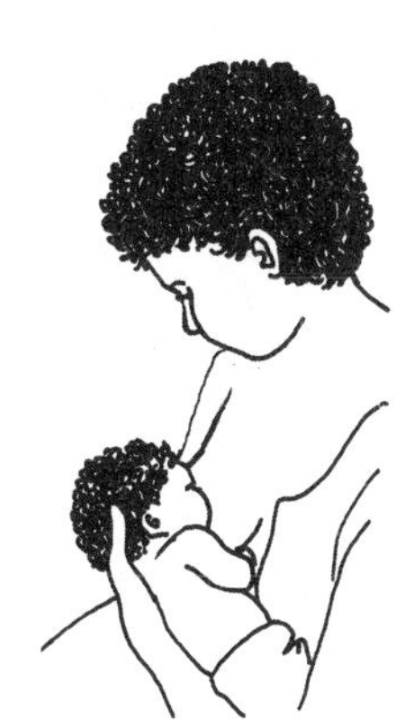

Puede ser difícil decidir tan temprano. Toma tu tiempo para aprender todo lo posible.

¿Por qué amamantares la mejor elección para la mayoría de las madres y sus bebés?

1. La leche materna contiene exactamente lo que necesitan los bebés hasta que tienen por lo menos 6 meses de edad. La leche cambia a medida que crece el bebé y por eso siempre es perfecta para lo que necesita.

***Anticuerpos:** Células que hace el cuerpo para luchar contra los gérmenes. Los anticuerpos de la mamá llegan al bebé a través de la leche materna.

2. Solo la leche materna protege a tu bebé de los gérmenes. Le da anticuerpos* y tendrá menos probabilidad que los bebés que toman fórmula de contraer gripe, alergias, infecciones de oído, diarrea y otros problemas.
3. Amamantar es importante para intimar con tu bebé físicamente y psicológicamente. Puede ser muy útil cuando regreses a tu trabajo. Tu bebé puede tomar tu leche de un biberón mientras que trabajas y amamantar cuando regreses a la casa.

Hay muchos beneficios de amamantar. Mira esta lista de las ventajas de la leche materna. Marca las que te ayudan a querer amamantar.

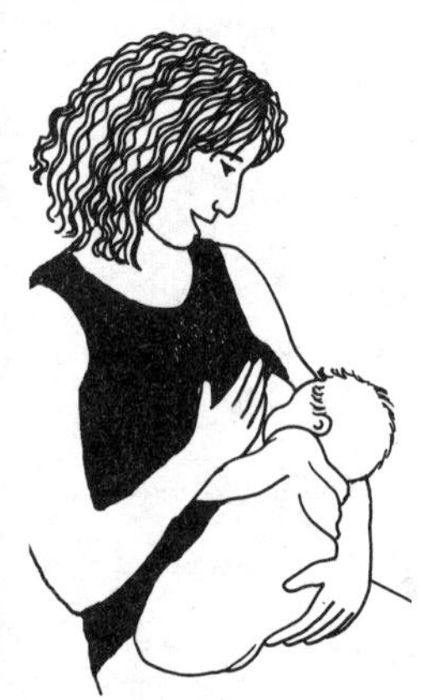

- ☐ ¡La leche materna es gratis!
- ☐ Es limpia, segura y está lista cuando lo necesites. Está a la temperatura perfecta para tu bebé.
- ☐ Puedes alimentar a tu hijo cuando tenga hambre en cualquier lugar.
- ☐ Contiene nutrientes importantes para las primeras semanas de crecimiento.
- ☐ Contiene anticuerpos para combatir gérmenes.
- ☐ Aun los pechos pequeños pueden producir mucha leche.
- ☐ Es más fácil y rápido alimentar a tu bebé durante la noche.
- ☐ Tu bebé puede comer exactamente cuanto necesita. Los bebés que se amamantan tienen menos riesgo de obesidad cuando sean mayores.
- ☐ Es una cosa natural para tu cuerpo. Aun si es difícil al inicio, es la mejor manera de alimentar a tu bebé para la mayoría de las mujeres.
- ☐ Las mujeres que amamantan están más sanas. Se recuperan del parto física y psicológicamente más rápido. Su menstruación no viene por más tiempo. Hay menos riesgo de cáncer, diabetes y otros problemas de la salud más tarde en sus vidas.

"La leche de fórmula es muy cara, y no me gusta llevar biberones por todas partes ni medir la fórmula y el agua, mezclarlo y calentarlo. Es mucho más fácil amamantar".

Para más información sobre amamantar, lee el capítulo 12.

Amamantar y trabajar

Puedes seguir amamantando cuando regresas a tu trabajo. Muchas mujeres hacen esto usando un sacaleches mientras que trabajan y llevan su leche a casa para que su bebé lo pueda tomar de un biberón.

Habla con una mamá con mucha experiencia en amamantar para aprender como es.

¿Amamantar es lo correcto para mi?

Si todavía no sabes si quieres amamantar, toma tu tiempo. Piensa en tus razones. ¿Es algo que alguien te ha dicho? ¿Es difícil imaginarte a ti misma haciéndolo? Recuerda que amamantar es diferente para todos, y que siempre es difícil probar algo nuevo.

Piensa en los beneficios de amamantar para ti misma y tu bebé. Habla con mujeres a quienes les gustó amamantar. Pregunta por qué decidieron amamantar y por cuánto tiempo lo han hacho.

Es algo muy personal para decidir. Solo tú puedes estar seguro de lo mejor para tu mismo y tu bebé, pero es posible que cambiarás de opinión cuando lo trates. Lo puedes hacer si quieres.

"Mi mejor amiga me dijo: 'cuando amamanto, sé que estoy haciendo algo que solo yo puedo hacer para mi bebé. Me siento muy femenina y bella aún si mi cabello está sucio y no he dormido mucho.'"

Alimentar a tu bebé con leche de fórmula

Algunas mujeres no pueden amamantar o no quieren. Por eso usan leche de fórmula. Hay varias razones para usarla – es posible que amamantar sea muy difícil o que no tengan tiempo. Lee el capítulo 12 para aprender más sobre alimentar a tu bebé.

Bebés que no son amamantados siempre deben tomar leche de fórmula, que está preparada especialmente para ser muy semejante a la leche materna, pero no tiene todas las nutrientes y también es muy costosa. Es importante siempre dar fórmula a tu bebé, no leche de vaca ni de soya ni cualquier otro tipo. Sin embargo, no tiene todos los nutrientes que tiene tu leche. Además es muy cara.

Cosas que necesitarán tú y tu bebé

Ya es un buen tiempo para pensar en conseguir ropa, una silla infantil de auto y otras cosas para tu bebé. Toma mucho tiempo conseguir todo lo que necesita tu bebé.

Puedes conseguir ropa y juguetes usados de tus amigos, intercambios de cosas de bebé y tiendas de segunda mano. Ten cuidado con sillas infantiles, cunas y otras cosas de segunda mano –

no siempre son seguros. (Lee más sobre la seguridad y las cosas de segunda mano en este capítulo y el capítulo 14.)

Cosas para tu bebé

- ☐ **Pañales** de tela, desechable o los dos. Compra solamente 1 o 2 paquetes de pañales para recién nacido porque a tu bebé le van a quedar pequeños rápido. Necesitarás más del tamaño más grande. Los pañales de tela cuestan menos con el paso del tiempo, no molestan tanto a su piel y hacen menos basura, pero puede ser difícil limpiarlos. Pueden ser difíciles de usar si no tienes tu propia lavadora y secadora. Los pañales desechables son más rápidos y más fáciles, pero cuestan más y crean más basura.

***Enteritos o mamelucos:** Camisetas largas que se abrochan por encima del pañal.

***Silla infantil:** Una silla especial para asegurar que tu bebé está seguro en un auto.

- ☐ **Pijamas con pies calentitos, enteritos o mamelucos*, calcetines, gorro calentito:** tu bebé crece muy rápido y la ropa para recién nacido le quedará pequeña bien rápido si no nace muy pequeño. Compra más en el tamaño de 3 a 6 meses de edad. Una saco de dormir para bebés portátil puede cubrir tu bebé cuando duerme sin el riesgo de tener cobijas en su cuna.
- ☐ **Una silla infantil*** donde quepa un recién nacido. Úsala cada vez que vayas en auto con tu bebé, incluso cuando regreses a casa después del parto. Es legalmente obligatorio en cada estado. Es la mejor cosa que puedes hacer para proteger la vida de tu bebé. (Hay más información sobre sillas infantiles en este capítulo y en el capítulo 14.)
- ☐ **Un lugar seguro para dormir:** como una cuna o un moisés. Debe ser fuerte, dejar que tu bebé se pueda echar totalmente, y tener un colchón bastante duro que quepa bien. Querrás una funda impermeable y algunas sábanas ajustables.
- ☐ **Medicamentos para tu bebé:** un analgésico como acetaminofén (no aspirina) para bebé por si acaso caso. (No le des ibuprofeno a un bebé con menos de seis meses y no le des aspirina a ningún niño de cualquier edad.)
- ☐ **Termómetro:** compra uno básico y digital para chequear para fiebres. (Lee el capítulo 15 para más información.)
- ☐ **Botiquín de primeros auxilios.** Compra o haz uno con vendajes, toallitas y una compresa fría para tu casa. Hay unos más pequeños para tu auto y tu bolsa para pañales.

Cosas para ti

- ☐ **Sujetador de lactancia.** Empieza con un sujetador de lactancia elástico con el que se puede dormir. Éstos incluso pueden aliviar los pechos dolorosos durante el embarazo. Cuando venga tu leche, es posible que quieras un sujetador de lactancia normal, que tenga solapas que se abran para amamantar. Hay cojinetes que puedes usar cuando gotea tu leche.
- ☐ **Biberones y tetinas:** Si vas a amamantar, es posible que necesitarás unos biberones y tetinas para cuando te saques leche. Si vas a usar leche de fórmula, necesitarás leche en fórmula para un recién nacido y al menos 8 biberones y tetinas.

Un sujetador normal de lactancia con solapas que se abren

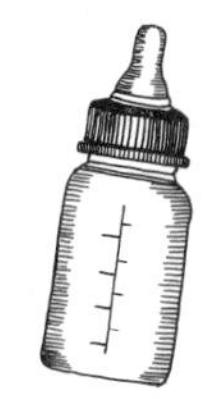

Otras cosas útiles

- ☐ **Una almohada para amamantar:** Una almohada curveada para soportar a tu bebé mientras que estás amamantando.
- ☐ **Una tina para tu bebé:** Una tina pequeña de plástico en el que se puede bañar tu bebé.
- ☐ **Una mecedora:** Acunar a tu bebé le hace sentir más feliz y tranquilo.
- ☐ **Una pelota para yoga:** Botar tranquilamente en una pelota de ejercicio puede calmar a tu bebé.
- ☐ **Un portabebés:** Usa uno de tela en/el que puedas llevar tu bebé cuando tus brazos están cansados o mientras que haces tus quehaceres y trabajos. Pruébalo antes de comprarlo. (Ver la página 235 para más información).
- ☐ **Un asiento de bebé que da brincos:** Un asiento de bebé así puede calmar tu bebé. Es una buena idea tener un lugar seguro donde se puedas poner a tu bebé cuando estás ocupada. Siempre debes usar el arnés y poder ver tu bebé. No es un lugar seguro para dormir por mucho tiempo ni estar solo.
- ☐ **Un chupete:** El chupar puede calmar un bebé irritado. Amamantar es la mejor solución, pero un dedo limpio o un chupete funciona también. No uses un chupete durante el primer mes – espera hasta que el amamantar vaya bien. Compra uno hecho de una sola pieza.
- ☐ **Juguetes:** Las maracas, campanillas y cosas crujientes hacen sonidos que a los bebés les gustan. Los juguetes lavables y suaves son los mejores. Los juguetes no deben tener partes

$$ Ahorra dinero: las almohadas de la cama funcionan para amamantar. Un fregadero limpio y un gran barreño pueden funcionar como baño mientras que tu bebé sea pequeño.

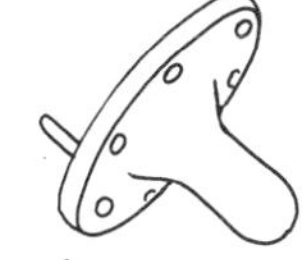

Un chupete de una pieza

pequeñas (como botones o los ojos de plástico que ingerir). Si cabe en un tubo de papel higiénico, es demasiado pequeño. Se puede atragantar. Evita juguetes con pilas pequeñas o cordones que pueden enrrollarse por su cuello. Saca los juguetes si duerme tu bebé.

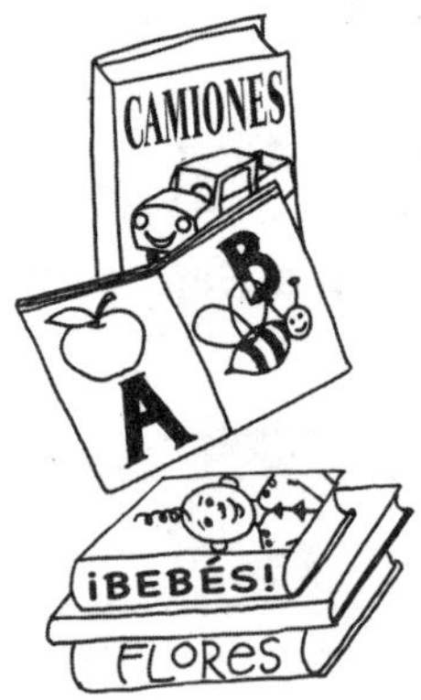

- ☐ **Elige cosas de colores:** Los bebés pequeños pueden ver mejor los colores vivos y las formas en blanco y negro.
- ☐ **Libros, folletos y videos:** Consigue información sobre el cuidado de tu bebé de tu clínica, oficina de doctor o librería. Mira en internet para más información. Lee el capítulo 17 para libros y sitios de web útiles.
- ☐ **Libros ilustrados:** Nunca es demasiado temprano empezar a leer libros cortos e ilustrados con tu bebé. Elige libros de colores vivos con palabras que riman.

Elegir la mejor silla infantil

Ir en auto es uno de los momentos más peligrosos para los niños. Un silla infantil les protege si el coche para de repente o en un choque. Pero asegúrate de usarla correctamente.

No hay ninguna silla infantil "mejor" para todos. Prueba la silla en tu auto antes de comprarla. Asegúrate que cabe y que se puede abrochar bien. Si no lo puedes instalar, regrésalo a la tienda. Para más información, lee el capítulo 14.

La mejor silla infantil para tu recién nacido:

- Cabe bien a un bebé pequeño por su peso y altura.
- Se puede usar para que tu bebé mire atrás.
- Se puede abrochar firmemente en el asiento trasero.
- Tiene un arnés fácil de ajustar para que lo puedas usar correctamente cada vez que vas por auto.

Tipos de sillas infantiles

Hay dos variedades de sillas infantiles que puedes conseguir para tu bebé. Las dos cubren una gran variedad de tamaños y edades. Por eso es muy importante leer las etiquetas cuidadosamente.

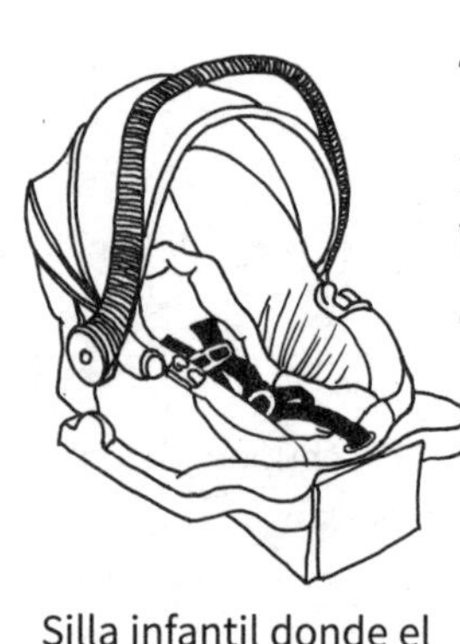

Silla infantil donde el bebé mira hacia atrás

1. **Una silla infantil donde el bebé solo mira hacia atrás** solo se puede usar cuando tu bebé es bastante pequeño. A muchos niños se les quedará pequeña (serán demasiado altos o demasiado pesados)entre los 8 y 24 meses. Este tipo:
   - Es fácil de meter y sacar del auto.

- A menudo tiene un base que se puede quedar instalada en el auto.
- Es más fácil y útil cuando tu bebé es muy pequeño, pero se le puede quedar pequeño antes de que cumpla 2 años. Esta es la edad en la que es lo suficientemente mayor como para viajar mirando hacia delante. Así que puede que tengas que comprar una silla convertible más tarde.
- Puede conectar a una carriola.

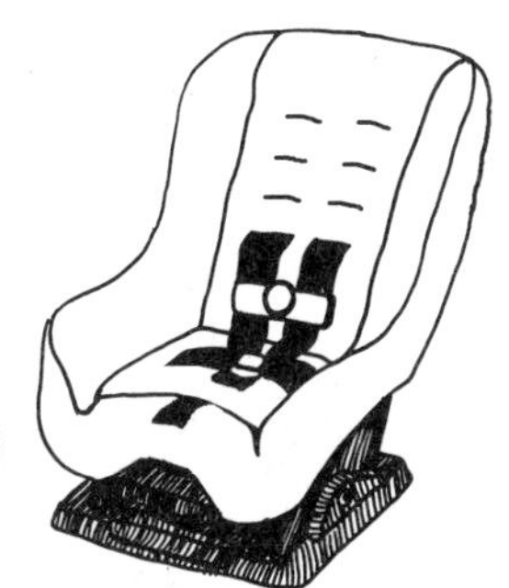

$$ Una silla infantil convertible es la mejor ganga. Durará más tiempo.

2. **Una silla infantil convertible** se puede usar poniendo al bebé mirando hacia atrás. Cuando tu hijo es más grande, puedes usarlo mirando hacia delante. Puede que tu hijo empieza la escuela elemental. Este tipo:
   - Se queda en el auto. Llevas tu bebé cada vez que salgas del auto pero no la silla.
   - Debe tener un nivel muy bajo para los tirantes para que quepa bien tu bebé. Si tiene muchos niveles, tu hijo cabrá por más tiempo.
   - A menudo tiene límites más altos para altura y peso que una silla infantil que solo mira atrás. Esto significa que tu hijo puede mirar atrás por 2 a 3 años.

Una silla más costosa no siempre es más segura. Todas las sillas deben pasar las mismas pruebas de seguridad. La cosa más importante es cómo cabe tu bebé y cómo cabe la silla en tu coche. Hay muchas opciones que no cuestan mucho y en las que caben bien los recién nacidos. Lee el capítulo 14 para información en cómo encontrar tu grupo local para sillas de coche.

Si no tienes mucho dinero, empieza a ahorrar ya. Pregunta a tu hospital o clínica si se venden sillas de auto no costosos. Ve si se la cubre tu plan de seguro, o ponla en tu lista de regalos o deseos para que alguien te la dé como regalo.

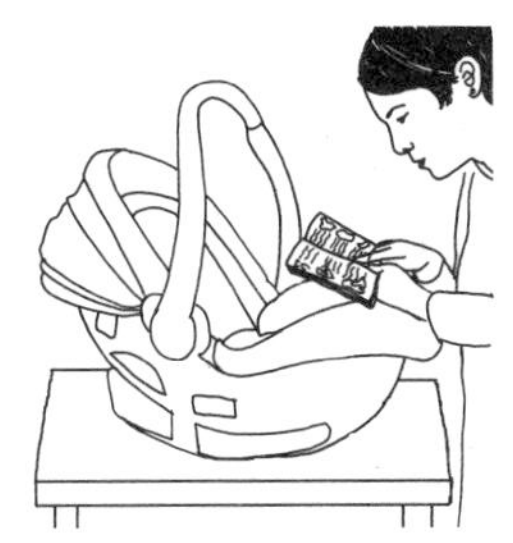

Lee las instrucciones para aprender como puedes ajustar el arnés e instalar la silla infantil en tu coche.

Aprender a usar la silla

Compra la silla infantil temprano. Practica poner una muñeca en la silla. Refuerza y afloja el arnés. Abróchalo mirando atrás.

Muchas personas no usan sus sillas infantiles correctamente. Esto es muy peligroso. Sigue las instrucciones de tu coche y de la silla infantil. Lee el capítulo 14 para más detalles sobre usar una silla infantil correctamente.

No todas las sillas caben bien en cada auto. Si la tuya no cabe bien o si tienes preguntas, busca un técnico de seguridad de niños pasajeros en tu área para chequearlo. (Lee el capítulo 17.)

Elegir cosas de segunda mano para tu bebé

Comprar cosas totalmente nuevas para tu bebé cuesta mucho. Conseguir cosas de segunda mano es más económico y mejor para el medio ambiente. Hay muchas gangas para ropa y juguetes de bebé, y muchas de estas cosas parecen nuevos. También hay cosas más grandes, pero debes asegurarte de que son seguras.

Ten cuidado: Algunas cosas usadas pueden ser peligrosas, aunque parezcan seguras. Sillas infantiles, cunas, cargadores de bebé, corralitos y sillas de bebé pueden tener problemas graves. Por ejemplo, los listones en las cunas más viejas estaban más lejos y los bebés podian poner sus cabezas entre ellos, atascarse y no poder respirar.

Problemas con sillas infantiles usadas

Si es posible, compra una silla infantil nueva. Las sillas viejas son peligrosas. Aun si no compras una muy adornada, es más seguro comprar una nueva. Ver el capítulo 14 para más información. Cuando vayas de compras para una silla infantil usada, es importante saber:

- **¿Se ha usado en un choque?** La mayoría de las productores de sillas infantiles dicen que es peligroso usar una silla infantil después de cualquier choque. Puede tener daño que no puedes ver. Si no sabes su historia, no la compres.
- **¿Tiene todas sus instrucciones y partes?** Es importante seguir las instrucciones porque no todas las sillas infantiles funcionan igualmente. Puedes conseguir nuevas instrucciones o partes del productor en su sitio de web.
- **¿Cuántos años tiene?** Mira la fecha de 'expiración' en la etiqueta o la parte trasera de la silla infantil. Muchas compañías dicen que no se puede usar sillas infantiles que tienen más de 6 años. Debes tirar una silla infantil que tiene más de 10 años. (Desmóntala primero para que no la encuentren y la vuelvan a usar.)
- **¿Se lo ha retirado del mercado?** Si un productor retira una silla, usualmente es por una problema muy grave. Para ésta

información, llama a la compañía de la silla con el número del modelo y la fecha de producción o visita *recalls.gov*. Si una silla usada no tiene una etiqueta con la fecha y el número, no lo puedes saber. No la uses.

Peligros con otras cosas usadas

Buscar la etiqueta "JPMA Certified" en cada artículo que compras. Asegura que no lo han retirado del mercado, que tiene todas sus partes e instrucciones y que no se ve en mal estado. Si no estás seguro, no lo uses.

Chequea si está retirada del mercado en www.saferproducts.gov

Cunas

Compra una cuna y un colchón nuevo si puedes. Hubo un gran cambio un los estándares de seguridad de cunas después del junio de 2011. Si no puedes comprar una nueva, asegura que la tuya es segura. Llama al productor a ver si la ha retirado del mercado y asegura que una lata de refresco no cabe entre los listones. Debe no tener lados que se deslizan ni pomos ni postes en las esquinas.

Corralitos

No uses un corralito que esté retirado del mercado. Asegúrate de que las cerraduras funcionan en cada lado. Consigue las instrucciones para asegurarte que está correctamente hecha. No uses corralitos con lados que se pueden plegar por abajo. (Los que se pliegan por el medio y hacen una 'V' son más seguros.)

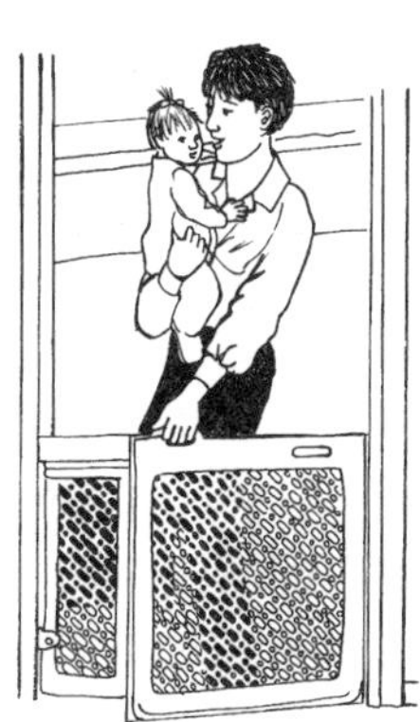

Barrera con puerta

Barreras de seguridad para bebés

Hay varios tipos: barreras que se atornillan a la pared y las que se quedan allí con presión. Hay unas que se abren como una puerta y otras que tienes que pasar por encima. Si está en una puerta que usas mucho o sobre una escalera, debes comprar una que se abra como una puerta para evitar el riesgo de caer. Los dos tipos de aberturas son:

- **Barreras para puertas** pueden ser de presión o tornillo. Barreras con puertas ("walkthrough") tienen menos probabilidad de causar caídas que las que pasas por encima. Si es una puerta que usas con frecuencia, utilice una barrera con puertas.
- **Barreras para escaleras** deben estar atornillados a la pared o baranda y deben tener una puerta. Es demasiado peligroso pasar por encima y arriesgarse a caer por las escaleras.

Busca barreras que son regulares por encima. Ten cuidado con puertas viejas que se pliegan y tienen agujeros grandes en forma de rombo. Pueden estrangular a un bebé.

Para más recursos de seguridad con productos e información sobre cosas retiradasdel mercado, lee el capítulo 17.

Consejos para las parejas

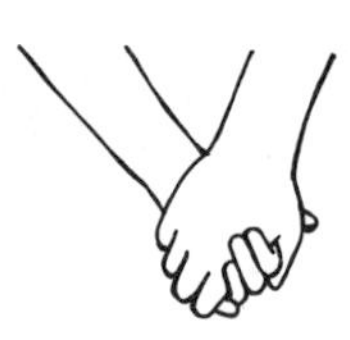

- Aprende sobre el parto. Ve con ella a sus clases de parto.
- Si no quieres ser su pareja de parto, diselo. Sé honesto.
- Aprende sobre el cuidado del bebé.
- Si puedes, toma excedencia por paternidad. Te ayudará a crear un vínculo con tu bebé. Habla con tu jefe.
- Apoya a tu compañera en amamantar. Aún si te parece raro, es natural para tu bebé y su mamá.
- Ayúdale a elegir una silla infantil. Aprende a instalarla en el asiento trasero. Ve a un chequeo de sillas de coche para bebés para asegurarte de que lo has hecho bien.
- Ayúdale a preparar las cosas del bebé. Haz la cuna y aprende a usar el cargador del bebé.

Capítulo 7

Tus 9 meses para prepararte

Los tres primeros meses

Has comenzado una gran aventura. Tu cuerpo y tu bebé cambiarán mucho en 9 meses. Así que respira profundamente

Los nueve meses se dividen en tres partes llamadas "trimestres". Cada trimestre tiene tres meses. Este capítulo cubre el primer trimestre. Los dos capítulos siguientes tratan del segundo y tercer trimestre.

La primera parte de cada capítulo trata del crecimiento de tu bebé y cómo tu cuerpo está cambiando. La siguiente parte abarca cosas que podrás querer o necesitarás saber durante este trimestre.

La última parte de cada capítulo trata de tu visita médica. Hay lugares para anotar preguntas que deseas hacerle al proveedor de servicios médicos.

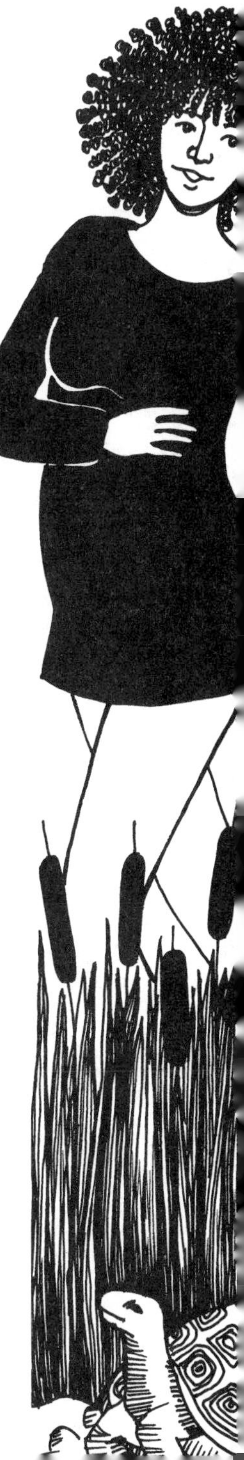

En este capítulo encontrarás:

Trimestres, meses y semanas

Muchas mujeres piensan en los meses de embarazo. Sin embargo, tu proveedor puede hablar de ello en semanas. Esto es porque el feto crece mucho durante cada semana. Habrá aproximadamente 40 semanas desde el inicio de tu último período hasta el nacimiento del bebé.

Así es cómo se dividen las semanas y meses:

Primer trimestre = meses 1 a 3 = semanas 1 a 12

Segundo trimestre = meses 4 a 6 = semanas 13 a 27

Tercer trimestre = meses 7 a 9 = semanas 28 a 40

La mayoría de las mujeres se sienten diferentes en cada trimestre. Durante la primera parte, puede que te sientas incómoda a medida que tu cuerpo se acostumbra a estar embarazado. En el segundo trimestre, es probable que te sientas más cómoda. El embarazo puede parecer más fácil.

En el tercer trimestre del embarazo, es posible que tengas más dolores y molestias. A medida que tu útero se agranda, empuja contra otros órganos. Las caderas y la pelvis se preparan para el nacimiento. Es posible que desees que el bebé viniera más pronto. Sin embargo, cuanto más tiempo se queda en el interior, mejor.

Cómo tu cuerpo cambia mientras que el bebé crece

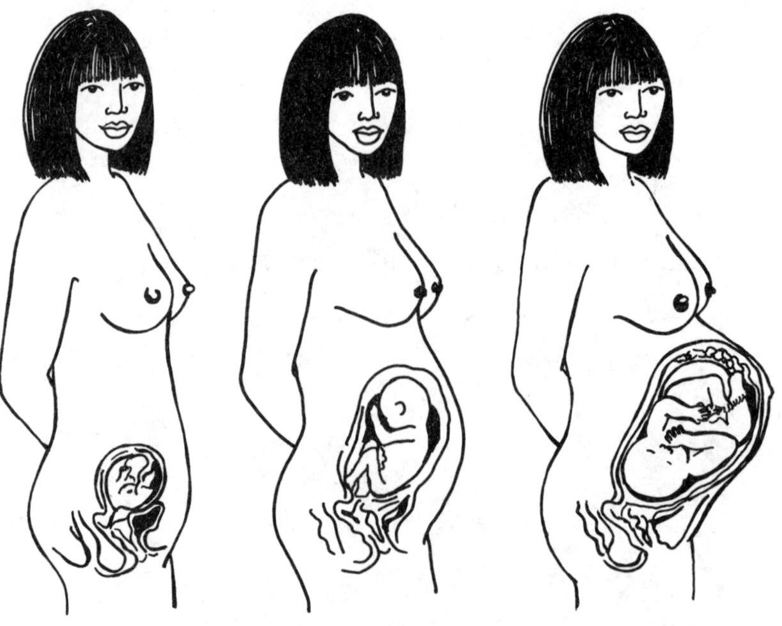

1er trimestre *2° trimestre* *3er trimestre*

Cosas esenciales a tener en cuenta

Ya has aprendido mucho sobre el cuidado de tu cuerpo y de tu bebé. Vuelve atrás y lee los consejos en los capítulos 2 a 6 con la frecuencia que necesites. Estas son las cosas más importantes a tener en cuenta durante todo tu embarazo:

- ☐ Ve a todas tus visitas prenatales.
- ☐ Aprende sobre el embarazo, parto, posparto y cuidado del bebé, consultando con personas, libros y sitios web de confianza.
- ☐ Habla con tu pareja o tus seres queridos acerca de cómo te sientes. Si te sientes deprimida, habla con alguien.
- ☐ Llama a tu médico, matrona o enfermera si alguna vez sientes que algo anda mal en tu cuerpo.

En las visitas prenatales, tu proveedor examinará cómo crece el bebé. También va a comprobar tu salud. Estas visitas son el mejor momento para hacer preguntas. También ayudan al proveedor a conocerte. También debes de conocer a los otros médicos o matronas que pueden cuidarte cuando tu proveedor no está disponible.

Tus chequeos regulares incluirán los siguientes:

- Peso
- Temperatura
- Presión arterial
- Pulmones
- Pechos
- Tamaño del útero
- Latidos del corazón del bebé (a partir del cuarto mes)

A medida que tu embarazo avanza, tu proveedor utilizará el ultrasonido para mirar el crecimiento del bebé, de la placenta y del útero. Por lo general, tú y tu pareja serán capaces de ver la pantalla del ultrasonido. Quizás puedan conseguir una fotografía impresa del bebé. Si quieren saber si su bebé es niño o niña, el proveedor utilizará el ultrasonido para averiguarlo. Si no quieren saberlo, asegúrense de decirle al proveedor antes de los ultrasonidos.

Tu proveedor comprobará tu tipo de sangre. También hará análisis de tu sangre y orina para detectar problemas que no puedes sentir. Estos incluyen anemia, diabetes y las infecciones. Si alguna prueba es positiva, hará más pruebas. Si hay un problema, el médico te dirá cómo tratarlo. Si no estás segura, hazle preguntas.

Ciertas cosas sobre ti podrían afectar tu embarazo

Algunas personas son más propensas a tener problemas en el embarazo. Esto puede ser a causa de tu propia historia de salud o de tu origen étnico o raza. Pregúntale a tu proveedor si hay riesgos que necesitas conocer.

Primer trimestre: Meses 1, 2 y 3

Semanas 1 a 12

Los primeros tres meses de embarazo son muy diferentes para todas. Algunas prefieren no decirle a la gente que están embarazadas todavía. Algunas no parecen o no se sienten embarazadas todavía. Otras se sienten embarazadas al comienzo y le dicen a la gente inmediatamente. No importa cómo te sientas en estos primeros meses, hay cosas increíbles sucediendo dentro de ti.

Tu bebé en tu cuerpo

Mira el dibujo en la página opuesta (se muestran las palabras en negrita a continuación). Tu bebé nonato vive en el **útero** (matriz). Al bebé se le dice **embrión** durante las primeras 8 semanas. Después de ese tiempo, se llama **feto**. (Vamos a utilizar la palabra "bebé" para todas las etapas.) El bebé está acurrucado en el **saco amniótico** (bolsa de aguas) lleno de **líquido** (agua).

Su **cordón umbilical** está unido a la placenta. La **placenta** está unida al interior de tu útero. La sangre en la placenta y el cordón transporta los alimentos y el oxígeno a tu bebé. También puede transportar cosas que podrían dañar a tu bebé, como el alcohol o la nicotina. Así mismo, saca el excremento de la sangre de tu bebé.

Primer trimestre—Cómo crece tu bebé

Tu bebé en el mes 1 (de 1 a 4 semanas después de que la última regla empezó)

Al principio, tu bebé nonato es demasiado pequeño para que lo sientas. Al final del mes 1, el bebé es casi tan grande como un grano de arroz.

- Sus órganos más importantes (pulmones, el corazón, el cerebro y la médula espinal) están formàndose.
- Su cabeza tiene pequeñas manchas que se convertirán en sus ojos.

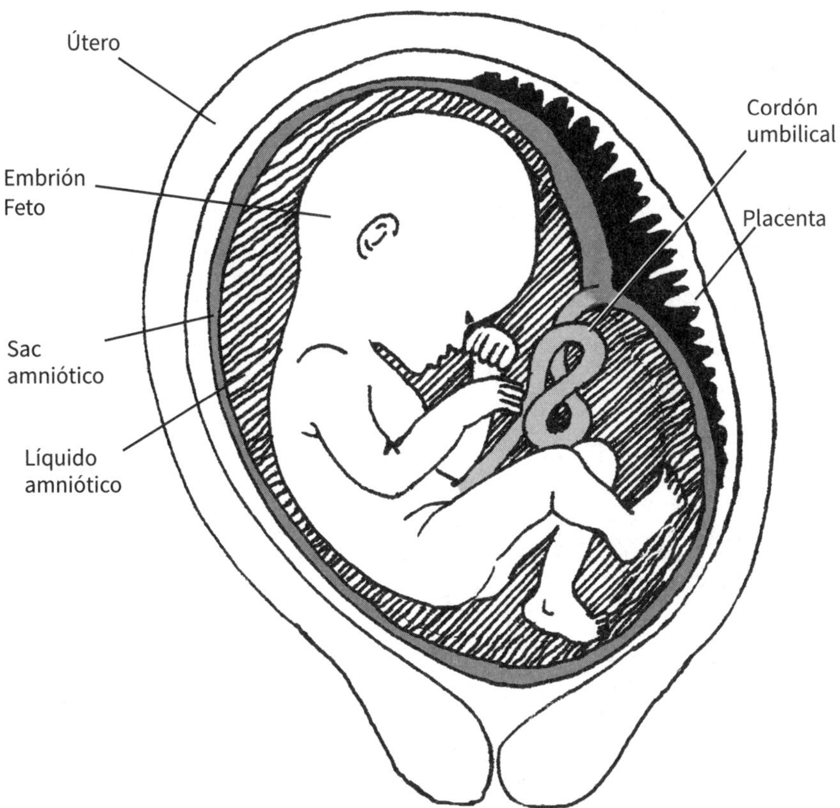

El hogar de tu bebé en el útero

Mira hacia atrás en las imágenes del crecimiento de tu bebé (el capítulo 1, página 2, y en el capítulo 3, página 17). Ve los cambios sorprendentes en tan solo unas semanas.

Mes 2 (5 a 8 semanas)

Tu bebé está empezando a tomar el aspecto de una persona. Tiene ojos pequeños, orejas y una boca. Crecerá y llegará a ser más o menos del tamaño de una pulgada (25 mm) de largo, aproximadamente del tamaño de una nuez.

- Su corazón está latiendo en la quinta semana.
- El bebé tiene ahora el comienzo de todos los órganos y sistemas que tendrá al nacer.
- Su placenta está formada y funciona.
- Los brazos y piernas están formados, con minúsculos dedos de manos y pies.
- Su cerebro está creciendo muy rápidamente, así que la cabeza es mucho más grande que su cuerpo.

"Es difícil creer que su corazón esté latiendo y el bebé ya tiene los dedos de las manos y de los pies. ¡Apenas me siento embarazada!"

Mes 3 (de 9 a 12 semanas)

- Hacia el final del tercer mes, tu bebé medirá casi 3 pulgadas (7,5 cm) de largo.
- El bebé pesará aproximadamente 1 onza (28 gramos).
- Su corazón está latiendo muy rápidamente. Es lo suficientemente fuerte para que tu proveedor pueda escucharlo.
- Los dedos de las manos y los pies están bien formados.
- Sus mandíbulas tienen 20 pequeñas protuberancias que se convertirán en los dientes.
- El bebé puede mover los brazos y las piernas ahora. Pero sus patadas son demasiado pequeñas para que las sientas.

Primer trimestre—Cómo está cambiando tu cuerpo

Tu cuerpo en los meses 1 y 2

- Unas dos semanas después de que empiece tu período, el óvulo y el espermatozoide se unen a través del sexo o la ayuda con un tratamiento para fertilidad. Esto es la concepción, el inicio de tu bebé.
- No tendrás ningún período durante unas dos semanas después de la concepción. Por ahora tu bebé está unido a la pared del útero.
- Puedes comenzar a tener mal del estómago (náuseas—naws-ee-as) y estar cansada.
- Tus senos comenzarán a sentirse llenos y pueden empezar a irritarse. Tus pezones empiezan a oscurecerse.
- Tu piel puede sentirse seca y puedes tener más granos de lo normal.
- Puede aparecer una línea oscura en el medio de tu vientre.

Mes 3

- Es posible que empieces a aumentar de peso. Al final de este mes, es probable que aumentes entre 2 y 5 libras (1 a 2,25 kg). Es posible que necesites ropa más grande pronto.
- Puede que tus senos se sientan muy pesados. Esto es normal. Es posible que necesites sujetadores más grandes para que te queden bien.

- A finales de este mes, es posible que puedas sentir tu útero creciendo.
- Puedas tener estreñimiento con más frecuencia que antes. Come mucha fibra, especialmente frutas, granos integrales y salvado. Bebe mucha agua también. Consulta con tu proveedor antes de tomar cualquier medicamento para el estreñimiento.

Siente la parte superior del útero. Empuja suavemente sobre el abdomen justo por encima del vello y hueso púbicos. El útero se sentirá redondo y duro, como una naranja.

Primer trimestre—Cuida de ti misma

¡Empieza a cuidar de ti misma inmediatamente! Parte del crecimiento más importante de tu bebé ocurre en estos primeros meses. Sigue los hábitos saludables en los capítulos 2 y 3.

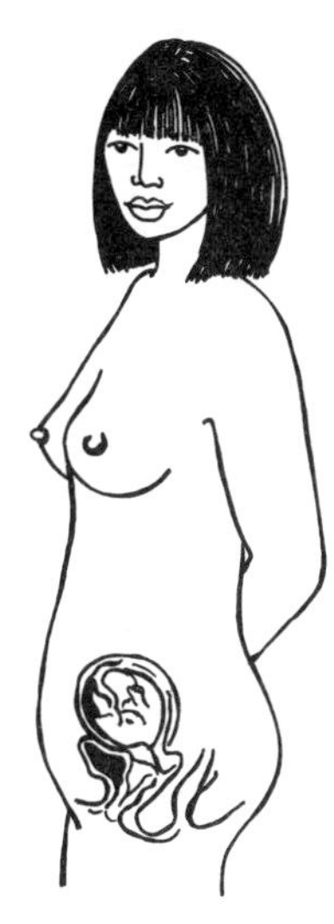

Mantente saludable

- Ve a tus visitas prenatales. Aprende sobre el embarazo.
- Come los alimentos saludables que tú y tu bebé necesitan. Toma tus vitaminas prenatales todos los días.
- Descansa lo suficiente. Tómate el tiempo para sentarte, respirar profundamente y relájarte.
- Haz ejercicio todos los días. Camina en lugar de conducir cuando puedas. Usa las escaleras en vez del ascensor en el trabajo. Parquea lejos de la puerta cuando vas de compras.
- Bebe mucha agua. Omite los refrescos y bebidas energéticas. Las rebanadas de frutas o pepino mezcladas con agua con gas son una bebida deliciosa.
- Usa el hilo dental y cepíllate los dientes y las encías. Ve al dentista y trata cualquier problema que tengas. Dile que estás embarazada.

Si no te gusta beber agua corriente, pon un poco de jugo de fruta en ella. Usar agua gaseosa sin azúcar la hace aún más deliciosa.

Mantente segura

- No uses tabaco, alcohol o drogas. Mantente alejada de lugares donde otros están fumando o usando alcohol o drogas. Pide a la gente que no fume en tu casa o en tu coche.
- Usa el cinturón de seguridad en cada viaje en coche.
- Protégete de enfermedades de transmisión sexual si tú o tu pareja tienen relaciones sexuales con otras personas.
- Consulta a tu proveedor o a un farmacéutico antes de tomar cualquier medicamento. Diles que estás embarazada.

¿Por qué estoy tan cansada?

En los primeros meses, puedes sentirte muy cansada. ¡El crecimiento de un bebé es un trabajo duro para tu cuerpo! Comer bien, hacer ejercicio y conseguir más horas de sueño te darán más energía. Toma siestas y ve a la cama un poco antes de lo normal. Si quieres descansar, aprende a decir "no" a tus amigos que quieren salir. Tu energía va a volver en el próximo trimestre.

¿Qué puedo hacer si tengo malestar de estómago?

En los primeros dos o tres meses, puede que sientas ganas de vomitar a menudo, incluso puede que vomites diariamente. A esto se le llama "náuseas matutinas," pero puede ocurrir en cualquier momento del día. Por lo general terminan después del primer trimestre. Aquí hay algunas cosas que pueden ayudar:

- Come comidas ligeras cada dos o tres horas. No esperes hasta que tengas mucha hambre. Lleva bocadillos contigo cuando salgas. Come un pequeño bocadillo antes de ir a la cama.
- Guarda algunas galletas saladas al lado de tu cama. Come unas galletas saladas antes de levantarte por la mañana o cuando comienzes a sentirte enferma.
- Sorbe un poco de agua con gas o ginger ale.
- Come solo la comida que tengas ganas de comer. No te preocupes ahora mismo si no es la más nutritiva. Come lo que puedas retener. Puedes comer alimentos saludables cuando te sientas mejor.
- Deja de comer alimentos que te hacen sentir mal, especialmente los alimentos grasos o picantes.
- Después de vomitar, espera unas horas antes de comer. Luego, comienza con agua o té suave con un poco de azúcar. Esto le da a tu cuerpo de nuevo el líquido que se ha perdido.
- Las píldoras de vitaminas podrían caer mal al estómago si no has estado comiendo. Trata de tomarlas con alimentos. O trata de tomarlas antes de ir a la cama, para que puedas dormir a pesar de los eructos.

Después de vomitar, enjuágate la boca con bicarbonato de sodio mezclado con agua. Entonces escúpela. Esto previene que el ácido en el vómito te lastime los dientes.

A veces los olores o sonidos que te rodean te hacen sentir enferma. El estrés, la ira y la preocupación también pueden empeorar la situación. Habla con tu pareja, tus amigos y tu familia.

Señales de advertencia—Emergencia

Aprende estas señales de advertencia de problemas de salud durante el embarazo. Llama a tu proveedor si crees que tal vez tengas uno de ellos.

- Hemorragia de la vagina
- Hinchazón repentina de la cara, las manos, los pies
- Mareos
- Problemas de visión
- Dolores de cabeza fuertes
- Dolor o calambres en el abdomen
- Dolor al orinar (hacer pipí)
- Pensamientos de hacerte daño o de hacer daño al bebé

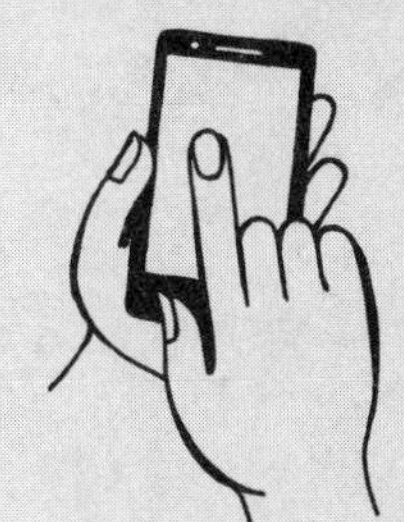

Diles cómo te sientes y cómo pueden ayudarte. Tal vez no sepan que su perfume, alimentos olorosos o música fuerte te están haciendo sentir mal.

Si estás vomitando todos los días, llama a tu proveedor. Igualmente, consúltale si te mareas o te desmayas. Puede tratar de ayudarte y asegurarse de que tu cuerpo tiene suficiente líquido.

¿Por qué cambian tanto mis estados de ánimo?

En los tres primeros meses, tu estado de ánimo probablemente sube y baja como una montaña rusa. Esto es muy normal. Es a causa de los cambios de las hormonas en el embarazo temprano. La mayoría de los estados de ánimo de las mujeres se calman después de tres meses.

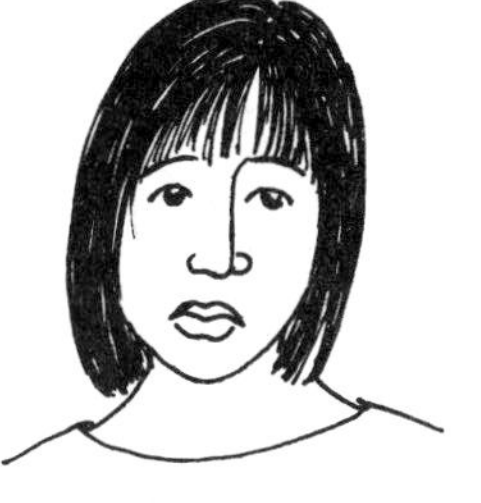

Puedes tener temores o preocupaciones sobre el nacimiento del bebé o su salud. Esto es normal, también. Compartir tus pensamientos puede ayudarte. Aprender más puede aliviar tu miedo.

- ***Me preocupa que mi bebé no será normal.*** La mayoría de los bebés nacen sanos. Tendrás pruebas durante el embarazo para encontrar algunos de los problemas raros que un bebé pueda tener. Pregúntale a tu proveedor sobre estas pruebas. Mientras tanto, haz lo que puedas para tener un bebé sano.
- ***Tengo miedo de cómo va a ser el parto.*** Una clase sobre partos te ayudará a saber qué esperar. También aprenderás maneras

de manejar el dolor. También puedes leer y ver videos sobre el nacimiento. (Consulta el capítulo 10 y el uso de recursos en el capítulo 17.)

- ***¿Qué pasa si no soy una buena madre?*** Es normal preocuparte de que podrías no ser la mejor madre. Recuerda que todo el mundo tiene que aprender cómo ser una buena madre. Puedes practicar ayudando a cuidar el bebé de un amigo. Habla con otras mamás sobre cómo les va a ellas.

Lo que puedes hacer para ayudar a sentirte mejor

- Aprende a cocinar algunas recetas nuevas y saludables.
- Da un paseo todos los días. Ir con una amiga puede ser más divertido que ir sola. También te da tiempo para conversar.
- Trata de aprender algo nuevo, como tejer. Puedes hacer un sombrerito para tu bebé.
- Haz algo bueno para alguien, como cuidar niños para una amiga o visitar a un vecino anciano.
- Ten una noche de chicas con tus amigas. Vayan a ver una película divertida.
- Pídele a tu pareja que te de un masaje en el cuello y los hombros.

Hablar sobre los sentimientos puede ayudar

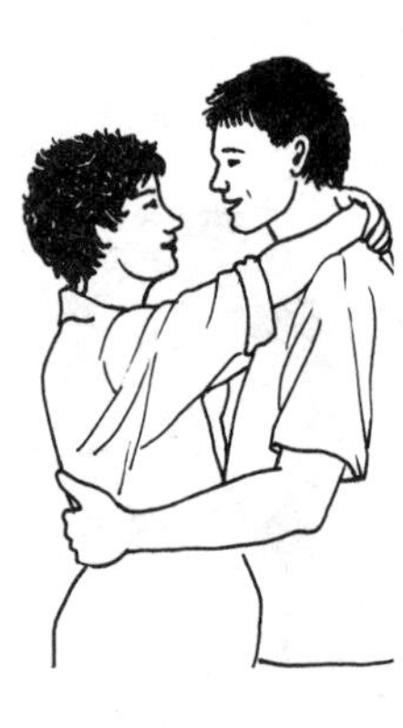

Si te sientes deprimida, ¡díselo a alguien que se preocupe por ti! Puede ser tu pareja, tu madre, tu hermana o tu mejor amiga. Elige a alguien que realmente te escuche y no trate de decirte lo que hacer. Sólo hablar puede ayudarte a sentirte mucho mejor.

¿Con quién hablas si estabas molesta?

1. ______________________________

2. ______________________________

3. ______________________________

¿Cómo te sientes ahora?

____

____

____

¿Qué preocupaciones tienes?

____

____

____

¿Qué te hace sentir feliz ahora?

____

____

____

Si llega a ser demasiado

Para muchas mujeres embarazadas estas fuertes emociones y preocupaciones pueden conducir a la depresión* y la ansiedad* durante el embarazo y después. Si tu o miembros de tu familia han tenido problemas de salud mental, es más probable que una de estas enfermedades ocurra en el embarazo. Podría afectar tu salud y la de tu bebé, pero no tienes que sufrir.

Compara tus sentimientos con la lista en la página 262 en el capítulo 16. Si tienes uno de estos sentimientos, llama a tu proveedor o a una línea telefónica directa de crisis para obtener más información y para obtener ayuda. Si has tenido problemas con estados de ánimo en el pasado, es muy importante decírselo a tu proveedor.

***Depresión:** Una enfermedad del estado de ánimo (trastorno) que causa tristeza o pérdida de interés.

***Ansiedad** Un trastorno del estado de ánimo que provoca una fuerte preocupación, miedo o pánico.

¿Cuánto peso debo ganar?

Es importante comer lo suficiente durante el embarazo. Pero no debes comer el doble de lo que comías antes de quedar embarazada. La mayoría de las mujeres embarazadas necesitan comer sólo un poco más de lo normal. Asegúrate de comer alimentos sanos y tomar vitaminas prenatales. Tú y tu bebé necesitan la mejor nutrición posible. Consulta el capítulo 4 para más información sobre los alimentos saludables.

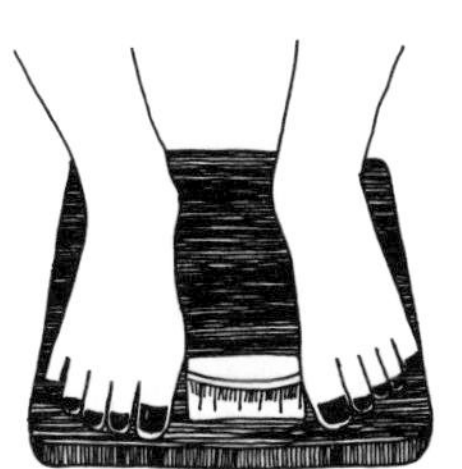

El aumento de peso saludable es diferente para cada mujer

Cuánto hay que aumentar depende de tu peso antes de quedar embarazada. Habla con tu médico o matrona sobre lo que es saludable para ti. Limita los alimentos sólo si te lo indican. Engordar demasiado no es saludable. No aumentar lo suficiente de peso puede causar problemas. El bebé puede nacer temprano o ser pequeño para su edad.

El aumento de peso durante el embarazo

Tú subirás de peso más que el peso del bebé. Muchas partes de tu cuerpo se volverán más pesadas a medida que el bebé crece. Mira cuánto pesará cada parte al final del embarazo.

Partes de tu cuerpo	Peso al parto (el promedio)
Bebé	6–8 libras (2,7 a 3,7 kg)
Útero y líquido amniótico—donde tu bebé crece	4 libras (1,8 kg)
Placenta—conecta a la madre y el bebé	1½ libras (0,7 kg)
Pechos—preparados para hacer leche	2 libras (0,9 kg)
Sangre y líquidos extra	8 libras (3,7 kg)
Grasa—energía almacenada para el parto y la lactancia materna	6 a 8 libras (2,7 a 3,7 kg)

En los 9 meses de embarazo, una ganancia de peso saludable para una mujer normal sería entre 25 y 35 libras (11,5 a 16 kg). Si estás muy delgada, tu proveedor te pedirá que engordes más. Si tienes un poco de sobrepeso, debes engordar menos.

Si estás embarazada de gemelos, es probable que ganas 37 libras (16,8 kg) o más. Si tienes un poco de sobrepeso, tu proveedor puede preferir que aumentes tan poco como 15 libras (6,8 kg) para un bebé o de 25 libras (11,5 kg) para los gemelos. Esto puede ser difícil de hacer, pero valdrá la pena.

Una nota para las adolescentes

Si eres una adolescente, recuerda que tu propio cuerpo todavía está creciendo también. Es muy importante comer lo suficiente para ti y el bebé. Come bien y evita la comida basura. Tu proveedor te ayudará a averiguar lo que es correcto para ti.

Este no es el momento para hacer dieta

Si limitas los alimentos saludables que comes, también limitas la comida de tu bebé. Las píldoras de dieta son medicamentos que podrían ser muy perjudiciales para tu bebé nonato. Sólo concéntrate en tomar alimentos saludables y hacer ejercicio.

¿Tienes miedo de aumentar de peso? ¿Te pones a dieta mucho o te haces vomitar para mantenerte delgada? Estos hábitos pueden ser muy perjudiciales para ti y tu bebé. Estas son las cosas importantes que tienes que contarle a tus proveedores. Ellos te pueden ayudar.

Mantenerte al día tus hábitos saludables

¿Cómo te va? Probablemente has estado haciendo algunos cambios grandes en tu vida y actividades. Muchas mujeres embarazadas deben de trabajar duro para cambiar su forma de comer, dormir o hacer ejercicio.

Un ejercicio que se puede hacer ahora: El puente

Nunca es demasiado pronto para empezar a hacer más fuertes los músculos del abdomen y la espalda. Mira atrás en el capítulo 3 para revisar los ejercicios allí.

El puente puede hacer que el estómago, la espalda y los hombros se sientan muy bien. Acuéstate boca arriba con las rodillas dobladas. Expira y empuja con las piernas para levantar el trasero y la espalda del suelo lentamente. Respira. Luego expira y aprieta tu barriga mientras bajas la espalda y las nalgas al suelo lentamente. Inhala mientras te recuestas. Entonces repite este ejercicio cinco o diez veces.

Es difícil cambiar los hábitos

Sabes que fumar, beber alcohol o tomar drogas pueden dañar a tu bebé. Dejarlo no es siempre fácil. Si necesitas ayuda para romper los malos hábitos, pídela. Habla con tu proveedor acerca de obtener ayuda. Hay programas para ayudar a las personas a dejar de fumar, beber o usar drogas.

Empezar nuevos hábitos saludables no es fácil tampoco. Tu pareja, tus amigos y tus familiares querrán ayudarte. Pero es posible que debas decirles lo que necesitas.

¿Cuál ha sido el hábito más difícil de cambiar?

____

____

____

¿Cuál ha sido el más fácil de cambiar?

____

____

____

¿Quién está ayudándote a hacer los cambios?

¿En qué hábitos saludables estás trabajando todavía?

Datos sobre el abuso de pareja

Para algunas personas, el hogar no es un lugar seguro. Puede que sus parejas les golpeen, controlen o griten. Incluso si solo gritan o insultan, pueden hacer daño. Este abuso a menudo comienza o empeora durante el embarazo.

La violencia doméstica es un delito. Es también un problema grave de salud que daña a mamá, bebé y otros niños en el hogar.

Si esto te está pasando a tí, puedas sentirte avergonzada. Pero tú no tienes la culpa. La persona que te hace daño tiene la culpa.

Si te están maltratando, ¡no necesitas sufrir!

Hay ayuda para ti

Línea nacional directa de violencia doméstica, 800-799-7233

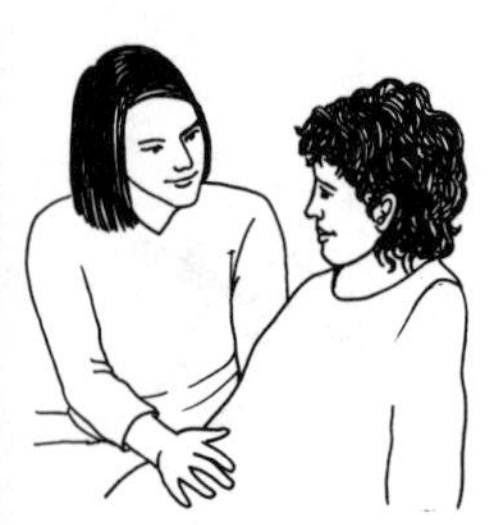

- Llama a la línea nacional gratuita (izquierda). Te puede dar información y contactos locales para refugios, asesoramiento y ayuda legal.
- Cuéntaselo a una amiga de confianza, proveedor, miembro del clero, o consejero.
- Aprende los lugares seguros a los que puedes ir si necesitas salir de tu casa. Un refugio para mujeres puede esconderte y darte protección.

Si piensas que una amiga es víctima de abuso

¿Conoces a otra mujer que teme a su pareja? Las mujeres a menudo ocultan signos de abuso. Algunas señales que debes buscar son:

- Los moretones u otras lesiones que se culpan a los "accidentes"
- Quedarse sola en casa la mayor parte del tiempo
- Aumento del uso de alcohol o drogas

Comparte el número de la línea gratuita en la página 88. Anima a tu amiga a que busque ayuda. Puede ser muy difícil tomar medidas para protegerse a sí misma por su cuenta.

Preocupaciones comunes

¿Podría estar teniendo gemelos o múltiplos*?

*Múltiples: Dos o más bebés.

Los gemelos no son muy probables. Tener más de dos bebés es muy raro. Si tu mamá es una hermana gemela (no idéntica), eres más propensa a tener gemelos. Los gemelos idénticos ocurren por casualidad.

Se pueden hacer pruebas para comprobar el número de embriones a principios del embarazo. Por lo general, se pueden ver en ultrasonidos.

Si estás teniendo gemelos o más, hay algunos riesgos adicionales.

Tu proveedor hablará contigo sobre el cuidado especial que puedas necesitar. Con buen cuidado y hábitos saludables, es muy probable que tengas bebés sanos.

Las cosas que pueden suceder con gemelos o múltiplos:

- Aumentar más peso que con un solo bebé
- Necesitar más descanso (es mejor si te acuestas sobre tu lado izquierdo)
- Tener más chequeos más tarde en el embarazo
- Tener un parto prematuro (ver el capítulo 8)
- Necesitar una cesárea

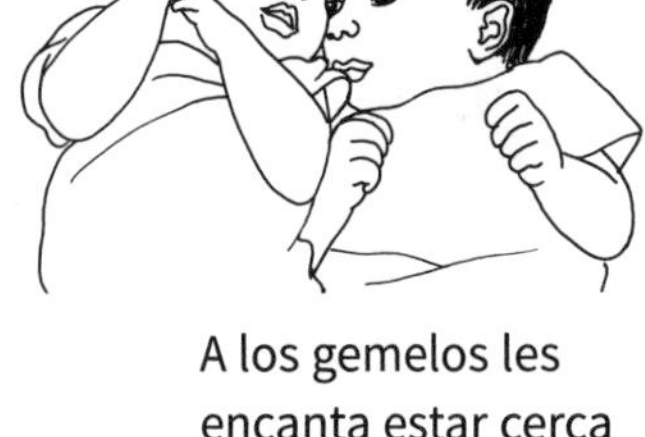

A los gemelos les encanta estar cerca uno del otro, como estaban en la matriz.

¿Puedo perder mi bebé?

Algunos embarazos terminan por su cuenta en los primeros 5 meses. Esto se llama aborto involuntario o espontáneo. Muchos toman lugar en el primer trimestre. Puede suceder antes de que estés segura de estar embarazada. Pero puede ser un momento muy triste. El aborto involuntario no sucede por hacer las cosas normales. Puedes trabajar duro, salir a correr, y tener sexo sin necesidad de preocuparte. Un

Señales de advertencia de aborto involuntario

Es importante saber cómo llamar a tu médico, matrona o enfermera a todas horas. Llama si te pasa alguna de estas cosas:

- La vagina te está sangrando
- Sientes calambres dolorosos en el abdomen o la espalda
- Una burbuja gelatinosa procedente de la vagina se manifiesta. (Si esto sucede, guárdala en una bolsa plástica para que el proveedor pueda verla.)

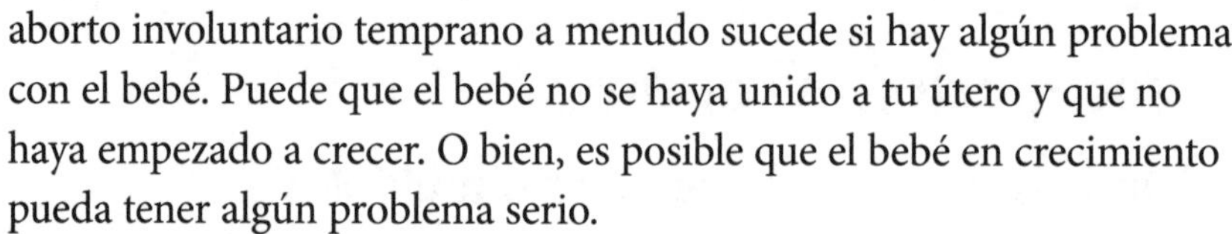

aborto involuntario temprano a menudo sucede si hay algún problema con el bebé. Puede que el bebé no se haya unido a tu útero y que no haya empezado a crecer. O bien, es posible que el bebé en crecimiento pueda tener algún problema serio.

Algunos abortos involuntarios ocurren debido a problemas de salud de la mamá. Esto pueda ser una infección, un problema en el útero o una lesión grave. Algunos medicamentos, productos químicos y alimentos hacen el aborto involuntario más probable.

Por lo general, no se puede detener un aborto involuntario una vez que comienza. Y puede que nunca sepas la causa del aborto involuntario. Lo mejor que puedes hacer es cuidar de ti misma. Vuelve a los capítulos 2, 3 y 4 para revisar las maneras que puedes tratar de evitar un aborto involuntario.

¿Cómo sé que estoy teniendo un aborto involuntario?

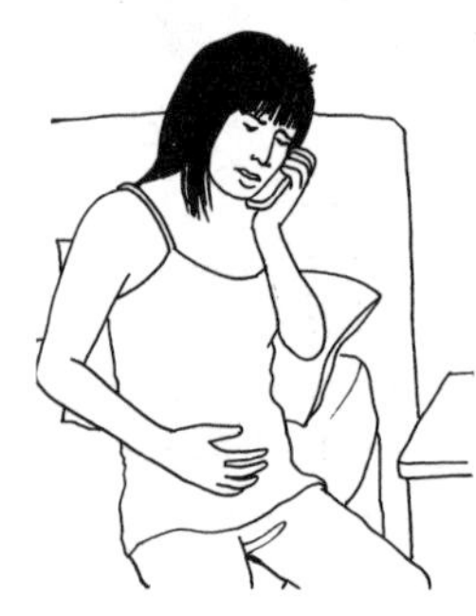

Un aborto involuntario puede ocurrir en las primeras semanas del embarazo. Puede parecer como un período menstrual tardío y abundante.

Si el aborto involuntario ocurre después del primer mes, tendrás hemorragia profusa y sentirás calambres. Una mancha sangrienta puede salir de tu vagina. (Consérvala para enseñársela a tu proveedor.) Asegúrate de llamar a tu proveedor. Él querrá comprobar para ver lo que está sucediendo. Se puede hacer un examen pélvico, un ultrasonido y otras pruebas.

Después de un aborto involuntario

Tu proveedor debe examinar tu útero. Es importante estar seguro de que no queda nada en tu vientre ya que podría causar una infección. Habla con tu proveedor sobre lo que podría haber dado lugar al aborto involuntario. No siempre es fácil el encontrar la respuesta.

Puedes sentirte muy triste por semanas o meses después de que esto sucede.

Estos sentimientos son muy naturales. Puede que otras personas no entiendan tu tristeza. A menudo ayuda hablar con otras mujeres que han abortado. Informa a tu proveedor de cómo te sientes.

Después de curarte y de que pase un tiempo, es probable que seas capaz de quedar embarazada de nuevo. Muchas mujeres tienen un embarazo normal después de un aborto involuntario. Pregúntale a tu proveedor cuándo puedes volver a intentarlo. ¿Es necesario hacer algo para prepararte? Mientras tanto, mantén tu cuerpo saludable.

¿Por qué necesito una prueba de VIH?

Las mujeres embarazadas suelen tener una prueba del VIH. Esto es porque muchas personas que tienen VIH no lo saben. Es muy importante, incluso si piensas que no sea posible. Tu proveedor debe hablar contigo acerca de la prueba antes y después de que te la hagan. Asegúrate de preguntar acerca de la prueba si estás preocupada.

Si una mujer tiene VIH, su proveedor le ayudará a asegurarse de que ella y su bebé reciban el cuidado adecuado. Hay medicamentos para ayudar a la mamá a mantenerse saludable. También hay maneras de proteger al bebé de contraer el VIH en el útero o al nacer.

¿Podría mi bebé tener un defecto de nacimiento?

Un pequeño número de bebés nacen con defectos de nacimiento*. Algunos son graves, pero otros no lo son. Algunos se pueden detectar antes del nacimiento, pero otros no se pueden detectar.

***Defecto de nacimiento:** Una condición de salud que está allí desde nacimiento.

¿Alguien en tu familia tiene un defecto de nacimiento? Si es así, habla con un consejero en genética lo antes posible. Hay pruebas que puedes hacerte durante el embarazo para buscar si pueden haber algunos defectos de nacimiento.

¿Qué puede causar un defecto de nacimiento?

- Un problema de salud en la madre. (Ejemplo: Si una madre tiene la rubéola (sarampión alemán) al inicio del embarazo, su bebé podría tener problemas de oído, del corazón y de los ojos.)
- Algo que se mete en el cuerpo de la mamá y perjudica al bebé. (Ejemplo: El alcohol puede causar defectos graves mientras el cerebro y el cuerpo se desarrollan.)
- Un problema que ocurre durante el parto. (Ejemplo: Muy poco oxígeno para el bebé durante el parto podría causar daños en el cerebro.)

Las pruebas realizadas en el primer trimestre

Prueba	**¿Para qué sirve?**	**¿Cómo se hace?**	**Riesgos o efectos secundarios**
Ultrasonido *En la primera, segunda o tercera visita*	Confirmar el embarazo, aprender edad del bebé y comprobar por si hay gemelos	El ultrasonido en la vagina o en el vientre	Ninguno
Examinar para fibrosis quística (FQ) *En cualquier momento*	Averiguar si ambos padres tienen el gen de la FQ	Prueba de ADN—sangre o frotis bucal (madre y padre)	Ninguno
Examen del primer trimestre ("Examen Triple") *11 a 13 semanas*	Comprobar la posibilidad del síndrome de Down y la trisomía 18	Prueba de sangre (madre) y ultrasonido	Ninguno
Prueba ADN fetal libre de células ("prueba prenatal no invasiva") *Después de 10 semanas*	Comprobar si hay algunos trastornos genéticos, como síndrome de Down, trisomía 13, o trisomía 18	Prueba de sangre (madre)	Ninguno
Muestreo de vellosidades coriónicas (CVS) *10 a 12 semanas*	Diagnosticar algunos trastornos genéticos, como síndrome de Down o CF	Se toma una pequeña pieza de la placenta	Pequeña posibilidad de aborto involuntario, problemas de sangre, o infección

- Un defecto "genético" que viene de los genes de los padres. (Ejemplo: la enfermedad de células falciformes es una enfermedad genética que puede ser transmitida de padres a hijos.)
- Causas desconocidas. Muchos defectos son misterios.

La detección prenatal y las pruebas para encontrar los defectos

Algunas pruebas básicas se les hacen a todas las mujeres a principios del embarazo. Estas pruebas se hacen para comprobar si hay infecciones, problemas de la sangre e inmunidades. La mayoría de los proveedores ofrecen otras pruebas de detección en los meses tercero y cuarto. Estas pruebas se hacen para comprobar si hay posibles defectos de nacimiento y otros problemas de salud. Algunas son obligatorias, otros no lo son.

Si alguna de estas pruebas muestra un posible problema, se harán más pruebas. A menudo, estas pruebas no encuentran ningún problema. Si de verdad hay un problema, tu proveedor hablará contigo y con tu pareja. Él te puede enviar a un especialista.

Las pruebas genéticas

Si sabes que un miembro de tu familia tiene problemas genéticos, pregúntale a tu proveedor qué pruebas serían más útiles. Aprende sobre las pruebas para que puedas decidir si las quieres. Si tu bebé tiene un defecto, es útil saberlo antes de tiempo. Esto te da tiempo a ti y a tus proveedores para prepararse.

Puedes pedir ver a un consejero genético. Revisa tu plan de seguro de salud para averiguar cuáles son los servicios genéticos que están cubiertos.

En los EE. UU., después del nacimiento, también se examinan los bebés para problemas genéticos que son poco frecuentes pero graves. El descubrimiento temprano de estos problemas significa que el bebé puede obtener la mejor atención de inmediato. Ve el capítulo 11 para más información sobre el examen neonatal.

Consejos para la pareja

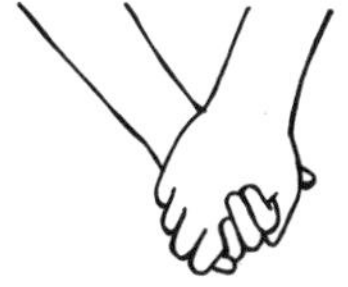

- Debes estar preparado para que tu pareja sea más emocional que lo usual. Trata de ser flexible en sus momentos altos y bajos.
- Debes estar preparado para que tu pareja se sienta mucho más cansada que antes.
- Ayúdala cuando ella se siente agotada. Házte cargo de algunas de las tareas de las cuales normalmente ella se ocupa.
- Si ocurre un aborto involuntario, trata de ser tan comprensivo como puedas. A tu pareja esto le puede parecer un incidente muy grande. Simplemente dile que lo sientes. Tal vez no ayude decirle que ella pueda tener otro bebé.

Chequeos mensuales

Tu primera visita prenatal

Tu proveedor te hará un chequeo completo (examen). Algunas cosas que tu proveedor hará normalmente en esta visita:

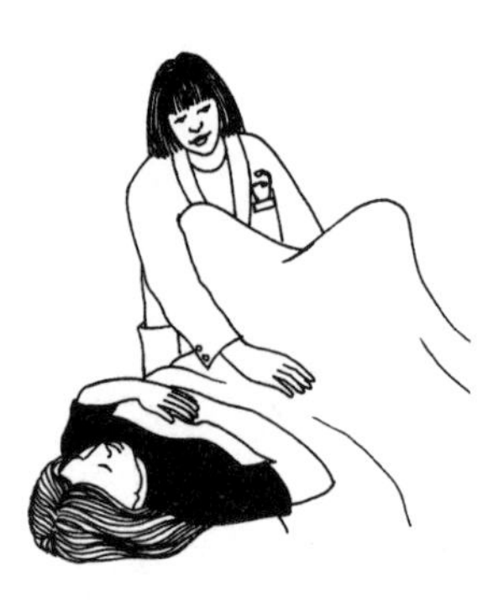

- Te hará preguntas sobre tus hábitos e historial médico. Dile todo lo que puedas, incluso las cosas que a ti no te guste hablar. Las cosas que no parecen importantes para ti podrían hacer una diferencia en tu cuidado. Cuanto más sepa tu proveedor, mejor será la atención que te podrá dar.
- Te hará preguntas acerca de la salud de tus padres y familiares. Algunas de las condiciones de salud de los miembros de la familia podrían afectar tu salud y tu embarazo.
- Medirá tu altura, peso, temperatura, frecuencia cardiaca, y presión sanguínea.
- Examinará tus pechos y escuchará tus pulmones.
- Te hará un examen pélvico para determinar el tamaño y la posición del útero. Un examen pélvico se hace por poner los dedos de una mano en la vagina y presionar en el vientre con la otra. También puede mirar en el cuello del útero y hacer una prueba de Papanicolaou*.
- Examinará a tu pequeño bebé usando un ultrasonido en la vagina (ultrasonido transvaginal). Esto ayuda a averiguar cuánto tiempo lleva el embarazo. (Ecografías posteriores se harán sobre tu vientre.)
- Te hará analisis de sangre, orina y otras pruebas para aprender más sobre tu salud. Tu proveedor necesita saber acerca de las enfermedades como la clamidia, la hepatitis B y el VIH tan pronto como sea posible.
- Te dará una receta para las vitaminas prenatales.

***Prueba de Papanicolaou:** Una prueba de laboratorio para mostrar signos de cáncer en el cuello uterino. También llamada "pap".

Todo sobre mí (lo que decirle a tu proveedor)

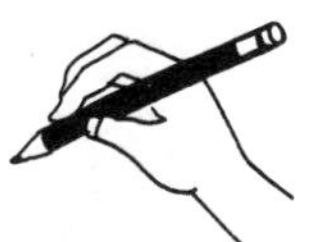

Tengo _____ años. Mi cumpleaños es _________________.
(mes/día/año)

Mido ______ pulgadas de alto y peso ______ libras/kg antes de quedarme embarazada.

Mi último período comenzó el _______________. (fecha)

- Los problemas de salud que tengo (enfermedades, cirugías, etc.):

  ___

  ___

  ___

- Los problemas de salud de mi familia, mi pareja, mis otros hijos, mis padres y mis hermanos:

  ___

  ___

  ___

- Medicinas, hierbas y suplementos que utilizo:

  ___

  ___

  ___

- Preguntas que tengo acerca de estar embarazada:

  ___

  ___

  ___

Los primeros apuntes del examen prenatal

(Anota lo que sucede en cada chequeo para ayudarte recordar.)

Fecha _______________ (generalmente de 4 a 8 semanas después de su último periodo).

Estoy sobre ________ semanas de embarazo en la actualidad.

Yo peso _________ libras/kg.

Mi presión arterial es ___________.

Las pruebas que tuve hoy:

____

____

____

El nombre de mi proveedor es

____

Número de teléfono: _____________

Número de teléfono de emergencia: _____________

Dirección de correo electrónico: _______________

Cosas que aprendí hoy:

1. "Fecha de parto" de mi bebé _______________________

   ____

2. ____

   ____

3. ____

   ____

Mi próximo examen será el

El ________ del _____________, a ____:____.
(día) (mes) (hora)

Mes 3

Después de la primera visita, la mayoría de los chequeos serán más simples y más cortos. Se medirá tu peso, presión arterial, y el tamaño de tu útero. Se te puede pedir que des una muestra de orina. Tu proveedor comprobará los latidos del corazón de tu bebé. (Pronto podrás escucharlo también.) Asegúrate de hacerle preguntas a tu proveedor sobre cualquier duda que tengas.

En algunas visitas, se toman imágenes de ultrasonido para ver cómo está creciendo el bebé. Podrás ver al bebé en la pantalla. A menudo es posible ver un pene pequeño y saber el sexo del bebe.

Algunos nuevos padres no quieren saber el sexo del bebé antes de nacer. Asegúrate de decirle a tu proveedor y al técnico de ultrasonido si no quieres saberlo. De lo contrario, podrían decírtelo.

Las preguntas que puedes querer hacer en tu chequeo de tres meses

- *¿Qué puedo hacer si estoy estreñida?*
- *¿Por qué me siento tan feliz un día y tan triste el próximo?*
- *¿Estoy aumentando de peso lo suficiente?*
- *¿Cómo sabré si voy a tener gemelos?*
- Tengo problemas para dejar de fumar. *¿Qué me ayudará a dejar de fumar con más facilidad?*

Otras preguntas que tengo:

1. ____________________
2. ____________________
3. ____________________
4. ____________________
5. ____________________
6. ____________________

Apuntes del chequeo de tres meses

En esta fecha, ________, tuve mi visita de tres meses.
Llevo ________ semanas de embarazo.
Peso ________ libras/kg ahora.
He aumentado ________ libras/kg desde mi último chequeo.
Mi presión arterial es ________.

Cosas que aprendí hoy:

1. ____

____

2. ____

____

3. ____

____

Mi próximo examen será el

El ________ del ____________, a ____:____.
(día) **(mes)** **(hora)**

Capítulo 8

Segundo trimestre: Meses 4, 5 y 6

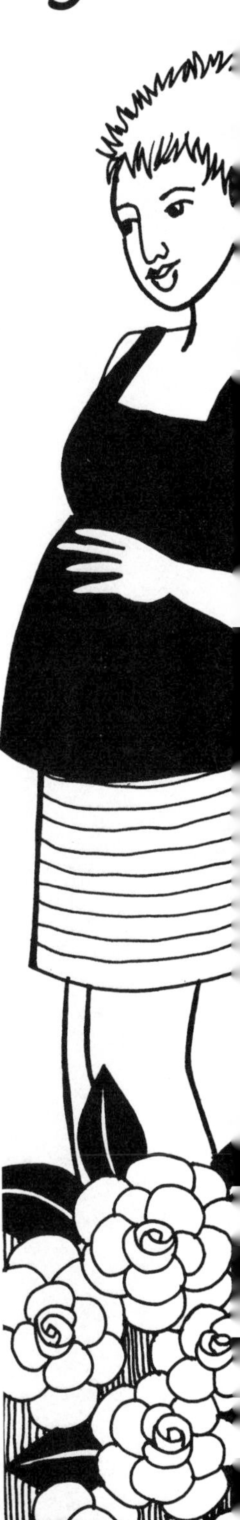

Semanas 13 a 28

Tu cuerpo se está acostumbrando a tener un bebé que crece dentro. Probablemente te sentirás mejor en este trimestre que antes. Puede que tengas más energía y menos náuseas matutinas.

La forma de tu cuerpo va a cambiar mucho ahora. El ejercicio se hace más y más importante. Tienes que fortalecer la espalda y el vientre lo más posible para mantener a tu bebé en crecimiento.

Puede ser muy emocionante sentir los movimientos del bebé. A las 20 semanas, estás a mitad del camino de tu embarazo. Ahora es el momento para inscribirte en una clase de parto. Toma una que terminará antes de que comience tu noveno mes del embarazo.

En este capítulo encontrarás:

Los bebés pueden sentir, tocar y escuchar sonidos a los 4 meses. Así que presiona en tu vientre cuando tu bebé se mueve y habla con él. Él sabrá que le tienes cariño.

Cómo crece tu bebé

Tu bebé en el mes 4 (13 a 17 semanas)

- A finales de este mes, tu bebé medirá hasta 7 pulgadas de largo.
- Pesará entre 4 y 5 onzas, como una pequeña lata de atún.
- Sus huesos y músculos se están formando.
- Tiene piel que es casi transparente.
- Es capaz de succionar y tragar.
- Su primera caca ya se está formando.

Mes 5 (18 a 23 semanas)

- A finales de este mes, tu bebé medirá aproximadamente 10 pulgadas de largo. Es decir, alrededor de la mitad del tamaño que miden la mayoría de los recién nacidos.
- Pesará entre 1/2 libra y 1 libra, menos de una lata pequeña de frijoles.
- Su piel es muy arrugada. Está cubierta de una crema espesa y blanca llamada vérnix.
- Patea, se da vueltas y se voltea a menudo. ¡Finalmente puedes sentir cómo se mueve! En caso contrario, informa a tu proveedor.
- Puede oír.
- Sus uñas se están poniendo largas.
- Tiene pelo en la cabeza y pelo fino, llamado lanugo, en su cuerpo. Tiene cejas y pestañas.

Mes 6 (24 a 28 semanas)

- A finales de este mes, tu bebé va a medir hasta 12 pulgadas de largo. Esta es más o menos la longitud de tu brazo desde el codo hasta la mano.
- Tu bebé pesará alrededor de 1½ a 2 libras. Esto es lo que pesa medio galón de leche.
- Él yace acurrucado, con las rodillas contra el pecho. Su cabeza puede estar arriba, hacia abajo o hacia los lados.
- Sus ojos ya casi están completamente formados. Puede abrir y cerrar sus ojos.
- Tiene papilas gustativas, huellas dactilares y huellas de los pies.

- En ciertos momentos está dormido y en otros, está despierto. Él puede ser sorprendido.
- Se le forman los genitales. Los testículos de un niño se bajan hacia el pene. Los órganos de una niña se forman y todos los óvulos que va a tener en su vida ya están en sus ovarios.

Cómo está cambiando tu cuerpo

Tu cuerpo en el mes 4 (13 a 17 semanas)

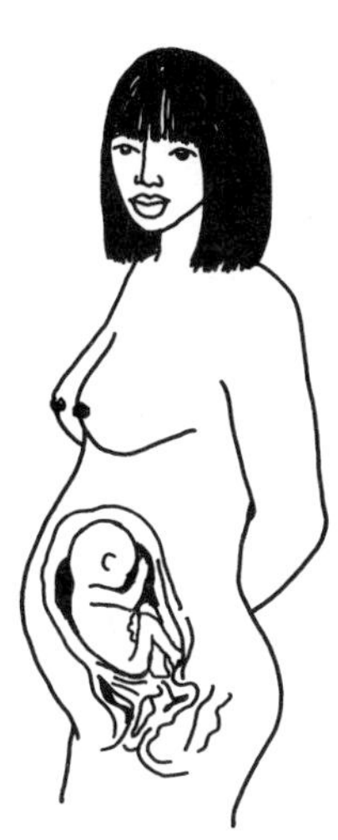

- Estás comenzando a aumentar de peso más rápidamente. Debes aumentar alrededor de 1 libra cada semana a partir de ahora.
- Es muy probable que las náuseas del embarazo terminen. Comenzarás a sentir hambre con más frecuencia.
- Los senos te pueden doler menos que antes.
- Es posible que no tengas que ir al baño con tanta frecuencia.
- Puedes sentir el movimiento del bebé, como un pequeño aleteo o un burbuja de gas. Si no es el caso, no te preocupes. Aún es temprano.
- Tu embarazo se comienza a evidenciar en tu figura y puede que tengas que usar ropa y sostenes más amplios.

Mes 5 (18 a 23 semanas)

- En la semana 20 debes sentir que tu bebé se mueve a menudo. Si no es así, consulta con tu proveedor.
- La parte superior del útero puede llegar hasta tu ombligo.
- Te pueden salir manchas claras u oscuras en la cara. Una línea oscura puede correr por el medio de tu vientre. Estos cambios desaparecerán después de que nazca tu bebé.
- Puedes tener dolores en los costados, las caderas y los muslos debido a tu creciente barriga.
- Es posible que tengas algo de hinchazón y hormigueo en las manos y los pies.

Mes 6 (24 a 28 semanas)

- La parte superior del útero está ahora por encima de tu ombligo.
- Puedes sentir picazón en la piel de tu vientre, pechos, manos y pies.

- Puedes comenzar a sentir contracciónes y relajamiento en el útero.
- Te pueden salir estrías en el abdomen y los senos.
- Es posible que el ombligo se te estalle hacia afuera.
- Tus piernas pueden tener calambres y los tobillos pueden hincharse.
- Las areolas alrededor de los pezones pueden parecer más grandes y más oscuras.

Cómo afinar tu cuerpo para toda la vida

Nuestros cuerpos están hechos para el movimiento, no para quedarse quieto. Cuando estás activa, beneficias a tus músculos. Recuerda esto cuando estás alcanzando hacia un estante alto o cuando estás barriendo el piso.

Si trabajas sentada la mayor parte del día, levántate cada hora por unos pocos minutos. Muéve tu cuerpo, incluso si te quedas en tu escritorio. Camina mientras hablas por teléfono. Si estás mirando la televisión, levántate durante los anuncios. El movimiento es uno de los mejores hábitos saludables que se puede hacer durante toda la vida.

El caminar para la salud en general

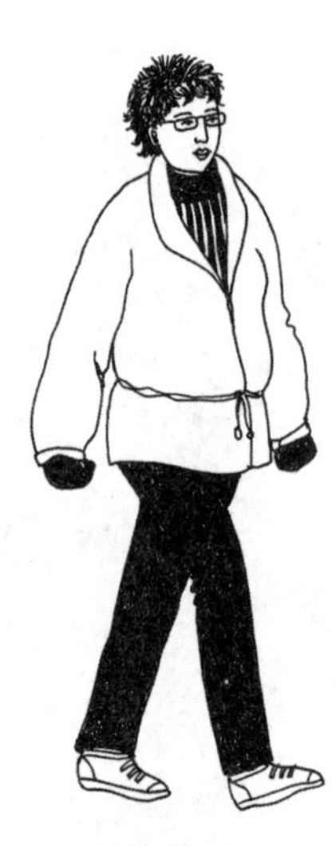

- Toma una caminata de media hora todos los días. No tienes que hacerlo todo seguido de una vez. Usa zapatos cómodos deportivos. Lo mejor es ir rápido para hacer el mejor ejercicio, pero no tan rápido que no puedas hablar. Oscila los brazos para ejercitar la parte superior del cuerpo.
- Toma caminatas en diferentes lugares para que no te aburras. Invita a un amigo al centro comercial o a un parque. Cuando caminas sola, escucha música o un libro.
- Camina con la cabeza alta. Mantén el abdomen metido hacia adentro y los hombros hacia atrás.

Ejercicios para ayudar a prepararte para el parto

El parto será más fácil si estás en buena forma. Recuerda los ejercicios en el capítulo 3. Estos movimientos ayudan a que tu núcleo sea fuerte para el parto. Aquí se mencionan otros ejercicios que puedes hacer todos los días.

Los ejercicios de Kegel ayudan a mantener el útero

Este ejercicio fortalece los músculos alrededor de la vagina. Estos músculos ayudan a mantener el peso de tu bebé y el útero. También te ayudan a controlar tu orina (pipí). Después del nacimiento, los ejercicios de Kegel ayudan a mantener la vagina y la vejiga fuerte. Este ejercicio te ayudará incluso a medida que envejezcas.

Una manera fácil de aprender a hacer los ejercicios de Kegel es mientras orinas en el inodoro:

1. Aprieta los músculos que usas para detener la orina. Estos son los músculos alrededor de la vagina y el perineo*. Esto se llama los ejercicios de Kegel. Trata de no usar los músculos del estómago o nalgas.
2. Mantén apretado mientras cuentas 1-2-3-4-5.
3. Relájate y aprieta de nuevo. (Una vez que aprendas a hacer este ejercicio, no lo tienes que hacer en el inodoro.)

***Perineo:** La piel y el tejido entre la vagina y el ano.

Puedes hacer ejercicios de Kegel en cualquier lugar. Inténtalo cuando estás de pie en la cocina o esperando al autobús. Practica hasta que puedas hacerlo 25 veces, tres o cuatro veces al día.

Agacharte ayuda a fortalecer tu núcleo

Agacharte fortalece la tripa, las piernas y la espalda. También extiende las caderas y las articulaciones de la pelvis. Ser capaz de agacharte ayuda mucho cuando llevas el peso extra de tu bebé dentro. El estiramiento ayudará al bebé a pasar a través del canal del parto.

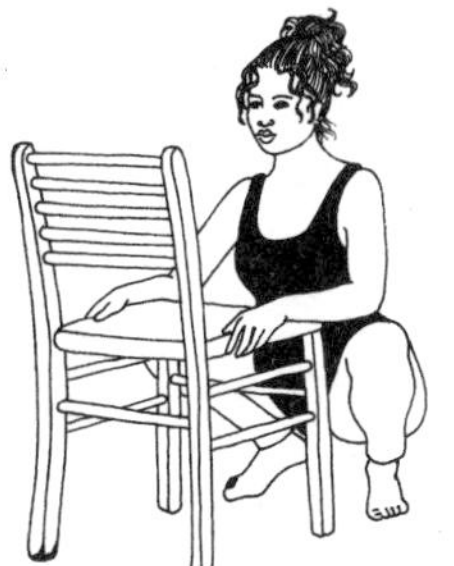

Agáchate sujetando la silla para tener equilibrio.

Cómo practicar agacharte:

1. Párate frente a una silla con los pies separados.
2. Mete la tripa y mantén la espalda lo más recta posible.
3. Dobla las rodillas y agáchate lentamente, agarrándote a la silla. (No hagas esto si te duelen las rodillas.)
4. Levántate lentamente, manteniendo los hombros hacia atrás.
5. Haz este ejercicio lentamente 5 o 10 veces.

Aprender a levantar cosas de manera segura

Aprender a agacharte protegerá tu espalda más adelante. Es la manera más segura para levantar cosas pesadas. Vas a estar levantando muchas cosas mientras que tu bebé se hace más grande.

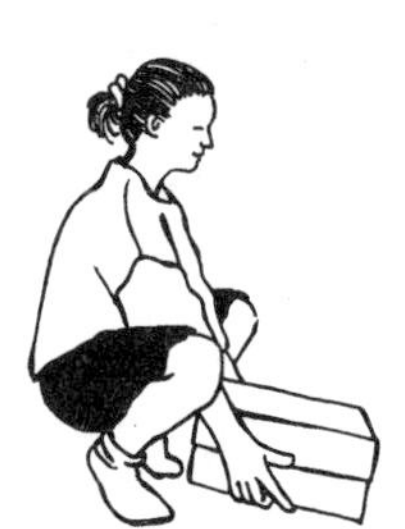

Levantar cosas de manera segura, agachándote con la espalda derecha.

Sentarte con las rodillas separadas

El estiramiento ayuda a estirar las caderas y las rodillas durante el parto. Aquí tienes una manera fácil de estirarte mientras te relajas:

1. Siéntate en el suelo con la espalda recta.
2. Pon las plantas de los pies juntas.
3. Separa tus rodillas y mantenlas así durante un minuto o dos.
4. Pon las rodillas juntas, luego sepáralas otra vez.

Recuerda estos tentempiés saludables

- **Frutas frescas**—naranja, manzana, melocotón, papaya con yogur sin azucar y sin grasa por encima. También le puedes añadir nueces si te gustan.
- **Trail mix**—pasas, albaricoques, ciruelas o mezclados con semillas de calabaza, maní o almendras.
- **Vegetales crudos**—zanahorias, tomates o brócoli para poner en hummus o yogur.
- **Granos o cereales integrales**—pan o galletas con mantequilla de maní.
- **Agua**—en lugar de refrescos o demasiado café.

Mantener el sentimiento amoroso

Tener relaciones sexuales es seguro y sano en un embarazo normal. Tu proveedor te dirá que no tengas relaciones sexuales si hay razón para preocuparte. Los cambios que ocurren en ti pueden significar que el sexo e intimidad se sientan diferentes. Algunas mujeres quieren tener una gran cantidad de sexo en este momento. Otras mujeres no quieren tener sexo en absoluto. Dile a tu pareja cómo te sientes. Pregúntale lo que él o ella siente, también. Hay muchas maneras de disfrutar del sexo. Habla acerca de lo que piensas que podría darles placer. Prueba diferentes posiciones, como acostarte de lado con tu pareja detrás de ti. Prueba otras formas de ser íntimos, como caricias o masajes el uno al otro.

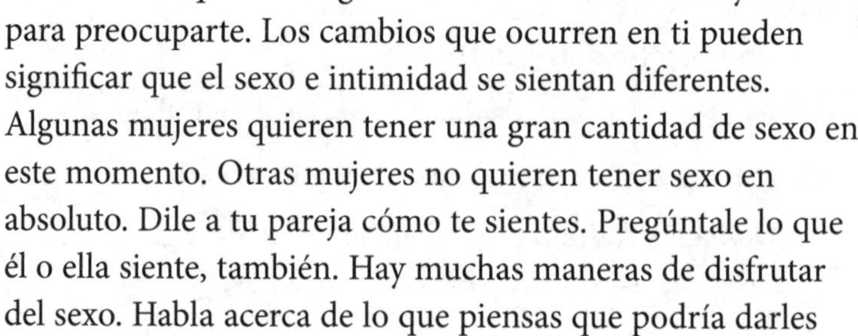

Si no quieres tener sexo, dilo. Recuérdense que el embarazo no dura para siempre.

Cuando tengas relaciones sexuales, es más seguro para ti y el bebé si solo tienes relaciones sexuales con alguien que solo está teniendo relaciones sexuales contigo. Asegúrate de usar un condón si alguno de ustedes ha tenido relaciones sexuales con otra persona. Eso te ayudará a evitar contraer una ETS que podría lastimar a tu bebé. Si cualquier líquido o sangre proviene de la vagina, para de tener relaciones sexuales y llama a tu proveedor médico de inmediato.

Pasar tiempo con niños mayores

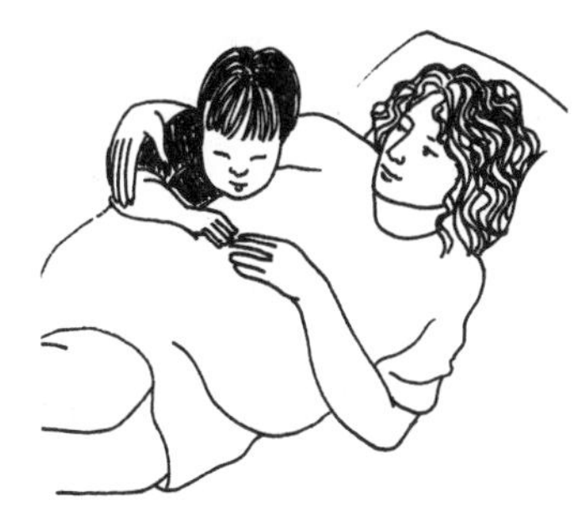

Si tienes otros niños, asegúrate de que pasas tiempo con ellos. Háblales sobre el bebé que está por venir. Leer algunos libros juntos sobre nuevos bebés. Dáles una muñeca tanto a los niños como a las niñas para que tengan su propio bebé. Todas estas cosas ayudarán a que este gran cambio parezca más real. Házles saber que todavía serán amados después de que el nuevo bebé nazca. Algunos consejos prácticos:

- Si planeas mudar a un niño a una cámara diferente, házlo unos meses antes de que el bebé nazca.
- Consigue ropa más grande para ellos ahora. De esta manera, no tendrás que salir de compras demasiado pronto después del nacimiento del bebé.

Ayuda para los problemas comunes

¿Cómo aliviar el ardor de estómago?

El ardor de estómago* después de comer es común en el embarazo. Estos consejos te ayudarán a sentirte mejor:

- Come comidas más pequeñas, más a menudo.
- Mastica bien los alimentos.
- Deja de comer alimentos que empeoran el ardor de estómago. Los alimentos picantes o grasosos son causas comunes.
- Espera 1 a 3 horas después de comer para ir a la cama.
- Acuéstate con la cabeza y la espalda un poco levantada.
- Ponte ropa que te quede suelta alrededor de tu cintura.

Si estas cosas no ayudan, consulta a tu proveedor médico sobre cuáles medicamentos puedes tomar con seguridad para ayudarte a sentir mejor.

***Ardor de estómago:** Dolores agudos o ardientes en el pecho provenientes del ácido que retrocede en el tubo que va de la boca hasta el estómago.

¿Qué hacer para aliviar los pies y tobillos hinchados?

¿Tienes hinchados los tobillos y los pies? Un poco de hinchazón es normal en el embarazo. Debes seguir bebiendo mucha agua. Aquí hay otras soluciones que te pueden ayudar:

- Ponte medias ortopédicas y zapatos con tacones bajos.
- Acuéstate sobre la cama con las piernas más altas que la cabeza. Pon los pies en alto contra la pared o sobre almohadas.
- Mueve las piernas con frecuencia, apuntando los dedos de los pies y haciendo círculos con los pies.
- Apoya un pie sobre un taburete bajo o una caja cuando tienes que estar parada.
- Duerme sobre el lado izquierdo.
- Evita los alimentos salados, la cafeína y los refrescos de dieta.
- Nada o haz ejercicios en una piscina.

La hinchazón súbita es una señal de advertencia. Llama a tu proveedor de inmediato.

¿Cómo tratar las venas varicosas?

A muchas mujeres les salen venas hinchadas y azules (varices) durante el embarazo.

Estas venas son más comunes en las piernas, pero también pueden ocurrir alrededor de su vagina. Las venas varicosas son a menudo indoloras, pero pueden volverse bastantes dolorosas. Aquí se sugieren formas de prevenir las venas varicosas o impedir que empeoren. Por lo general desaparecen poco tiempo después de que el bebé nazca.

- Camina todos los días. El ejercicio de los músculos de las piernas ayuda a mantener el flujo de la sangre bien en las venas.
- Sube los pies cuando te sientes.
- Toma descansos y cambia de posición a menudo cuando estés sentada o parada durante un largo tiempo.
- Ponte medias ortopédicas y usa zapatos cómodos.

Si tienes venas varicosas alrededor de la vagina, pregúntale a tu proveedor cómo puedes conseguir un cabestrillo especial (faja de soporte).

¿Cómo tratar las hemorroides en tu trasero?

Las hemorroides son venas hinchadas en el ano y el recto que pueden picar, doler o sangrar. A menudo pueden empeorar si tienes que empujar duro para defecar.

Para sentirte mejor, límpiate bien el area con almohadillas de hamamelis*. También el remojo en un baño caliente puede aliviarte los síntomas. Habla con tu proveedor médico si crees que tienes hemorroides.

***Hamamelis:** Un remedio relajante, seguro y natural, disponible en las farmacias. Se presenta en una botella o en las almohadillas.

La mejor manera de evitar tener hemorroides es mantener las heces (caca) blandas. (Ver más abajo para obtener consejos sobre prevención del estreñimiento.)

¿Tus pezones tienen la forma correcta para la lactancia materna?

Si tus pezones no sobresalen naturalmente, no tienes que preocuparte. Todavía puedes amamantar.

Los pezones de algunas mujeres son planos. Trata de apretarlos alrededor del borde de la areola (área oscura). Si no sobresalen más cuando aprietas, los pezones están invertidos.

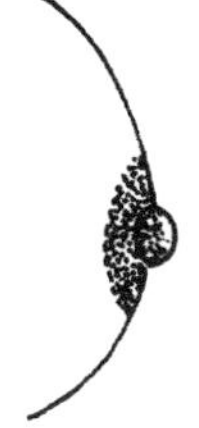

Algunos pezones de las mujeres sobresalen más a medida que el embarazo continúa.

Si no lo hacen, hay cosas simples que hacer al iniciar la lactancia materna.

Puedes usar un dispositivo para sacar el pezón. Tu enfermera o consultor de lactancia puede ayudarte a empezar.

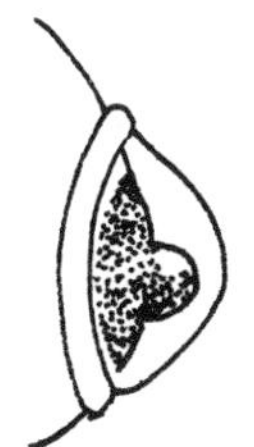

Copas protectoras de pezones

¿Cómo se puede aliviar el dolor en los senos?

A medida que los senos se hacen más grandes y más pesados, pueden causar dolor. Un sujetador que encaje bien mantendrá los senos lo más cómodos posible. Puede que quieras un sostén más fuerte durante el día y un sujetador elástico para usar en casa o en la noche.

¿Cómo se puede tratar el estreñimiento*?

***Estreñimiento:** Evacuaciones que no vienen al menos cada 2 o 3 días. Las heces son muy secas y duras.

El estreñimiento es muy incómodo durante el embarazo. Aquí hay algunos consejos para mantener las heces blandas:

- Haz ejercicio todos los días.
- Bebe de 8 a 10 vasos grandes de líquidos cada día; al menos la mitad deben ser agua.
- Come alimentos con mucha fibra, como frutas frescas y verduras, cereales integrales y pan y frijoles.

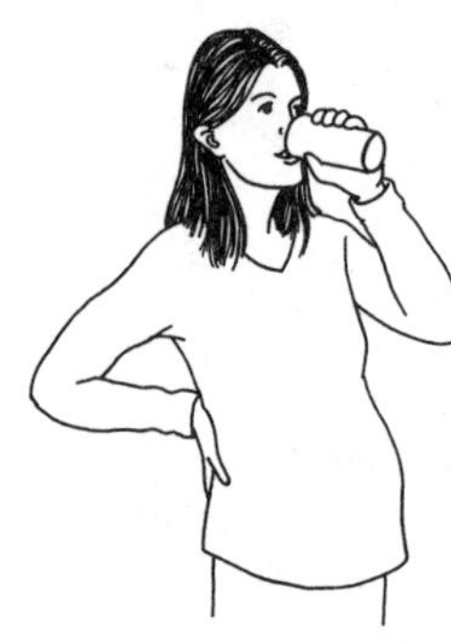

- Para merendar o como tentempie, come ciruelas pasas o albaricoques cada día.
- Descansa lo suficiente y pasa tiempo con tus seres queridos. El estrés y la preocupación pueden empeorar el estreñimiento.

Si estás estreñida con frecuencia, trata de tomar jugo de ciruela caliente. Pregúntale a tu proveedor médico si debes tomar más fibra o un ablandador fecal.

Cosas médicas importantes que debes saber

La diabetes en el embarazo

Algunas mujeres tienen diabetes (diabetes gestacional, a veces llamada GDM o DM por sus siglas en inglés) durante el embarazo. DM puede causar graves problemas tanto para la mamá como para el bebé.

Tu proveedor hará análisis de sangre para ver si tienes enfermedad alrededor de la semana 26 a 28. Si la prueba resulta demasiado alta, es posible que quiera hacer otro análisis para estar seguro. Si la segúnda prueba también vuelve alta, el proveedor te ayudará a aprender a controlar la diabetes. La mayoría de las mujeres pueden hacer esto con alimentación sana y ejercicio. Algunas necesitan medicamentos. Este tipo de diabetes por lo general desaparece después del parto.

Cualquier persona puede contraer GDM, pero es más probable si:

- Tienes más de 25 años
- Tienes mucho sobrepeso
- Tienes familiares con diabetes
- Eres afroamericana, hispana, americana nativa, nativa de Alaska, asiática, nativa de Hawái o de las islas del Pacífico
- Has tenido un bebé de más de 9 libras o un parto de un feto muerto inexplicable

Tu factor Rh

A principios de tu embarazo, tu médico te hará análisis de sangre para determinar tu grupo sanguíneo. Parte de esta prueba es el factor Rh (Rhesus). La mayoría de las mujeres son Rh positivas. Puede necesitar que se le haga análisis de sangre al padre del bebé también. Esto ayuda a predecir el tipo de sangre del bebé.

Las pruebas en el segundo trimestre

Prueba	**¿Para qué sirve?**	**¿Para qué sirve?**	**Riesgos o efectos secundarios**
Prueba de sangre materna 15 a 20 semanas	Buscar si hay defectos de nacimiento, como el síndrome de Down y defectos del corazón	Análisis de sangre (madre)	Ninguno
Amniocentesis ("amnio") 15 a 20 semanas	Comprobar si hay enfermedades genéticas, como el síndrome de Down	Se toma el líquido amniótico con una aguja larga.	Probabilidad de calambres, hemorragia o pérdida de fluidos. Pequeña probabilidad de aborto involuntario.
Ultrasonido 18 a 20 semanas	Ver cómo el bebé está creciendo y buscar a ver si hay defectos de nacimiento.	Ultrasonido en el vientre (Consulta las páginas 77 y 97)	Ninguno
Prueba de glucosa 24 a 28 semanas	Buscar si hay diabetes gestacional (Consulta la página 108)	Análisis de sangre (madre)	Malestar estomacal leve, mareos, dolor de cabeza

Si tu sangre es Rh negativa y la del bebé es positiva, podrían haber problemas más adelante. Tu sangre puede hacer células para atacar la sangre del bebé. Esto no suele ocurrir hasta el parto, por lo que este bebé probablemente es seguro. Pero, si te quedas embarazada con otro bebé Rh positivo, ese bebé podría estar en grave peligro.

Tu proveedor te dará una inyección de RhIg (inmunoglobulina Rh) a las 28 semanas. Esto mantiene al bebé seguro durante el parto. Si el bebé es Rh positivo, recibirás otra inyección de RhIg después de dar a luz. Esto protegerá a los bebés futuros que puedas tener.

Las contracciones de Braxton-Hicks

Pronto empezarás a sentir que el útero se contrae. Todo el vientre se volverá duro por un momento y luego se relaja. Estas se llaman las contracciones de Braxton-Hicks. Son normales y ayudan a tu cuerpo a prepararse para el parto actual. Pueden sentirse extrañas, pero por lo general no duelen. Estas contracciónes comienzan y paran mucho y no se vuelven más fuertes. Las vas a sentir con más frecuencia al acercarse a tu fecha de parto.

Señales de advertencia—parto prematuro

Llama a tu médico o comadrona de inmediato si tienes cualquiera de estos signos:

- Hemorragia o líquido rosa o marrón procedente de la vagina
- Pérdida del tapón mucoso o líquido claro saliendo de la vagina
- Contracciones cada 10 minutos o menos, o calambres como los que tienes durante tu período
- Dolor de espalda baja que puede ser constante o aparecer y desaparecer
- Sensación pesada en la pelvis y la vagina, como si el bebé estuviera empujando hacia abajo
- Rigidez o dureza inusual del vientre
- Una sensación general de que algo está mal

Parto prematuro

Cuando el parto verdadero comienza antes de las 37 semanas, se llama parto prematuro. Es muy grave. A menudo se puede detener para darle al bebé más tiempo para crecer dentro.

Cada día que el bebé se queda dentro del útero le ayuda a estar mejor preparado para la vida fuera. Para un bebé que nace demasiado pronto, es más probable que tenga problemas de salud. A las 24 semanas (6 meses), un bebé puede sobrevivir, pero necesitaría una gran cantidad de atención especializada.

Es importante conocer los signos del parto prematuro en la página siguiente. Estas señales no siempre significan que el parto prematuro haya comenzado. Sin embargo, lo mejor es llamar a tu proveedor de inmediato.

Tu médico o partera pueden querer que vayas a su oficina en cuanto puedas. O pueden recomendarte que primero te acuestes sobre el lado izquierdo y descanses por una hora. También es posible que te recomienden que tomes un par de vasos de agua o jugo. A veces estas cosas son suficientes para detener las contracciones.

Algunas mujeres son más propensas que otras a tener un parto prematuro. Asegúrate de llamar a tu proveedor de inmediato si:

- Has tenido un bebé prematuro antes
- Estás esperando más de un bebé
- Estás muy estresada o tienes miedo

- Tienes enfermedad de las encías
- Tienes una infección o enfermedad vaginal (UTI, la clamidia, vaginosis bacteriana)
- Has estado fumando o usando alcohol o drogas

Consejos para la pareja

Eres esencial para la vida, el nacimiento y el crecimiento de tu bebé. Aquí hay algunas cosas que puedes hacer mientras esperas el nacimiento.

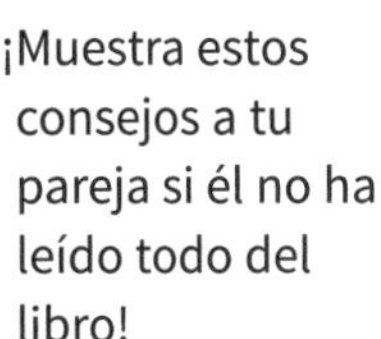

¡Muestra estos consejos a tu pareja si él no ha leído todo del libro!

Cosas prácticas

- Ve a las visitas prenatales cuando puedas.
- Si vas a ser el compañero durante el parto, ve a clases de parto. Práctica los ejercicios de relajación con tu pareja entre las clases.
- Si piensas que no quieres ver el nacimiento, dilo. Podrías ayudar en el parto y luego salir de la habitación cuando la etapa de nacimiento comienza.
- Escoje un asiento de seguridad para el auto con tu pareja. (Ve los capítulos 6 y 14.) Lee las instrucciones y práctica cómo abrocharlo en el coche.
- Habla con tu pareja acerca de los nombres para el bebé.

Sentimientos

- Pasen tiempo juntos. Hagan ahora las cosas que serán más difíciles después de que el bebé nazca. Tómense unas vacaciones. Duerman lo suficiente.
- Pon tu mano sobre la panza de tu pareja. Siente al movimiento del bebé. Dile lo que van a hacer cuando esté aquí.
- Presta atención a tus estados de ánimo y los de tu pareja. Atento a la depresión y la ansiedad.

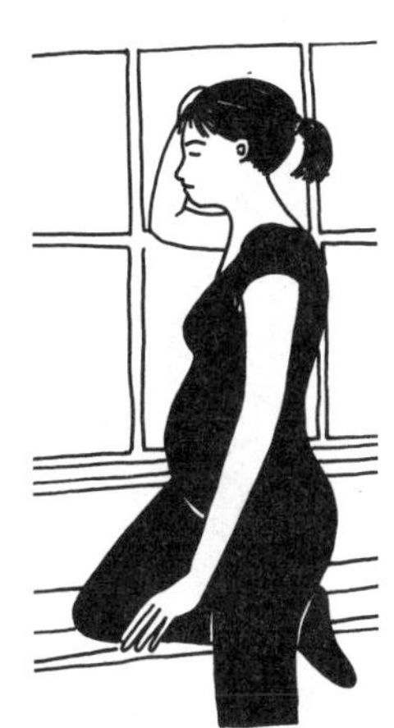

Atenta a cambios del estado de ánimo. Las hormonas y la falta de sueño pueden empeorar estos sentimientos.

Sexo ahora

- Si el embarazo va bien, tener relaciones sexuales no dañará al bebé. Sin embargo, tu pareja embarazada puede no disfrutar el sexo tanto a medida que el bebé se hace más grande.
- Usa posiciones que son cómodas para ella.

- No tengas relaciones sexuales si tu pareja está sangrando, si ha roto fuente, o si está teniendo un parto prematuro. En estos casos, cualquier cosa insertada en la vagina pueda causar infección.

Si te sientes excluido por tu pareja en este momento, habla con ella. Es muy posible que ella pueda estar centrándose en su bebé. Hablen entre sí acerca de los sentimientos; es un buen hábito.

Chequeos mensuales

Mes 4

Preguntas para hacer en tu visita de cuatro meses

- *¿Tengo la presión arterial normal?*
- *¿Puedo seguir haciendo ejercicio?*
- No he sentido que mi bebé se mueve todavía. *¿Está bien?*
- *¿Si he tenido una cesárea antes, tengo que tener una de nuevo?*

Otras preguntas que tienes:

1. ______________________________
2. ______________________________
3. ______________________________

Tus notas del chequeo de cuatro meses

En esta fecha, ______________________, tuve mi visita de cuatro meses.

Estoy ____ semanas de embarazo.

Yo peso ____ libras/kg ahora.

He aumentado ____ libras/kg desde mi último chequeo.

He aumentado ____ libras/kg desde que me quedé embarazada.

Mi presión arterial es ______.

Cosas que aprendí hoy:

1. ______________________________
2. ______________________________
3. ______________________________

Tu próxima visita será

El ________ del ____________, a ____:____.
(día) **(mes)** **(hora)**

Mes 5

Preguntas para hacer en tu visita de cinco meses

- *¿Está creciendo bien mi bebé?*
- *¿Hay alguna posibilidad de que pudiera estar teniendo gemelos?*
- *¿Dónde puedo encontrar una buena clase de parto?*
- *¿Cuánto tiempo debo seguir trabajando?*
- *¿Tengo la presión arterial normal?*
- *¿Qué puedo hacer acerca de las venas varicosas?*

Otras preguntas que tienes:

1. ______________________________
2. ______________________________
3. ______________________________

Tus notas del chequeo de cinco meses

En esta fecha, ______________________, tuve mi visita de cinco meses.

Estoy ____ semanas de embarazo. Yo peso ____ libras/kg ahora.

He aumentado ____ libras/kg desde mi último chequeo.

He aumentado ____ libras/kg desde que me quedé embarazada.

Mi presión arterial es ______.

Cosas que aprendí hoy:

1. ______________________________
2. ______________________________
3. ______________________________

Tu próxima visita será

El ________ del ____________, a ____:____.
(día) (mes) (hora)

Mes 6

Preguntas para hacer en tu visita de seis meses:

- *¿Qué puedo hacer para prepararme para la lactancia materna?*
- *¿Es probable el parto prematuro?*
- *¿Por qué mi bebé se mueve mucho algunos días y no mucho en otros?*
- *¿Cómo sé si estoy haciendo suficiente ejercicio?*
- *¿Mi sangre es de tipo Rh negativo?*
- *¿Cuándo voy a tener la prueba para la diabetes gestacional?*

Otras preguntas que tienes:

1. ______________________________
2. ______________________________
3. ______________________________

Tus notas del chequeo de seis meses

En esta fecha, ____________________, tuve mi visita de cuatro meses.

Estoy ____ semanas de embarazo.

Yo peso ____ libras/kg ahora.

He aumentado ____ libras/kg desde mi último chequeo.

He aumentado ____ libras/kg desde que me quedé embarazada.

Mi presión arterial es ______.

Cosas que aprendí hoy:

1. ______________________________
2. ______________________________
3. ______________________________

Tu próxima visita será

El ________ (**día**) del ____________ (**mes**), a ____:____ (**hora**).

Capítulo 9

Tercer trimestre: Meses 7, 8 y 9

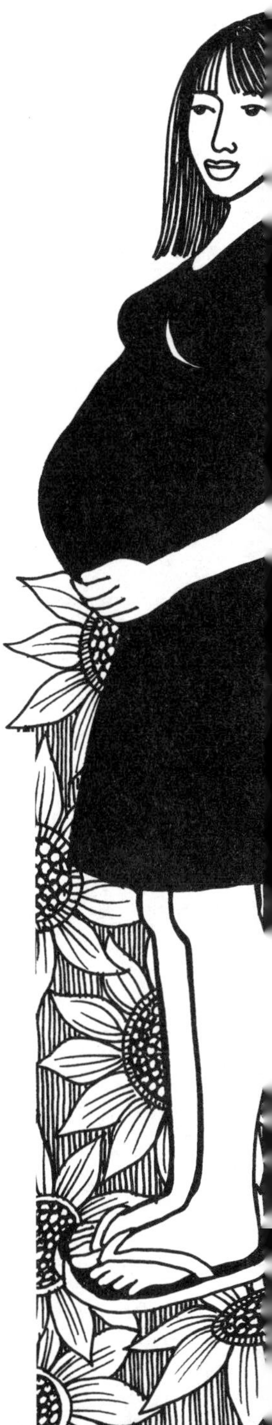

29 a 40 semanas

Tu tercer trimestre está empezando. Has hecho mucho para ayudar a tu bebé a ser saludable. Tu embarazo casi ha terminado. ¿Tienes muchas ganas de conocer al bebé?

En estos últimos meses, tu cuerpo se ha estado preparando para el parto. Ahora es el momento de leer el capítulo 10. Ve a una clase de parto.

Lo más importante: Mira hacia atrás a la página 110 en el capítulo 8 para asegurarte de que sabes los signos del parto prematuro. Puedes estar cansada de estar embarazada, pero tu bebé debe permanecer dentro tu cuerpo hasta por lo menos las 39 semanas, si es posible.

En este capítulo encontrarás:

Cómo crece tu bebé

Tu bebé en el mes 7 (29 a 32 semanas)

- A finales de este mes, tu bebé va a medir 16 pulgadas (40 cm) de largo. Pesará alrededor de 3 libras (1,3 kg).
- Su cuerpo está bien formado. El bebé tendría muchas posibilidades de vivir si naciera ahora. Pero, necesitaría una gran cantidad de cuidados.
- Tú puedes sentir su hipo. ¡Incluso el bebé puede chuparse el dedo!
- El bebé puede parpadear y reaccionar a la luz y el ruido.

Mes 8 (33 a 36 semanas)

- Tu bebé medirá aproximadamente 18 pulgadas (45 cm) de largo y pesará cerca de 5 libras (2,3 kg).
- Su cerebro todavía tiene que crecer bastante. Es solamente 2/3 del tamaño que será a las 40 semanas.
- El bebé se puede mover un poco menos. Hay menos espacio para rodar dentro del útero ahora. Dile a tu médico si sientes que el bebé se mueve mucho menos.
- Sus patadas y estiramientos pueden empujar tu vientre e inclusive es posible que veas el movimiento del bebé. ¿Es la espalda, el pie o el codo del bebé que sientes?

Mes 9 (37 a 40 semanas)

- La mayoría de los bebés miden alrededor del 19 a 21 pulgadas (48 a 53 cm) de largo en el momento de nacer. La mayoría pesan entre 6 y 9 libras (2,7 a 4 kg).
- Sus pulmones todavía se están preparando para respirar aire.
- El bebé está más seguro en tu cuerpo hasta por lo menos las 39 semanas.
- Está acumulando grasa para mantenerse caliente.
- El bebé está en un espacio estrecho en el útero, pero aún debes de sentir cómo patea y que se da vuelta.
- Sus uñas se están alargando.
- El bebé se asentará más abajo en tu útero. Podría estar con la cabeza hacia abajo, o su trasero hacia abajo (de nalgas) o recostado de lado.

Cómo está cambiando tu cuerpo

Tu cuerpo en el mes 7 (29 a 32 semanas)

- Podrías aumentar otras 4 libras (1,8 kg) este mes.
- Debes todavía sentir que el bebé se mueve. Si está moviéndose mucho menos, llama a tu proveedor.
- Los pies y las piernas se te pueden hinchar. Si las manos y la cara se te hinchan mucho, llama a tu proveedor.
- Puede ser difícil mantener el equilibrio con tu gran barriga. Ten cuidado de no caerte.
- Es posible que sientas calor y que tengas dificultad para dormir.
- Probablemente sentirás contracciones de Braxton-Hicks.

Mes 8 (33 a 36 semanas)

- Aumentarás unas 4 libras más (1,8 kg) este mes.
- El bebé empujará en tus costillas.
- También empujará en tu estómago, tus pulmones y tus otros órganos a un lado. Te podrá resultar difícil respirar profundamente o comer una comida grande.
- Tus senos pueden hincharse más y te pueden doler. El calostro te puede gotear de los pezones.
- Puedes sentir mucho calor. Usa ropa ligera y suelta.
- Puedes gotear orina al estornudar, toser o reírte.
- Las articulaciones de la cadera pueden relajarse y esto te puede causar dolor. Puedes sentirte mareada si te levantas de repente. Trata de no caerte.

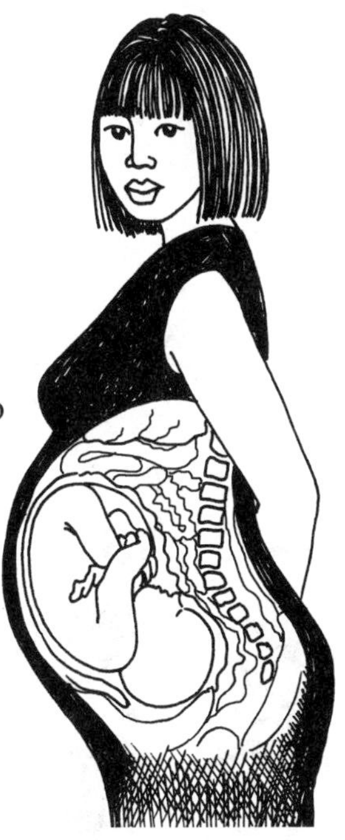

En los últimos tres meses, el bebé al crecer empuja contra los pulmones, el estómago y los intestinos.

Mes 9 (37 a 40 semanas)

- Aumentarás unas 4 libras más (1,8 kg) este mes.
- El bebé se moverá hacia abajo, (caerá) hacia la pelvis. Él está poniéndose en posición para el parto. Tú puedes sentir que el útero empuja hacia abajo hacia el cuello uterino o las nalgas.
- Respirar y comer pueden ser más fáciles después de esto, pero puedes tener que orinar con más frecuencia. También puedes tener estreñimiento más fácilmente.
- Tu cuello uterino empieza a ponerse suave y fino antes de abrirse.
- Puedes sentirte pesada y cansada. Tómate el tiempo que necesites para descansar.

Fundamentos del tercer trimestre

Tu lista de tareas pendientes

"Justo antes de que naciera mi bebé, limpié todo los gabinetes de la cocina completamente. Yo estaba sorprendida de tener la energía para hacerlo".

- Ve a tus chequeos prenatales. Tendrás dos en tu octavo mes y más en el último mes.
- Ve a tus clases de parto. Pídele a tu pareja de parto que vaya contigo. Practica los ejercicios que aprendas.
- Haz tu plan de parto (más adelante en este capítulo). Habla sobre esto con tu proveedor cuando vayas al chequeo.
- Selecciona el proveedor de tu bebé. (Véase el capítulo 5.)
- Aprende como cuidar de tu bebé. Tu hospital, clínica o centro de comunidad puede tener clases. No tendrás mucho tiempo después de que el bebé nazca.

Hábitos saludables—¡Mantenlos!

- Continúa cocinando y comiendo alimentos saludables como proteínas, verduras y granos. Y acuérdate de tomar tus vitaminas prenatales.
- Bebe por lo menos 8 vasos grandes de agua cada día.
- Toma un paseo cada día, incluso si es una caminata lenta.
- Mantente alejada del alcohol, las drogas, los cigarrillos y el humo. Evita a las personas o lugares que te hacen sentir insegura.
- Al conducir, trata de sentarte lo más lejos posible del volante. Si eres muy baja, esto es muy importante.

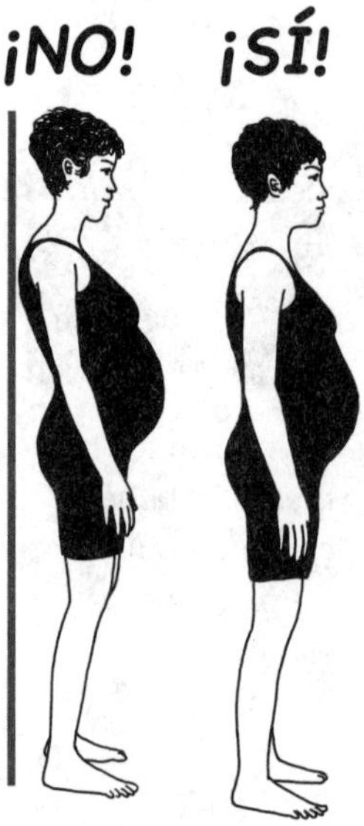

¡NO! ¡SÍ!

Practica con la espalda recta, la frente en alto y tirando en tu vientre.

Ejercicios para hacer ahora

A medida que tu vientre se hace más grande, asegúrate de no darte por vencida en hacer los ejercicios. Repasa los ejercicios en los capítulos 3, 7 y 8. Asegúrate de hacer estos dos:

- Ahora es más importante que nunca mantener tu espalda fuerte, ponte de pie con la espalda recta, la frente en alto, y mete la tripa. El bebé que está creciendo hará que tu vientre aumente de peso. Será fácil dejarlo colgar.
- Estirar las caderas te ayudará mucho para prepararte para el parto. Así que practica ahora sentándote en esta posición por un rato todos los días. Pruébalo en el suelo o sentada en una silla firme sin brazos.

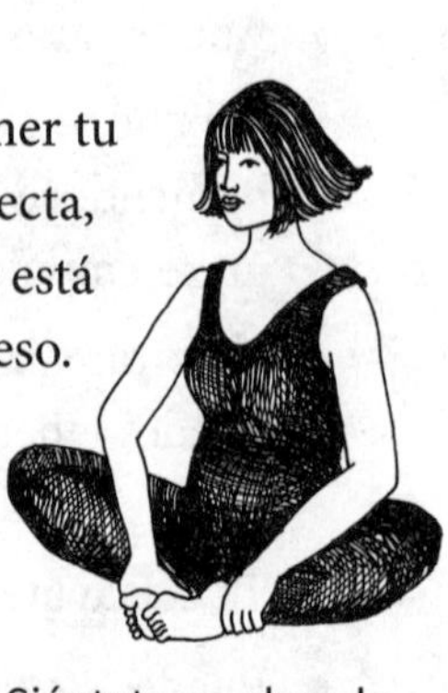

Siéntate en el suelo para estirar las caderas.

Qué hacer si no puedes dormir

Puede ser muy difícil dormir bien en estos meses. A medida que tu bebé crezca, será más difícil sentirte cómoda. Tu espalda y cuello pueden dolerte. Tus piernas pueden sufrir calambres y las caderas pueden dolerte. Puede ser difícil respirar y puedes tener ardor de estómago. Probablemente tengas que levantarte a menudo para ir al baño.

Trata de mantenerte activa todos los días. Incluso sólo un paseo después de la cena puede ayudarte a dormir mejor. Prueba estos consejos para obtener más descanso:

- Toma una siesta cuando puedas. Tu cuerpo necesita descansar todo lo posible en estos momentos.
- Al acostarte para descansar, respira profundamente. Relájate usando los métodos que aprendiste en la clase de parto.
- Acuéstate sobre tu lado izquierdo. Ponte almohadas debajo de la espalda, del vientre y del cuello. También ponte una gran almohada entre las rodillas.
- Evita acostarte boca arriba por un rato largo. Esto puede ser malo para ti y el bebé.
- Bebe mucha agua temprano en el día. Bebe menos después. Esto puede ayudarte a levantarte con menos frecuencia a orinar en la noche.
- Observa cómo te sientes. No poder dormir puede ser un signo de la depresión o la ansiedad. (Véase el capítulo 16.)

Ponte cómoda—acuéstate sobre el lado izquierdo con almohadas debajo tu rodilla.

Patadas y siestas del bebé

Los bebés tienen momentos tranquilos y activos cada día. Probablemente sentirás que tu bebé se mueve por lo menos 10 veces cada 1 a 2 horas. A medida que se acerque la hora del nacimiento, el bebé puede calmarse y reducir la frecuencia de las patadas. No tiene mucho espacio adentro para moverse.

Si tú piensas que el bebé ha estado moviéndose mucho menos durante un periodo de 24 horas, llama a tu proveedor. Puede que desee hacer pruebas para averiguar por qué no se ha estado moviendo

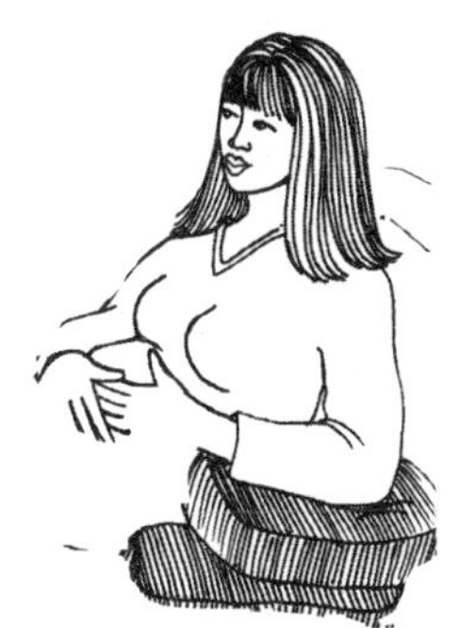

Sentir el movimiento del bebé

Preguntas médicas importantes

¿Qué pasa si tengo la presión arterial alta?

La presión arterial alta durante el embarazo (también llamada toxemia, preeclampsia o hipertensión gestacional) puede llegar a ser peligrosa

Las señales de que tu presión arterial puede estar empeorando

- Aumento repentino de peso (más de una libra en un día)
- Dolor de cabeza
- Manos y cara hinchadas
- Visión borrosa o ver manchas
- Náuseas y vómitos

Esto podría ser una emergencia. ¡Llama a tu proveedor de inmediato!

para ti y tu bebé. Es más probable que ocurra con un primer embarazo. Si tienes la presión arterial alta, necesitas tomar especial cuidado de ti misma para evitar problemas más graves.

¿Qué pruebas prenatales necesito ahora?

Prueba	¿Para qué sirve?	¿Cómo se hace?	Los riesgos o efectos secundarios
Perfil biofísico ("BPP") Se puede hacer en cualquier momento. Se hace a menudo cuando la mamá va más allá de la fecha estimada del parto.	Comprobar la respiración, el movimiento, el tono muscular y el ritmo cardíaco del bebé. También es para comprobar el nivel de líquido amniótico.	La ecografía y prueba sin estrés (ver más abajo)	Ninguno
Prueba sin estrés *Después de 28 semanas*	Buscar cualquier signo de malestar en el bebé	Un cinturón alrededor de la barriga de la mamá mide el ritmo cardíaco del bebé	Ninguno
Estreptococo del grupo B *36–37 semanas*	Comprobar si hay bacterias estreptococos del grupo B y riesgo de infección al bebé	Efectuar un cultivo vaginal y anal	Ninguno

Maneras en que puedes ayudar al bebé a darse vuelta

Si tu bebé no tiene la cabeza hacia abajo en las semanas 34 a 36, es posible tratar de ayudarlo a darse vuelta. Aquí hay algunas cosas suaves que puedes hacer para ayudarlo a voltearse.

- Prueba a hacer posturas que pueden abrir la pelvis y darle espacio al bebé para darse la vuelta (inclinación de nalgas, decúbito lateral y movimientos de lado a lado)
- Cuidados quiropráctico (Técnica Webster)
- Masaje o terapia craneosacral (Masaje Maya o Liberación Miofascial)
- Sonidos, el frío, la relajación (a través de hipnosis, escribir en un diario, descanso)
- Remedio homeopático (la moxibustión)

Estas técnicas no son probadas, pero muchas mujeres las han encontrado útiles. Pregúntale a tu proveedor si hay alguna razón por la cuál no debes intentar estas técnicas. Consulta el capítulo 17 para recursos para aprender más.

La inclinación de nalgas es una forma de dar al bebé espacio para darse la vuelta de forma natural. Túmbate boca arriba en una tabla de planchar que esté apoyada con un lado más alto. Tu cabeza debe de estar en el lado más bajo y tus pies en el más alto.

¿Y si la cabeza de mi bebé no está abajo?

Casi todos los bebés tienen la cabeza hacia abajo con la cara mirando a la espalda de la madre antes del nacimiento. (Esto se denomina la posición de vértice.) Esta es la mejor posición para el nacimiento. Es más fácil para el bebé moverse hacia abajo y afuera con la cabeza en primer lugar. Pero tu bebé podría estar con la cabeza hacia abajo, con la cabeza hacia arriba (de nalgas), o de lado (transversal). También puede estar enfrentando la espalda de la madre (posterior) o la parte frontal de la madre (anterior). En estas otras posiciones, el parto a través de la vagina sería difícil. En muchos de estos casos, la madre puede necesitar una cesárea.

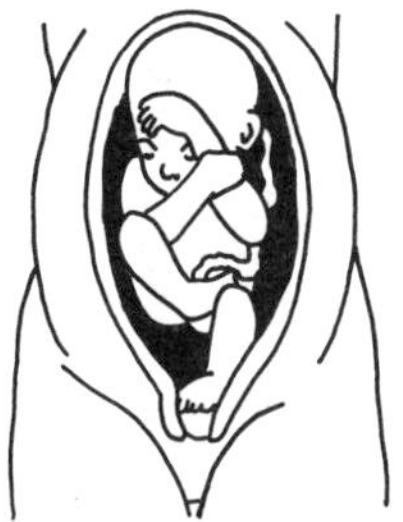

Bebé en posición podálica con una pierna abajo

Si el bebé no está con la cabeza hacia abajo a medida que tu fecha estimada del parto se acerca, puedes intentar técnicas moderadas para conseguir que se dé la vuelta (véase el cuadro arriba). O tu proveedor puede tratar de conseguir que voltee

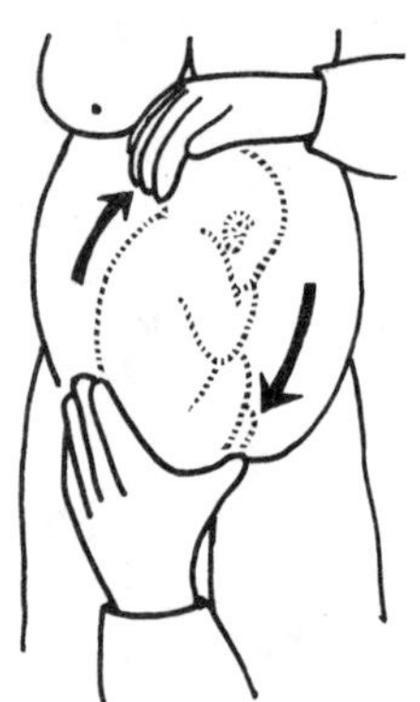

Una versión externa para cambiar la posición del bebé

empujando en el exterior de tu útero. Esto se llama una versión externa. Él presionaría sus manos en la parte exterior de tu abdomen para empujar con cuidado al bebé a una nueva posición. Mientras está empujando, el proveedor vigila el ritmo cardíaco del bebé para asegurarse de que no le molesta demasiado. Esta presión no es agradable, pero puede ayudarte a evitar la cirugía.

Si tu proveedor no logra voltear a tu bebé y no hay éxito en voltear al bebé de otras formas, tu proveedor probablemente te recomendará una cesárea como opción más segura. Consulta el capítulo 10 para aprender acerca de la cesárea.

¿Quiero que le hagan la circuncisión a mi hijo?

Esto es una decisión para ti y tu pareja. Al nacer, la piel del pene (el prepucio) está intacto. Le cubre todo el pene hasta la punta. La circuncisión es una cirugía que corta parte de esta piel, para que la punta del pene no esté cubierta. Si Uds. deciden que se lo hagan, lo harán poco después del nacimiento. Por lo tanto, es bueno decidir antes de que el bebé llegue. Obtengan más información acerca de la circuncisión en el capítulo 11.

Tu cuerpo se prepara para el parto

Contracciones preparto

Las leves contracciones de Braxton-Hicks que puedas haber estado sintiendo se volverán más fuertes cerca de la fecha del parto. A veces, estas contracciones se sienten tan fuerte que podrías pensar que estás lista para el parto verdadero. Estas contracciones se llaman "parto falso". Si tú has dado a luz antes, las contracciones de Braxton-Hicks pueden sentirse más fuerte la siguiente vez.

Repasa cómo saber si estás teniendo contracciones de parto prematuro (capítulo 8). Si las contracciones empiezan a pasar con regularidad y hacerse más fuerte, puede ser el parto verdadero. (Aprende más información acerca de los signos del parto verdadero en el capítulo 10.)

Tus últimas visitas prenatales

Tu proveedor querrá comprobar con mayor frecuencia que todo vaya bien en las últimas semanas de embarazo. Es probable que compruebe:

- Hasta qué punto el bebé se ha movido hacia abajo y su posición
- Cuánto ha cambiado el cuello del útero

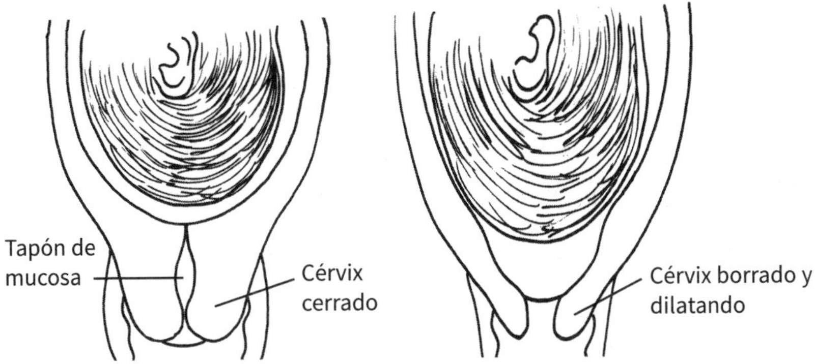

Cómo se abre el cuello del útero

El borramiento es el adelgazamiento del cuello del útero. La dilatación es la apertura del agujero. Ambas cosas suceden a medida que el cuerpo del bebé presiona sobre el cuello del útero.

El cuello del útero comienza a adelgazarse (borrarse) y a abrirse (dilatarse) en el último mes. Es posible que no sientas que esto está ocurriendo. Por lo general, va a cambiar más rápidamente cuando entras en el parto activo.

El tapón de mucosa espeso de tu cérvix puede salirse con un poco de sangre (llamado "secreciones rosadas o sangrientas").

Últimos pasos para prepararse

Tú puedes hacer muchas cosas para prepararte para el parto.

Mantente activa. Continúa los ejercicios y estiramientos de los capítulos 3 y 8 mientras que se sigan sintiendo cómodos. Recuerda que sentarte en cuclillas, los ejercicios de Kegel y los masajes te ayudan a prepararte para empujar. Practica apretar y relajar los músculos.

Practica relajarte durante las contracciones. Utiliza tus contracciones de Braxton-Hicks para practicar lo que has aprendido acerca de la relajación. A medida que tu abdomen se pone duro, prueba las formas de respiración que aprendiste en las clases de parto.

Tener relaciones sexuales también puede ayudar a prepararte para el parto. Si quieres tener relaciones sexuales y tu proveedor no dice que no debes, puedes tenerlas hasta que rompas fuente. Puedes sentir contracciones si tienes un orgasmo. El semen también puede ayudar a adelgazar el cuello del útero. Y las hormonas y las buenas sensaciones que da el sexo pueden ayudar a relajarte. Consulta el capítulo 8 para más información.

Ponte cómoda. Estar de pie con la espalda recta, acostarte sobre tu lado izquierdo y usar muchas almohadas te ayudará en estos últimos meses. Repasa los consejos para descansar en la primera parte de este capítulo. Regresa al capítulo 8 para obtener más consejos sobre cómo mantenerte cómoda.

Trata de no ser impaciente

La mayoría de los bebés sabe cuándo es el momento de nacer. Una vez que el bebé alcanza el término temprano (37 semanas), no tienes que preocuparte si el parto empieza por su propia cuenta. Significa que el bebé probablemente está listo para nacer. Los bebés que nacen en el período de las semanas 39 y 40 probablemente serán más saludables. El cerebro y los pulmones del bebé siguen desarrollándose en las últimas semanas. Es por esto que es mejor no dar a luz demasiado temprano.

Tu proveedor te puede hablar acerca de estos cuatro períodos de nacimiento:

- Término temprano: semanas 37 y 38
- Término completo: semanas 39 y 40
- Término tardío: 41 semanas
- Pos-término: 42 semanas y más allá

Si el parto comienza antes de las 37 semanas, es posible que el bebé necesite cuidado especial, pero no es tu culpa. Algunos bebés nacen antes de tiempo, no importa lo que hagas. Recuerda que tú le has dado al bebé el mejor cuidado posible para todo el tiempo que ha estado dentro de ti.

Lee el capítulo 10

Aprende todo lo que puedas acerca del parto antes de que comience. Te será más difícil tratar de aprender después de que haya comenzado el parto, pero si es necesario, las enfermeras, médicos y matronas serán capaces de ayudarte.

Conoce los signos del comienzo del parto

Recuérdate a ti misma acerca de lo que va a pasar y cuándo debes llamar a tu proveedor.

Dales a tus otros niños más atención ahora

Explícales a tus hijos mayores que vas a tener el bebé pronto. Diles cuál es el plan, cuándo es posible que te vayas, quién se quedará con ellos, y cuándo regresarás. Piensa en algo especial que puedan hacer, ya sea por su propia diversión o para dar la bienvenida al bebé. Déjales saber cuándo van a ser capaces de ver y conocer al bebé.

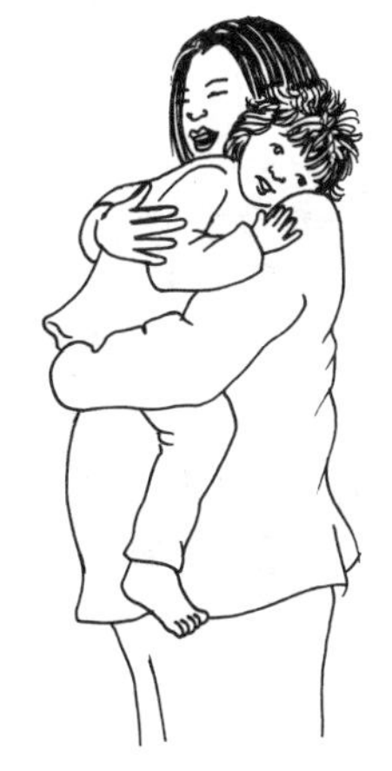

Asegúrate de que tus niños mayores sepan que tú los seguirás amando un montón a todos.

Recuerda que tu bebé puede escuchar los sonidos que haces. Pídele a tu pareja y a tus otros niños que hablen con él. Él conocerá estas voces familiares cuando nazca.

Si estás planeando un parto en casa, piensa si deseas que tus otros niños estén allí contigo. Tendrás que explicarles lo que pueden esperar. Las visiones y sonidos del parto y del nacimiento podrían producir miedo en los niños mayores. Si son suficientemente mayores para entender, pregúntales si quieren estar ahí. Habla con tu matrona sobre cómo prepararlos.

Es mejor pedirle a alguien de confianza que venga a cuidar a los niños mayores incluso si ellos dicen que quieren estar contigo. De esa manera, podrían cambiar de opinión, salir, tener comida, y jugar mientras tú y tu pareja están ocupados.

Prepara todas las cosas prácticas

- ☐ Regístrate en el hospital o centro de nacimiento antes de tiempo. Esto hará que todo sea más fácil cuando llegues y estés por dar a luz.
- ☐ Haz tu maleta. (Consulta el capítulo 10 para obtener una lista de las cosas que debes llevar contigo.)
- ☐ Planea cómo llegar al hospital. ¿Quién te va a llevar? Es buena idea pedirle a más de una persona que te lleve al hospital, en caso de que uno de ellos esté ocupado. ¿Sabe esa persona cómo llegar allí?
- ☐ Consulta con tus amigos que te han dicho que te van a ayudar después de que regreses a casa. Asegúrate de que puedan hacerlo.
- ☐ Elige al médico o enfermera del bebé. Mira hacia atrás en el capítulo 5 para recordar los consejos sobre cómo hacer esta gran decisión.

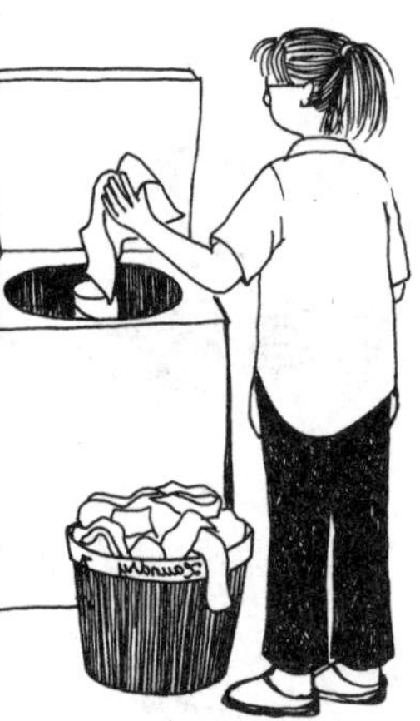

Pídeles a tus amigos y parientes que ayuden en la casa.

Cosas que debes tener preparadas en casa

- ☐ Algunas comidas cocinadas en el congelador
- ☐ Almohadillas o compresas menstruales (no tampones)
- ☐ Pañales y otros suministros para el bebé
- ☐ Jabón suave para la ropa del bebé

Anota tu plan de parto

Un plan de parto es una lista o carta acerca de cómo deseas que vaya tu parto. Es una herramienta para hablar con tu proveedor acerca de qué tipo de cuidado deseas. Si vas a dar a luz en un hospital, este plan ayuda a las enfermeras, a los médicos y a las matronas a saber tus metas. También te ayudará a ti y a tu(s) persona(s) de apoyo a mantener un registro de las decisiones que has tomado.

Qué debes incluir

Haz tu plan de parto después de haber aprendido todo sobre el parto y el nacimiento. Habla con el líder de la clase de parto sobre qué poner en el plan. Pregúntale a tu médico, matrona o enfermera, también. Los proveedores son más propensos a leerlo si cabe todo en una página, así que piensa bien en lo que es más importante para ti.

No importa el tipo de parto que tengas, tendrás decisiones que hacer. Piensa en tu parto perfecto. ¿Qué hace que sea perfecto para ti y para el bebé?

Ahora, piensa en algunas de las cosas difíciles que podrían salir durante el parto. ¿Cuáles de ellas te importan mucho? Anota estas cosas también. Es muy difícil pensar con claridad durante el parto, y por eso es que tener las cosas escritas es útil.

¿Qué más?

Si estás planeando un parto en casa o en un centro de maternidad, es una buena idea hacer un plan alterno en caso de que termines en el hospital. Pregúntale a tu proveedor médico qué cosas debe incluir. (Vuelve al capítulo 5 para revisar lo que es diferente en el hospital.)

Anota también las elecciones que has hecho sobre el cuidado de tu bebé inmediatamente después del nacimiento.

Mi plan de nacimiento

Estos son mis deseos. Sé que puedo cambiar de opinión en cualquier momento. También sé que si surgen problemas, puede que las cosas que yo quiero no pasen.

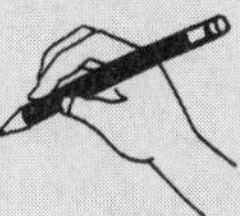

Nombre: ______________________________

- Mi pareja de parto/equipo de apoyo para el parto: ______________________
- Quiero ser capaz de caminar durante el parto. Sí ___ No ___
- Quiero tener la medicación tan pronto como sea posible. Sí ___ No ___
- No quiero ningún medicamento para el dolor. Sí ___ No ___
- Si necesito medicamentos, me gustaría este tipo: ______________________
- ¿Cómo voy a decidir si los necesito? ______________________
- Me gustaría probar estas posiciones durante el parto: (indicar con círculo) de pie, sentada, en cuclillas, otra ______________________.
- No quiero una episiotomía si es posible. Por favor, use otros métodos para evitar desgarramiento o corte. Sí ___ No ___
- Me gustaría que ______________________ corte el cordón.
- Quiero amamantar a mi bebé de inmediato. Sí ___ No ___

  Me gustaría que mi bebé sólo tome leche materna hasta que nos vayamos a casa. Sí ___ No ___
- Quiero que mi bebé permanezca en mi habitación todo el tiempo. Sí ___ No ___
- En caso de una cesárea, me gustaría ver lo que está sucediendo o que el médico me diga lo qué está sucediendo. Sí ___ No ___. Mi pareja de parto quiere estar conmigo durante la cesárea. Sí ___ No ___
- Si tengo un varón, yo quiero que sea circuncidado. Sí ___ No ___
- Quiero que usen medicamentos para reducir el dolor del bebé en la circuncisión.
- Mi pareja y yo queremos estar presentes durante la circuncisión. Sí ___ No ___
- Será una ceremonia religiosa. Sí ___ No ___
- Otras cosas que quiero que mis cuidadores sepan:

____

____

____

____

Sé realista acerca de tus objetivos

Es importante pensar en tus objetivos antes de que estés en el parto. Esto ayuda a todos los que te apoyan a ti y a tu bebé. Cuando hables con tus proveedores, pregúntales lo que piensan de tu plan. A veces las reglas del hospital pueden impedir algunas de tus metas. A veces tú y tu proveedor pueden tener opiniones muy diferentes. Un plan de parto es una manera de establecer lo que es importante para ti, lo que te produce miedo, y lo que te entusiasma. Hay cosas que se pueden discutir, pero no tus sentimientos. Tener claro tus objetivos puede ayudar a tu pareja o equipo de cuidado a ayudarte.

¿Qué hacer con el plan?

Pide que te lo guarden con tus datos médicos. Trae algunas copias contigo a tu parto. Si estás en el hospital, pídele a la enfermera que te lo cuelgue en la puerta o que te lo ponga en la parte frontal de tus datos médicos.

Recuerda que cada parto es diferente. Es posible que las cosas no pasen en la manera que describes en tu plan de parto. O bien, puedes cambiar de idea acerca de algo. Tu plan de parto es sencillamente una anotación de tus metas. Si las cosas cambian, haz preguntas hasta que te sientas bien acerca de lo que está pasando. No tengas miedo de pedirles a tus proveedores que te expliquen las cosas. Si es de emergencia, ellos no van a dejar que tus preguntas estorben el cuidado de ti o de tu bebé.

Consejos para la pareja

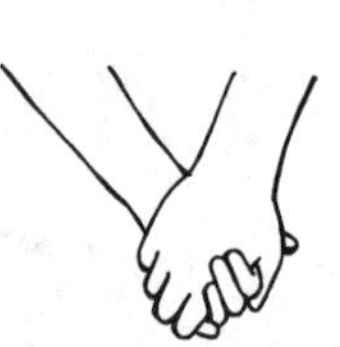

- Estate listo. Asegúrate de conocer las señales del parto. Asegúrate de saber cuándo llamar al médico, comadrona o enfermera. Asegúrate de saber cuándo ir al hospital o al centro de maternidad, y cómo llegar allí.
- Atención a las señales de advertencia del parto prematuro (página 110) y de la presión arterial alta (página 122).
- Practica lo que has aprendido para ayudar a tu pareja a relajarse durante el parto.
- Habla sobre el plan de parto. Asegúrate de saber lo que ella quiere y lo que no desea para que puedas apoyarla cuando sea el momento.
- Sé paciente. Tu pareja puede estar muy cansada e incómoda en estas últimas semanas. Ayúdala a mantenerse relajada mientras los dos esperan al bebé.

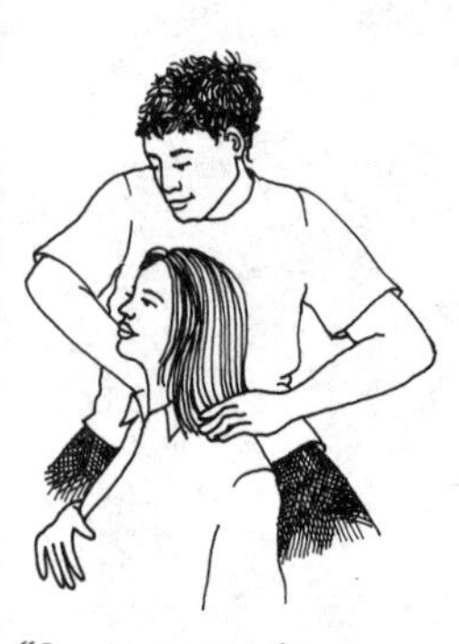

"Se siente tan bien cuando mi pareja me masajea los hombros".

Chequeos de mes a mes

Mes 7

Preguntas para hacer en mi chequeo de siete meses

- *¿Cuánto tiempo debo planear para seguir trabajando?*
- *¿Es probable que entre en parto temprano (parto prematuro)?*
- *¿Tengo los pezones invertidos?*
- Como muchas verduras, frutas y granos, pero todavía estoy estreñida. *¿Qué más puedo hacer?*
- *¿Debo empezar a contar la frecuencia con que mi bebé se mueve?*
- Si tú estás esperando gemelos: *¿Hay algo especial que debo saber para prevenir el parto prematuro?*

Otras preguntas que tienes:

1. ______________________________

____

____

2. ______________________________

____

____

3. ______________________________

____

____

Tus apuntes del chequeo de siete meses

Hoy en día, ________________, tuve mi chequeo de siete meses.

Tengo _______ semanas de embarazo. Peso _______ libras/kg.

He aumentado _______ libras/kg desde mi último chequeo.

Mi presión arterial es _______ (ver más abajo).

Cosas que aprendí hoy:

1. ____

____

2. ____

____

3. ____

____

Tu próxima visita será

El ________ del ____________, a ____:____.
(día) (mes) (hora)

Preguntas para hacer en tu próximo chequeo

- *¿Crece bien mi bebé?*
- *¿Podemos mi pareja y yo todavía tener sexo y cuáles son las posiciones mejores en este momento?*
- *¿La cabeza del bebé está hacia abajo o hacia arriba?*
- *¿Cómo tengo la presión arterial?*
- *¿Qué tipo de ejercicio debo hacer ahora?*
- *¿Cómo me registro en el hospital o centro de nacimiento antes de ponerme de parto?*

Otras preguntas que tengo:

1. ____

____

2. ____

____

3. ____

____

Mis apuntes del chequeo #1 de ocho meses

En esta fecha, _________, tuve mi primer chequeo de ocho meses.

Tengo _______ semanas de embarazo. Peso _______ libras/kg.

He aumentado _______ libras/kg desde mi último chequeo.

Mi presión arterial es _______ (ver más abajo).

La posición de mi bebé: _________________________.

Cosas que aprendí hoy:

1. ____
   ____
2. ____
   ____
3. ____
   ____

Mi médico o comadrona quiere que llame cuando tenga estos signos del parto:

1. ____
   ____
2. ____
   ____
3. ____
   ____
4. ____
   ____

Mi próximo examen será el

El _________ del ____________, a ____:____.
(día) **(mes)** **(hora)**

Mis apuntes del segundo chequeo de ocho meses

En esta fecha, ________, tuve mi segundo chequeo de ocho meses.

Tengo ______ semanas de embarazo. Peso ______ libras/kg ahora.

He aumentado ______ libras/kg desde mi último chequeo.

He aumentado ______ libras/kg desde que me quedé embarazada.

Mi presión arterial es ______.

Cosas que aprendí hoy:

1. ____
2. ____
3. ____

Mi próximo examen será el

El _________ del _____________, a _____:_____.
(día) (mes) (hora)

Preguntas para hacer en tus chequeos de nueve meses

- *¿Cómo sabré si mis contracciones son el parto verdadero? Cuándo debería llamarte?*
- *¿Qué posiciones (sentada, en cuclillas o acostada) son mejores durante el parto?*
- Si necesito medicamentos para el dolor, *¿qué tipo me aconsejaría? ¿Qué efectos secundarios tendrían para mi bebé y para mí?*
- *¿Quién me puede ayudar con la lactancia materna?*
- *¿Necesito una prueba de estreptococo del grupo B?*

Otras preguntas que tengo:

1. ____
   ____
2. ____
   ____
3. ____
   ____

Utiliza la última página de este capítulo para escribir las cosas que quieres recordar acerca de este importante momento.

Mis apuntes del primer chequeo de nueve meses

En esta fecha, __________, tuve mi primer chequeo de nueve meses.

Peso _______ libras/kg ahora.

He aumentado _______ libras/kg desde mi último chequeo.

Mi bebé ya bajó (está en posición)? Sí___ No ___

Cuello uterino _______ por ciento borrado y _______ centímetros de dilatación. (Esto no se puede medir en cada chequeo de este mes.)

La posición de mi bebé es de cabeza hacia abajo o de pies hacia abajo _______.

Cosas que aprendí hoy:

1. ____

____

2. ____

____

3. ____

____

Mi próximo examen será el

El __________ del ______________, a _____:_____.
(día) (mes) (hora)

(Páginas de apuntes para las próximas visitas semanales se encuentran al final de este capítulo.)

Mis apuntes del segundo chequeo de nueve meses

Fecha ________________

Peso ______ libras/kg ahora.

He aumentado ______ libras/kg desde que me quedé embarazada.

Cuello uterino______ por ciento borrado y ______ centímetros de dilatación (si se han medido).

Cosas que aprendí hoy:

1. ____
   ____
2. ____
   ____
3. ____
   ____

Mi próximo examen será el

El _________ del ____________, a ____:____.
(día) **(mes)** **(hora)**

Mis apuntes del tercer chequeo de nueve meses

Fecha ________________ Peso ______ libras/kg ahora.

Cuello uterino ______ por ciento borrado y ______ centímetros de dilatación (si se han medido).

Cosas que aprendí hoy:

1. ____

____

2. ____

____

3. ____

____

Mi próximo examen será el

El _________ del _____________, a ____:____.
(día) (mes) (hora)

Mis apuntes del cuarto chequeo de nueve meses

Fecha ____________________ Peso _____ libras/kg ahora.

Cuello uterino_______ por ciento borrado y _______ centímetros de dilatación (si se han medido).

Cosas que aprendí hoy:

1. ____

____

2. ____

____

3. ____

____

Cómo me siento ahora

____

____

____

____

____

____

____

____

____

____

____

____

Tú puedes tomar apuntes sobre lo que pasó durante el parto y el nacimiento al final del capítulo 10.

¡El gran día casi está aquí!

Haya sido tu embarazo fácil o no, sabes que va terminar pronto. Pronto tendrás un nuevo hijo para amar. Ya has comenzado a ser una madre por el cuidado que le has dado a tu bebé nonato hasta ahora.

¿Qué nombres estás pensando en darle a tu bebé?

____

____

____

____

____

¿Cómo te sientes ahora?

______Emocionada______ Ansiosa______ Feliz____ Deprimida

______ Un poco de todo esto

¿Otros sentimientos?

____

____

____

____

____

¿Cuáles son tus deseos especiales?

____

____

____

____

____

¿Tienes nuevas preocupaciones ahora?

Comparte cómo te sientes con tu pareja o con una amiga íntima.

Capítulo 10

El nacimiento del bebé

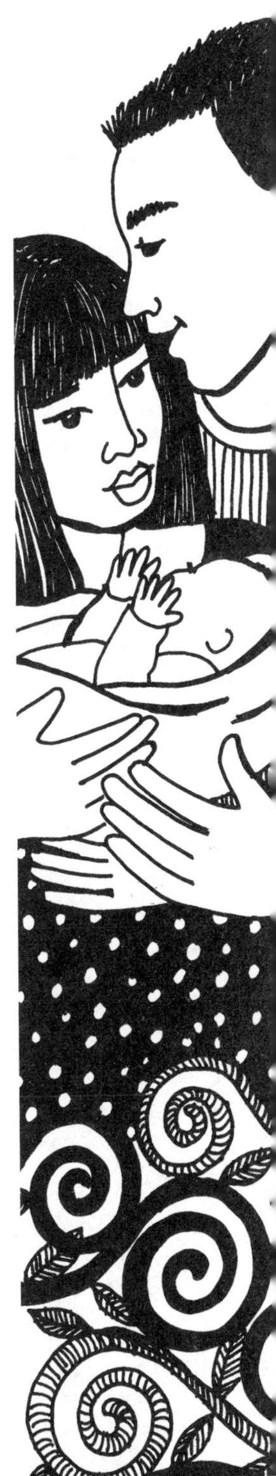

Por ahora, es probable que te sientas muy cansada de estar embarazada y lista para pasar a ser una madre. Mientras esperas el nacimiento de tu bebé, probablemente te sientas emocionada y preocupada.

Dar a luz es una cosa natural y sorprendente. Puede parecer extraño e intenso, pero tu cuerpo sabrá qué hacer. Aprender qué te esperar puede ayudarte a sentirte lista y puede también eliminar el miedo asociado con dar a luz.

En este capítulo encontrarás:

Prepárate antes de tiempo

Este capítulo te dirá todo sobre el parto normal. También te dará información sobre procedimientos médicos (medicamentos o cirugía) que puedes necesitar para un alumbramiento seguro. También encontrarás información sobre algunas sorpresas que podrían venir. Trata de leer todo esto antes de tu noveno mes.

Esperamos que hayas podido tomar una clase de parto. Si no has podido ir a una clase, asegúrate de decírselo a tu proveedor.

Tu plan de nacimiento

¿Recuerdas el plan de parto en el capítulo 9? Si no lo has hecho, ahora es el momento de hacerlo. La lectura de este capítulo te ayudará a decidir acerca de tus deseos. Dale el plan a tu proveedor y asegúrate que tu pareja de parto tiene una copia.

Información para el hospital o centro de parto

Rellena esto antes de que comience el parto:

Tu tipo de sangre (pregúntale a tu proveedor) ________________

¿Problemas con tu embarazo? (diabetes, hipertensión, presión, etc.)

____

Tu médico o comadrona ________________________________

Número de teléfono ________________

Número de teléfono de 24 horas ________________

Médico o enfermera del ____________________

Número de teléfono ____________________

Número de teléfono de 24 horas ____________________

La compañía o plan de seguros ____________________

Número de tu póliza ____________________

Tu pareja de parto (nombre y número de teléfono)

____

¿Tienes un plan de nacimiento? No ____ Sí ____ (En caso afirmativo, ¿dónde está?) ________________________________

Tus contactos en caso de emergencia: (nombres y números de teléfono)

____

____

¿Qué debo llevar conmigo?

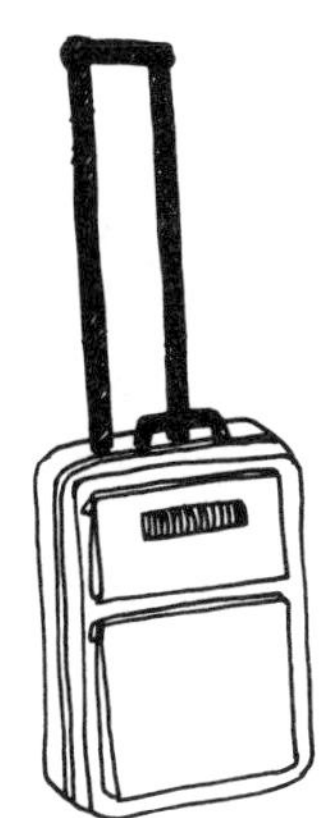

Empaca la mayoría de estas cosas antes de tiempo. Marca cada cosa cuando lo empacas.

- ☐ Tu tarjeta de identificación y tu tarjeta de seguro
- ☐ Tu plan de parto
- ☐ Este libro
- ☐ Un reloj con dos manos o un teléfono inteligente (smartphone) con un temporizador para cronometrar las contracciones.
- ☐ Una pluma y papel para apuntes.
- ☐ Tu música favorita. La música tranquila y suave puede ayudar a relajarte durante el parto.
- ☐ Una cámara con una batería llena y el cargador.
- ☐ Un cargador de teléfono
- ☐ Caramelos sin azúcar para mantener la boca húmeda.
- ☐ Ropa o un camisón para usar si no deseas utilizar una bata de hospital. Lleva una túnica corta o un suéter abierto por delante, zapatillas y calcetines calientes.
- ☐ Cepillo para el pelo, cintas para el pelo, cepillo de dientes y pasta de dientes. Cualquier medicina que te hayan recetado.
- ☐ Otras cosas que puedan ayudarte a sentirte fresca, como limpiador facial, desodorante, loción o maquillaje.
- ☐ Dinero para tu(s) pareja(s) de parto para comprar café y comida.
- ☐ Meriendas para ayudarlos a los dos a mantener la energía. Fruta seca, mantequilla de nueces y queso o yogur pueden darte energía.
- ☐ Un sostén de lactancia.
- ☐ Ropa con elástico o ropa suelta para ponerte cuando regresas a casa.
- ☐ Ropa de niño para llevar el bebé a la casa: un trajecito con pantalones, calcetines y una gorra (los vestidos y las faldas no permiten que el arnés de la sillita para el coche encaje de forma segura.)
- ☐ Un par de mantas de bebé finas y una manta gruesa.
- ☐ Sillita de coche para el viaje a casa. Tú y tu bebé deben viajar con el cinturón de seguridad, incluso en un taxi. Si no tienes una sillita de coche, averigua si el hospital vende sillitas de bajo costo.

Cómo el nacimiento ocurre de manera natural

Esta parte del capítulo sigue el flujo del proceso del parto. Se incluye también información para las parejas de parto con cada etapa del parto.

¡El evento principal!

Nadie puede decir con certeza cuando comenzará tu parto, pero puedes estar segura que va a suceder pronto. Algunas personas tienen signos claros antes de que comience. Otras no los tienen.

En las últimas semanas antes del nacimiento, el bebé desciende (se mueve hacia abajo) entre los huesos de la pelvis. Es posible que tu barriga baje. El cuello del útero se ablanda, se adelgaza y comienza a abrirse. (Ver dibujo, capítulo 9, página 125.) Ahora tus contracciones verdaderas comenzarán.

El parto, por lo general, comienza en cualquier momento a partir de dos semanas antes de tu fecha prevista hasta dos semanas después. El parto puede durar unas horas o más que un día. Es común que el primer parto sea más largo que la segunda o tercera vez que des a luz.

Trata de ser paciente. El cuerpo de un bebé necesita por lo menos 39 semanas en el útero. Su cerebro, los pulmones y el hígado necesitan crecer. Los bebés que nacen demasiado pronto no tienen grasa para mantenerse calientes. También pueden tener problemas con la vista o el oído.

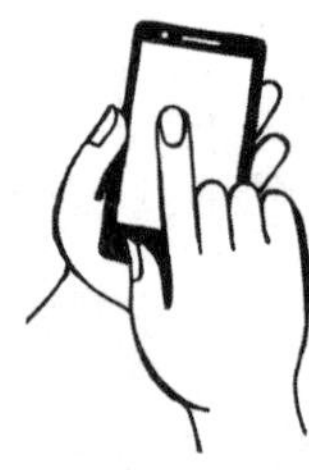

Inicios del parto

Hay una serie de signos de parto. Puede que no tengas todos ellos. Pregúntale a tu médico o comadrona qué más debes observar.

- Un pegote de moco espeso (llamado tapón mucoso) con un poco de sangre roja brillante te sale de la vagina.
- Líquido transparente que brota o gotea de tu vagina. Esto es la ruptura de la bolsa de agua (saco amniótico). Esto puede suceder antes o después de que las contracciones empiecen.
- Dolor lumbar que no desaparece o calambres del vientre bajo (como cuando tienes tu período).
- Evacuaciones muy blandas (o diarrea).
- Las contracciones que se vuelven más fuertes, duran más tiempo, y vienen más y más seguidas.

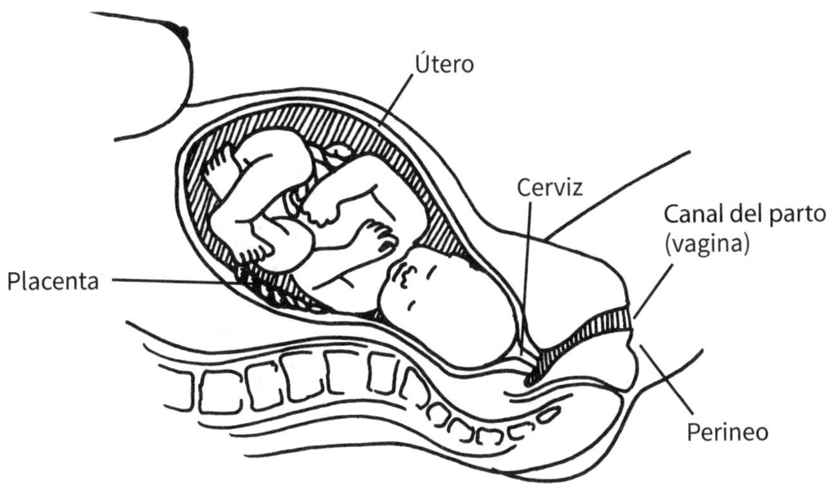

El bebé en el útero—las partes que debes conocer

Llama a tu proveedor a cualquier hora del día o de la noche. Es mejor llamar temprano que esperar demasiado tiempo. Te puede pedir que te quedes en casa por un tiempo, o que des un paseo cerca de tu casa. Si se te ha roto la bolsa de agua, tu proveedor probablemente querrá verte dentro de unas horas.

Pregúntale cuándo debes ir al hospital o centro de nacimiento. Si estás planeando un parto en casa, pregúntale al proveedor cuando vendrá.

¿Es el parto de verdad?

Puede ser difícil saber si tus contracciones son verdaderas. Has sentido contracciones por temporadas en los últimos meses. Prueba estas cosas:

- Acuéstate y descansa un rato.
- Levántate y camina un poquito.
- Bebe un vaso grande de agua y come una merienda pequeña.

Si al hacer estas cosas hace que las contracciones se detengan o se debiliten o se vuelvan más lentas, es probable que no estés verdaderamente en el parto. Las contracciones del parto de verdad no dejan de venir una vez que empiezan.

Mide las contracciones (ver la página 151 sobre cómo medirlas). Las primeras contracciones duran aproximadamente una media hora y vienen cada 15 a 30 minutos.

Las etapas básicas de parto

Primera etapa: Parto (apertura del cuello uterino)

El cuello del útero se abre (dilata) y se adelgaza (borra) para dejar que el bebé pase. Las contracciones se vuelven más fuertes y más rápidas a medida que el útero empuja el bebé hacia abajo en el cervix. Esta es la etapa más larga del parto.

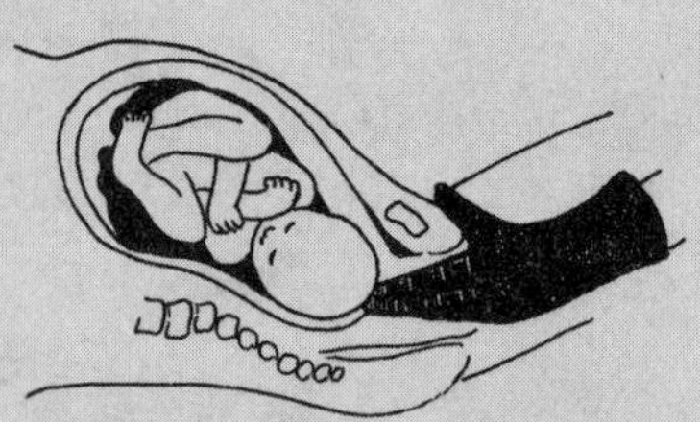

Segunda etapa: El nacimiento de tu bebé (alumbramiento)

Con tu ayuda, las contracciones del útero empujan al bebé a través del cuello uterino abierto, a la vagina. La vagina y el perineo se estiran muy abiertos y el bebé sale.

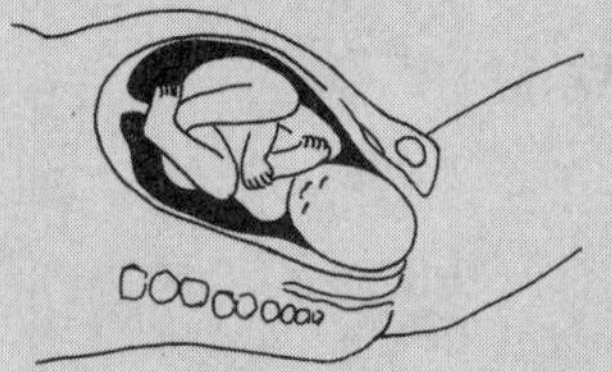

En la segunda etapa, primero el bebé es empujado hacia abajo, hacia el canal del parto.

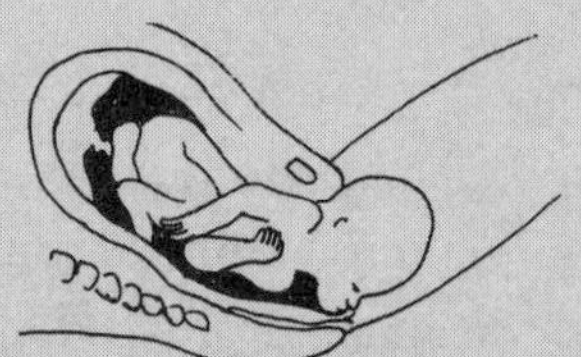

Después, la cabeza del bebé sale a través de la apertura.

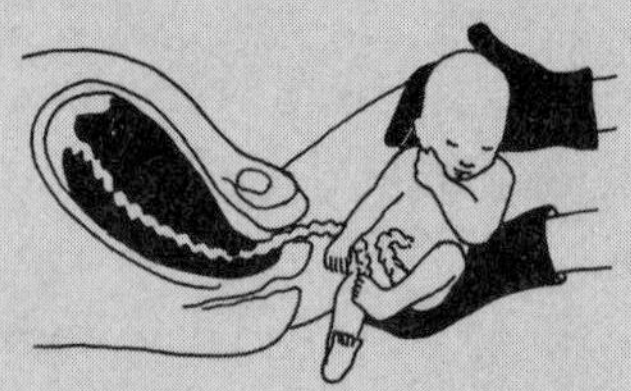

Por último, el cuerpo del bebé sale. El bebé comienza a respirar por sí mismo.

Tercera etapa: Entrega de la placenta

La placenta se desprende de la pared del útero. El útero se contrae para empujarla hacia fuera a través de la vagina. Esta etapa es mucho menos dolorosa. El bebé puede ser puesto en tu pecho durante esta etapa y durante la recuperación.

Cuarta etapa: Recuperación

El útero comienza a encogerse mientras descansas y te relajas. Este es un buen momento para amamantar y hablar con tu bebé. El bebé será examinado y envuelto. Todo esto se puede hacer mientras el bebé está en tu pecho. Recibirás puntos si tienes una rasga o corte en el perineo.

Si no estás segura, llama a tu médico o comadrona. No le molesta que les llamen en cualquier momento. A veces la única manera de saber si es un parto de verdad es que lo compruebe tu proveedor. Él o ella puede sentir donde está el bebé y cuánto ha cambiado el cuello del útero.

Cuando debes llamar al médico o comadrona

Pregúntale a tu proveedor cuando él quiere que le llames. Anota lo que él dice:

____

____

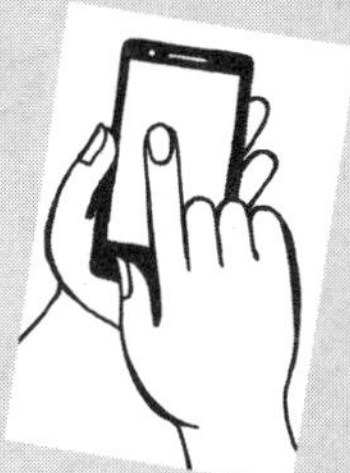

En caso de duda, llama si:

- Tu bolsa de aguas se rompe.
- Las contracciones han sido cada 5 a 10 minutos por lo menos durante una hora.
- No puedes caminar o hablar durante las contracciones.

Dile a tu proveedor todo lo que puedas acerca de lo que está pasando. Si no puedes hablar, pídele a tu pareja que hable con el proveedor.

Hablar francamente sobre el dolor

El dolor será una parte natural de tu parto. No tienes que estar asustada. Viene del esfuerzo que tu cuerpo está haciendo.

El dolor normal proviene de las contracciones del útero, el ensanchamiento del canal del parto y de la pelvis, el estiramiento del perineo. El estrés, el dolor y las contracciones hacen que el cuerpo libere un control natural del dolor (las endorfinas). Esto puede ser muy potente.

El dolor de parto suele comenzar como un dolor de espalda leve o calambres que vienen y van. Los calambres se hacen mucho más fuertes a medida que las contracciones vienen con más frecuencia y duran más tiempo. A medida que comienzas a empujar, el estiramiento de la pelvis, la vagina y el perineo dolerán. Después de que el bebé está afuera, casi todo el dolor se va de inmediato. Entonces, tu bebé podrá ayudar a distraerte de todas las otras cosas.

Dar a luz sin medicamentos puede hacerte sentir muy bien y muy fuerte. Si tu parto va bien, puede que sólo necesites algunos métodos de relajación y confort para salir adelante.

¿Cómo tener menos dolor de forma natural?

- Ten un compañero de parto y/o una comadrona para apoyo, comodidad y ánimo.
- Utiliza la respiración y métodos de masaje para relajarte.

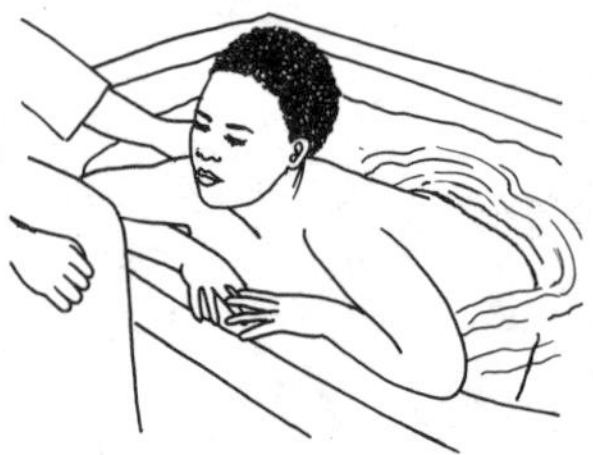

- Cambia de posiciones—siéntate, agáchate, arrodíllate, ponte en las manos y la rodillas, siéntete en una pelota de nacimiento, mécete en una mecedora.
- Camina lentamente mientras tu pareja te sostiene.
- Siéntate en una ducha o báñate en una bañera llena de agua tibia (no caliente)—después de que tengas al menos 6 cm de dilatación.
- Enfócate en el trabajo importante que estás haciendo y piensa que no va a durar mucho más tiempo.

Ayuda para el dolor de espalda

Las contracciones pueden hacer que tu espalda se sienta cansada y dolorida. Este dolor puede ser muy fuerte si el bebé está mirando hacia delante. (La mayoría de los bebés se ponen mirando a la parte de atrás durante el parto.) Cuando el bebé mira hacia delante, la cabeza empuja fuerte en tus huesos, lo que te puede causar mucho dolor. Prueba los métodos de confort mencionados antes.

Aquí hay otras cosas que pueden ayudar:

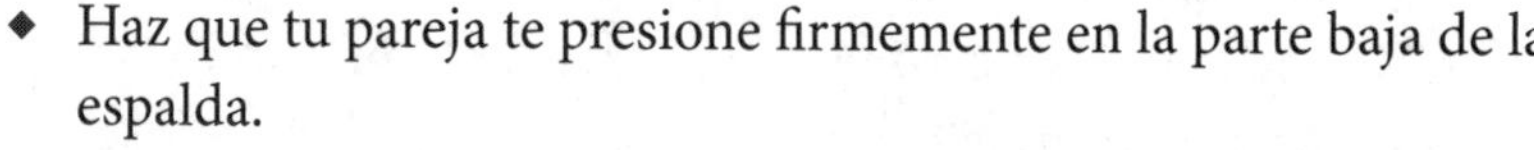

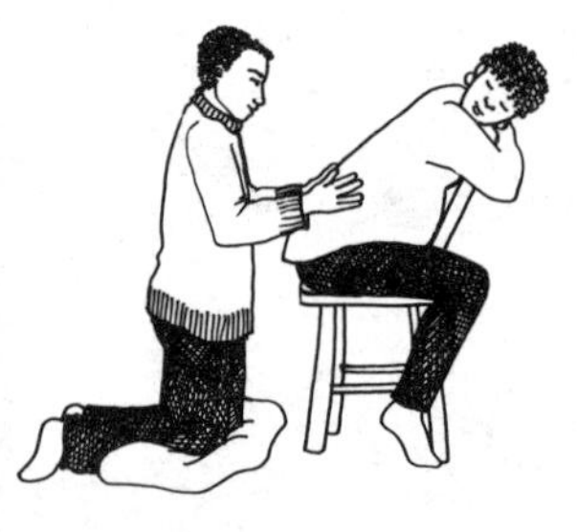

- Haz que tu pareja te presione firmemente en la parte baja de la espalda.
- Coloca una almohadilla térmica o una compresa fría en la parte baja de la espalda.
- Deja que tu pareja te masajee la espalda y las caderas.
- Inclínate hacia delante contra tu pareja, una mesa o cama, o en una pelota de nacimiento. O descansa tu cabeza sobre una almohada mientras te arrodillas en una cama o el suelo. Estos movimientos reducen la presión de tu espalda y dejan que el bebé se cuelgue hacia abajo.

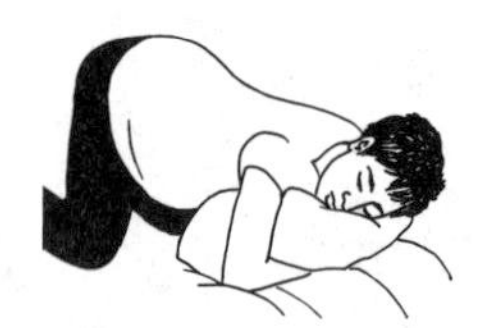

- Acuéstate sobre tu lado si vas a la cama. Trata de descansar.
- Métete en la ducha y pídele a tu pareja que rocíe el agua sobre la parte baja de la espalda. Cierra los ojos y relájate.

Estas cosas pueden ayudarte mucho. Pero, si el parto es muy largo o las contracciones son muy difíciles, es posible que necesites más ayuda. El dolor te cansa mucho. Si tú estás demasiado cansada o sientes demasiado dolor, los medicamentos para el dolor pueden ayudarte. Usarlos no significa que tú hayas fallado de ninguna manera.

Para obtener más información acerca de los medicamentos utilizados para el dolor, consulta la sección sobre medicamentos y la cirugía más adelante en este capítulo (páginas 157–164).

ETAPA 1: Alumbramiento o parto

Durante el embarazo, el útero ha crecido hasta convertirse en el músculo más grande y más fuerte de tu cuerpo. Cuando se inicia el parto, el útero se contrae sin tu ayuda. Esto puede sentirse muy extraño al principio.

Tu trabajo es ayudar al útero a hacer su trabajo. Relájate todo lo que puedas durante las contracciones y descansa en el medio. Mantente activa caminando o cambiando de posiciones. Permanece de pie, siéntate, ponte en cuclillas o arrodíllate. Sólo el acostarte en la cama puede disminuir el ritmo del parto.

Deja que las contracciones hagan el trabajo

Durante el parto, el útero está trabajando para abrir el cuello del útero. En esta fase, el cuello uterino que primero estaba cerrado, se extiende y se abre ampliamente, hasta 10 cm (centímetros) o 4 pulgadas.

Hay tres partes del parto. Tu cuerpo tiene que trabajar más y más a medida que el cuello uterino se abre más.

- **Parto temprano:** Las contracciones son breves y no muy fuertes. El cuello del útero se abre a 4 centímetros. Generalmente, puedes quedarte en casa durante este tiempo.

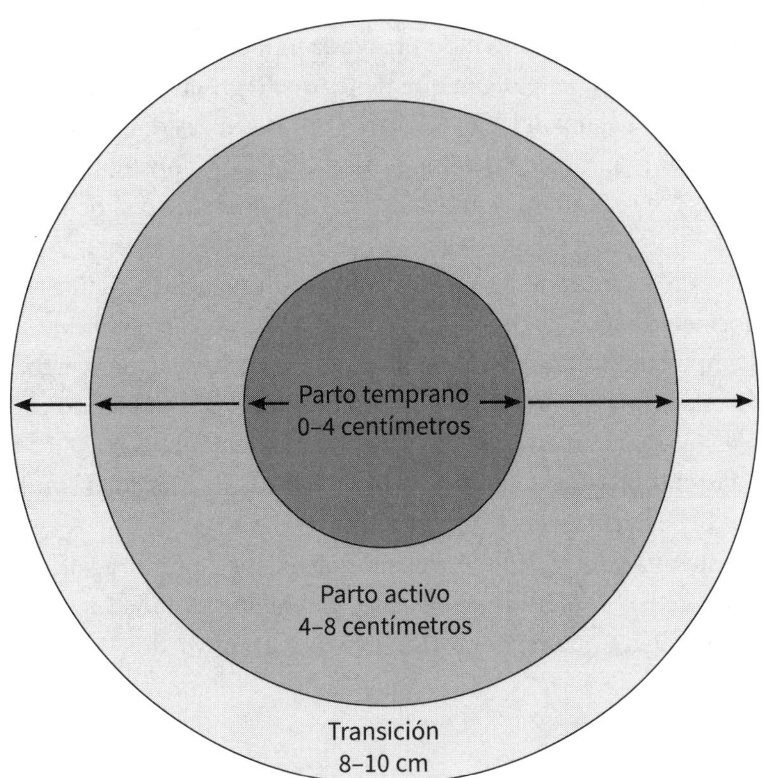

¡El tamaño verdadero del cuello del útero ya que se extiende alrededor la cabeza de tu bebé!

Estar en un ambiente dónde tú te sientes relajada y cómoda te ayudará con el parto temprano.

- **Parto activo:** Las contracciones son más largas y más fuertes. Vienen con más frecuencia. El cuello del útero se abrirá hasta llegar a 8 centímetros. Hay que ir a la clínica de maternidad u hospital ahora. Para un parto en casa, debes llamar a tu comadrona o partera y pedirle que venga inmediatamente, si no lo has hecho ya.

Imagina la cabeza de tu bebé empujando a través de la abertura de una camisa de cuello alto.

- **Transición:** El cuello del útero se ensancha por completo, de 8 a 10 centímetros. Puede que tenga que estirarse un poco más si la cabeza del bebé es muy grande.

Las contracciones en esta fase son las más difíciles, más fuertes, y vienen con más frecuencia. Puede que no tengas tiempo para descansar mucho entre ellas. Trata de no empujar todavía. Empujar demasiado pronto puede retardar la apertura del cuello uterino. Tu proveedor te puede decir cuándo es seguro empujar.

Más sobre el parto temprano

El parto temprano puede durar unas horas o unos pocos días. Tú te sentirás más cómoda en casa en este momento. No es necesario ir al hospital o centro de nacimiento hasta que estés en el parto activo. Llegar al hospital antes de tiempo no ayuda a tu bebé a venir más rápido y es posible que te digan que tienes que regresar a la casa.

Vuelve a las páginas 110 y 147 acerca de las señales del parto y cuándo llamar a tu médico o comadrona. Asimismo, consulta a tu proveedor si de repente tú o tu bebé se sienten diferente o si tienes preguntas.

En la fase del parto temprano, puedes seguir haciendo algunas cosas normales, como cocinar, salir a caminar, ver una película y pasar tiempo con los amigos. Come ligeramente y bebe agua o jugo. Trata de relajarte y toma siestas, pero no te quedes acostada todo el tiempo. Estar sentada, estar de pie y caminar ayudan al bebé a moverse hacia abajo en el canal de parto. Deja que la gravedad ayude a sacar al bebé hacia abajo.

Durante una contracción, prueba los ejercicios de respiración y relajación que has aprendido. Pídele a tu pareja que te mida las contracciones para que sepas cuándo llamar a tu proveedor.

Consejos para compañeros de parto: Mantén un registro de las contracciones

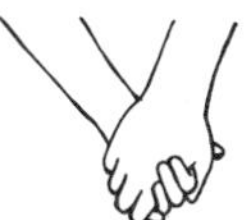

Saber la duración, la fuerza y distancia entre las contracciones es un papel importante para un compañero de trabajo de parto. Esto les indicará a ustedes y al proveedor cómo va el parto. Usa un cronómetro o un reloj con segundero para medir las contracciones. Pon la información en el formulario en el cuadro de la página siguiente.

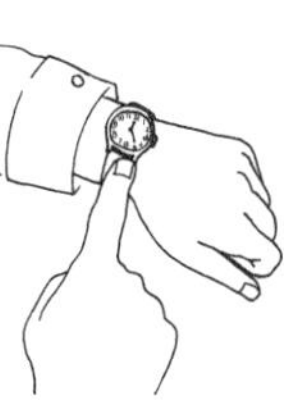

¡Parejas de nacimiento! Es hora de medir las contracciones

Apunta el momento exacto en que cada contracción comienza y s e detiene. Averigua cuánto tiempo duran y la distancia entre ellas (desde el inicio de una contracción hasta el inicio de la próxima).

Nota otras cosas que suceden, como la rotura de la bolsa de aguas.

Hora de inicio	Hora de finalización	¿Cuánto tiempo pasó?	¿A qué distancia?	Otros signos*

(Usa otra hoja de papel para continuar tus apuntes.)

Utiliza este cuadro para ver en qué fase del parto está la madre

Fase	Cuánto tiempo (segundos)	Con qué frecuencia* (minutos)	Centímetros dilatada
Parto temprano	30–45 segundos	15–30 minutos	0–4 cm
Parto activo	45–60 segundos	3–5 minutos	4–8 cm
Transición	45–90 segundos	2–3 minutos	8–10 cm

*Cuenta cuántos minutos pasan desde el inicio de la primera contracción al inicio de la siguiente.

El parto activo: Cuándo el trabajo de la mamá verdaderamente comienza

Una vez que ingreses en el hospital, una enfermera de parto y alumbramiento te ayudará a saber qué hacer. Si tú vas a un centro de maternidad o estás en casa, tu partera te servirá de guía. Estas enfermeras y parteras han ayudado a muchas familias en el momento del parto. Tendrán muchos consejos para ti y tu pareja o equipo de nacimiento. Sus consejos sobre posiciones, qué hacer y cómo respirar pueden ser muy útiles. Si tienes un médico, él probablemente te visitará de vez en cuando. Probablemente regresará y se quedará cuando empieces a empujar.

Hasta entonces, las enfermeras estarán contigo para ayudarte.

Mantente cómoda

Mantenerse tranquila y relajada ayuda a que el parto sea más fácil y que duela menos. Asegúrate de que las enfermeras o la partera tengan tu plan de parto. Bebe agua o jugo o mastica unos trozos de hielo para mantenerte hidratada. Ve al baño cuanto necesites. Para muchas mujeres, sentarse en el inodoro durante el parto es muy cómodo.

Será más fácil relajarse en una habitación tranquila y pacífica. Escucha la música que te gusta. Cuelga un cartel de silencio en la puerta o pídele a la gente que espere fuera si tú sientes la necesidad.

La mayoría de las madres no dan a luz acostadas. Mantenerte activa y estar en posición vertical puede ser más cómodo y ayudar con el progreso del parto.

Algunas posiciones que puedes probar:

- Camina o baila lentamente con tu pareja.
- Ponte de pie e inclínate hacia atrás o hacia adelante en tu pareja.
- Ponte de rodillas
- Dobla los brazos en una bola de parto mientras estás arrodillada.
- Ponte en cuclillas e inclínate hacia atrás o hacia adelante en tu pareja.

Si el parto activo se prolonga durante mucho tiempo, si se vuelve demasiado doloroso para ti, o si comienzas a sentirte demasiado cansada para seguir adelante, es posible que desees pedir algún medicamento para el dolor.

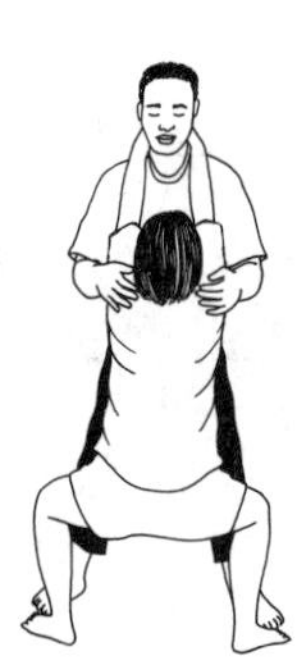

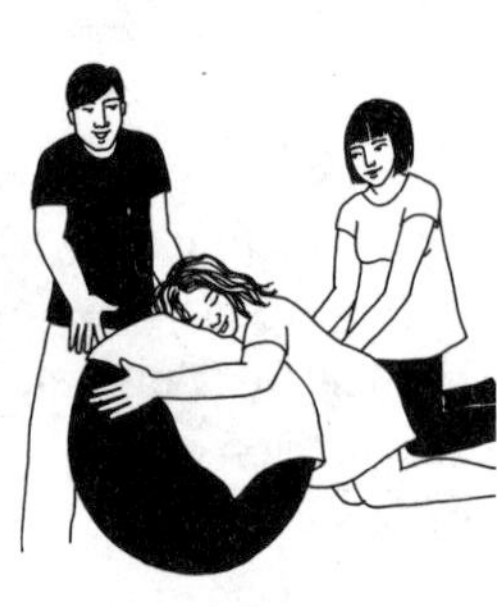

Dos posiciones cómodas

Consejos para parejas de parto: Durante el parto activo

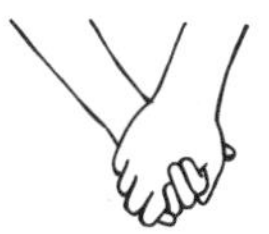

Tu mayor trabajo es ayudar a tu pareja a relajarse durante las contracciones y estar cómoda. Algunas cosas que podrías hacer:

- Seguir midiendo el tiempo entre las contracciones.
- Ayudar a la mamá a cambiar de posición, masajeando su espalda.
- Darle apoyo cuando ella camina al baño o alrededor del cuarto.
- Proveer pedazos de hielo o alimentos apropiados.
- Ayudar con los métodos de relajación que han aprendido en clase.

Tú eres el protector de la mamá. Algunas formas de hacerlo:

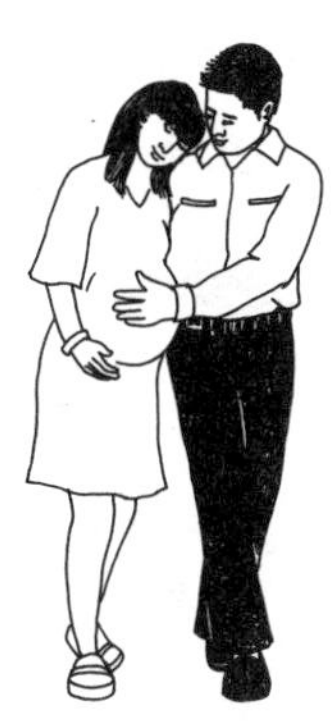

- Mantén la habitación tranquila para que ella pueda concentrarse o ponle la música que a ella le gusta; pídele a los visitantes habladores que mantengan silencio y que hablen en otro lugar.
- Asegúrate de que las enfermeras o la comadrona tengan el plan de parto. Si ves que no se está siguiendo el plan, pídele a esa persona que explique porqué no lo está siguiendo.
- Habla si piensas que tu pareja está teniendo problemas. Pídele a la enfermera de parto que compruebe que todo está bien.
- Mantente fuerte descansando y comiendo cuando necesitas.

Transición: Estirar el cuello del útero (cérvix) completamente abierto

Esta es la última parte del parto, cuando el cuello del útero se abre los dos últimos centímetros. Esta es la parte más difícil y puede ser muy dolorosa y cansada.

Tus contracciones serán muy fuertes. Quizás te sentirás como que no tienes descanso entre ellas. Muchas mujeres no pueden hablar o hacer caso a nada que no es su cuerpo en estos momentos.

Tu proveedor comprobará el cuello del útero para asegurarse de que esté abierto antes de decirte que empieces a empujar. Empujar antes de que el cérvix esté listo puede hacer que se detenga la apertura. Si tienes la sensación de que tu cuerpo necesita empujar antes de que el cuello del útero esté completamente abierto, trata de respirar para relajarte y esperar.

ETAPA 2: ¡El nacimiento de tu bebé!

Una vez que el cuello del útero está completamente abierto, puedes empezar a pujar tu bebé a través del canal de parto. Es probable que sientas la necesidad de empujar durante las contracciones. Es una sensación parecida a la necesidad de defecar (hacer caca).

Trata de no aguantar la respiración mientras pujas. Tóma unas respiraciones rápidas mientras pujas. Luego descansa hasta que inicie la siguiente contracción.

Esta etapa puede tomar algún tiempo. Tu comadrona o enfermera estará contigo. Van a comprobar cuánto se ha movido hacia abajo el bebé. Cada esfuerzo ayuda a estirar la vagina para mover al bebé por el canal del parto. Tú puedes ayudarle caminando, sentándote o poniéndote en cuclillas. Estas posiciones permiten que la gravedad ayude. Tú puedes dar luz acostada boca arriba, pero la gravedad no te ayudará en este caso.

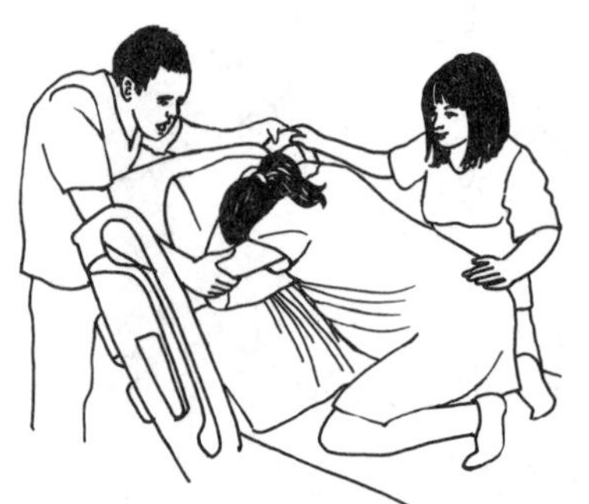
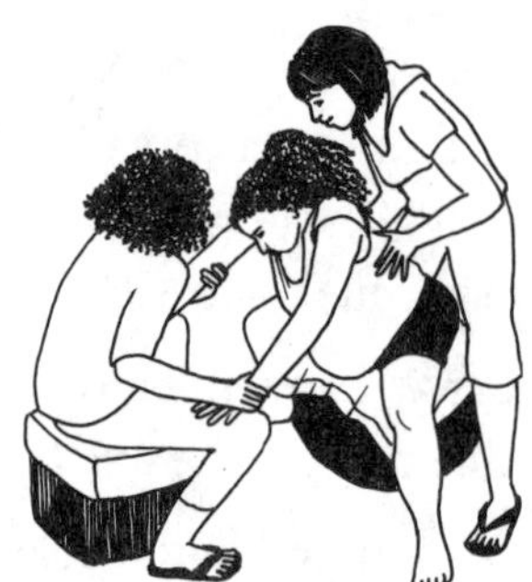
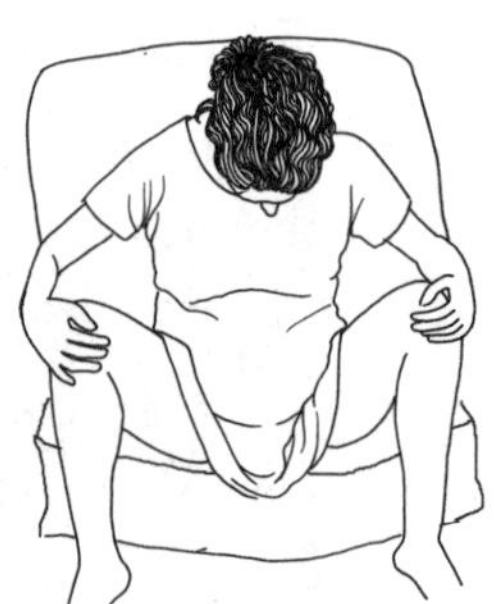

Tres posiciones que son buenas para pujar en la Etapa 2.

A veces, el médico te puede pedir que no pujes durante una contracción. Cuando tú no estás pujando, él puede fijarse en el cordón del bebé. Esto también da tiempo para que el perineo se estire. Jadear o gemir bajamente puede ayudarte a no pujar.

Cuando la cabeza del bebé está abajo en la vagina, tu proveedor puede verla. El perineo se debe estirar ampliamente para que la cabeza quepa. La piel te puede arder o picar.

Algunas maneras en que tu proveedor puede ayudar al bebé a venir a través del perineo más fácilmente incluyen:

- Disminuir un poco la velocidad de entrega, presionando su mano sobre la cabeza del bebé.
- Usar un paño caliente o un masaje suave para ayudar a evitar el desgarro.

- Hacer un corte en el perineo para ampliar la apertura (episiotomía). (Consulta la página 160.)

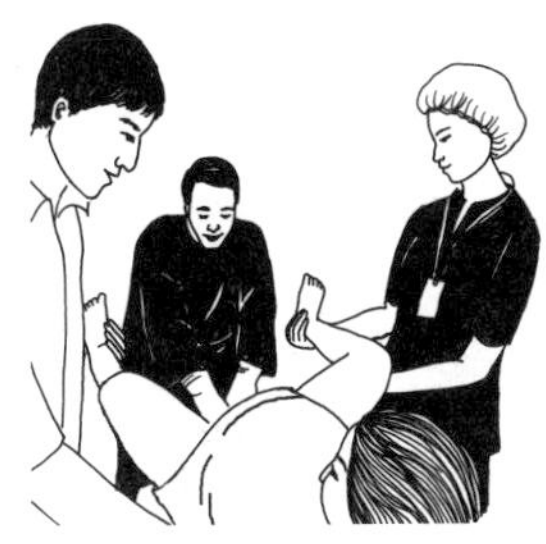

Es común a dar a luz tumbada boca arriba. Pero estar más recta es a menudo una manera más fácil para que nazca el bebe

Incluso si la abertura es lo suficientemente amplia, a veces la cabeza de un bebé no saldrá como debe. El proveedor puede emplear fórceps o una ventosa obstétrica para prevenir que el bebé regrese hacia atrás entre empujones. Esto guiará la cabeza hacia afuera.

Una vez que la cabeza y los hombros de tu bebé están afuera, el resto de su cuerpo saldrá rápidamente. Tú sentirás un gran alivio y tendrás mucho menos dolor.

Cuando el bebé sale, él puede estar muy quieto y tranquilo en los primeros momentos. Puede que el médico y las enfermeras necesiten limpiarle la nariz y la boca para ayudarlo a tomar la primera respiración. Entonces él probablemente comenzará a llorar mientras sus pulmones se llenan de aire por primera vez.

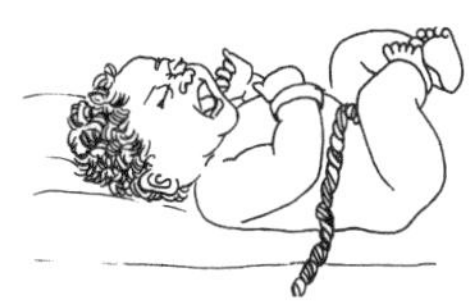

Si se lo pides, el proveedor probablemente te pondrá al bebé sobre el pecho o el vientre. Es bueno para ti y el bebé que lo tengas sobre el pecho durante la primera hora más o menos. ¡Por fin, puedes abrazar al bebé por quien has hecho tanto esfuerzo!

Cortar el cordón

Después del nacimiento, tu proveedor sujetará con pinzas y cortará el cordón. Cortar el cordón no hace daño ni a ti ni a tu bebé. Puede que tu pareja quiera cortar el cordón.

Es posible que desees pedirle al proveedor que espere hasta que el cordón deje de pulsar antes de sujetarlo con pinzas. Esto permite que toda la sangre del bebé se vacíe de la placenta a su cuerpo. Esto puede ayudar a darle a un bebé un comienzo sano.

La sangre del cordón se puede guardar para su uso en investigaciones o para curar algunas enfermedades raras. Si tú quieres hacer esto, la Academia Americana de Pediatría aconseja donarlo a un banco público de sangre de cordón.

Consejos para parejas de parto: Durante la etapa 2

- Ayudar a la mamá a entrar en posiciones para ayudar al bebé a salir.
- Limpiar la frente y las mejillas con una toalla fresca.
- Ser positivo acerca de cómo va el parto; mantener la calma si gime y grita.
- Recordarle que ella casi ha terminado, y avisarle cuando la cabeza del bebé comienza a mostrarse.
- Quedarte bastante tranquilo, para que la mamá pueda

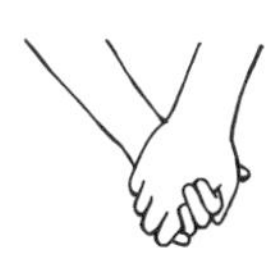

concentrarse y pueda escuchar lo que su proveedor le está diciendo.

- Cortar el cordón, si quieres.

ETAPA 3: Entrega de la placenta

En unos minutos más, la placenta se desprenderá de la pared del útero. Las contracciones continuarán a empujar la placenta hacia fuera, pero estas contracciones serán mucho más suaves. Puede que ni siquiera las sientas. O tu proveedor puede pedirte que pujes un par de veces más.

Tu proveedor comprobará que toda la placenta haya salido. Tu enfermera o partera pueden frotar tu vientre firmemente para ayudar a tu útero cansado. Te pueden dar medicina para ayudarte a detener la hemorragia.

Consejos para las parejas de parto: Cuando la parte más difícil ha terminado

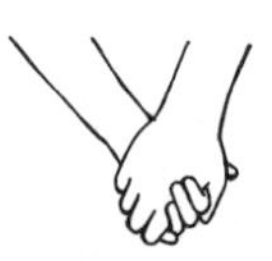

- Pídele a la enfermera que le traiga a la nueva mamá una manta y que le traiga una merienda y una bebida si le apetecen.
- Pídele a la enfermera que espere antes de darle al bebé un baño para que ambos puedan disfrutar del primer baño.

ETAPA 4: Inicio de la recuperación

¡La parte más difícil ha terminado! ¡Lo has hecho! Ahora tu enfermera o partera te ayudará a limpiarte y ponerte cómoda.

Si tuviste una episiotomía o un desgarro, el médico o partera lo coserá. Esto puede tardar unos minutos. Te pondrán anestesia local para que no lo sientas.

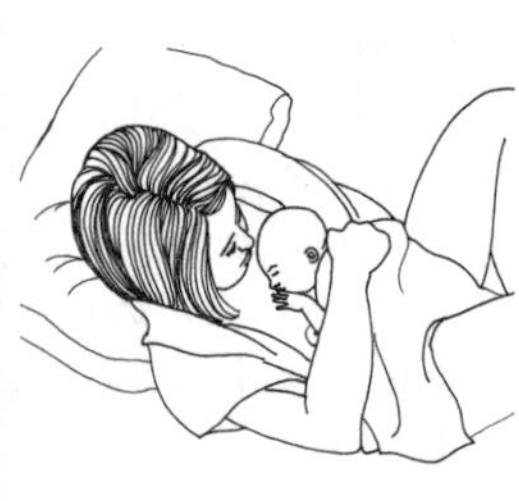

Ahora puedes relajarte. Puedes abrazar y amamantar a tu bebé. Bebe un poco de agua o jugo, come y descansa.

Tu útero debe comenzar a contraerse de inmediato. Puede que sientas más contracciones. Tu enfermera o comadrona te sentirá el abdomen para comprobar el tamaño. Puede darte masajes al útero para ayudarlo a contraerse. Puede que lo sientas por ti misma. Alcanza abajo y presiona en la parte baja del abdomen. Tu útero se debe sentir duro y ser aproximadamente el tamaño de una toronja.

Tendrás hemorragia de la vagina durante las primeras semanas. Esto significa que tendrás que usar almohadillas o compresas grandes.

Este es un momento perfecto para amamantar. Los bebés recién nacidos generalmente están despiertos y tienen ganas de alimentarse en las primeras horas después del nacimiento. Tu bebé conocerá el olor de la leche materna. Huele como el fluido amniótico en tu cuerpo. Si él no tiene hambre, deja que descanse sobre tu pecho con su cabeza cerca de tu pecho.

Consejos para parejas: ayuda con la recuperación

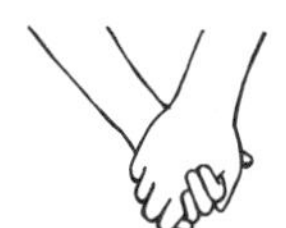

- Disfruta de este tiempo con la nueva mamá y tu nuevo bebé.
- Ayuda con la lactancia materna.
- Prueba el método canguro por primera vez cuando el bebé no está lactando. Abre tu camisa y abraza al bebé en tu pecho desnudo. Pon una manta caliente sobre los dos.
- Dale una toalla a la mamá para que ella pueda lavarse la cara.

Otras cosas que debes saber acerca del nacimiento

Los medicamentos o la cirugía que posiblemente necesitarás

Por supuesto, a veces el nacimiento necesita un poco de ayuda médica a lo largo del camino. Estas cosas a menudo se llaman "intervenciones" o "procedimientos". Entérate sobre ellas antes de ponerte de parto. Si tu proveedor piensa que necesitas una intervención, vas a querer saber lo que es. Eso te ayudará a preguntar por qué es necesario y te ayudará a dar tu consentimiento.

Si tu proveedor te aconseja hacer una de estas cosas, asegúrate que entiendes lo que es. A menos que haya una emergencia, te preguntarán si estás de acuerdo (das tu consentimiento). Preguntas que debes hacer:

- *¿Cómo me ayudará este medicamento o cirugía?*
- *¿Cuándo tenemos que decidir?*
- *¿Cuáles son los beneficios y los riesgos para mí?*
- *¿Hay otras maneras que podrían ser menos arriesgadas?*

Cuando el parto no comienza por sí solo

Se puede iniciar (inducir) el parto con el uso de medicamentos u otras formas de causar que el cuello uterino se abra y las contracciones comiencen. Es generalmente mejor esperar hasta que tu cuerpo inicie el parto naturalmente. Esta es la razón por la que la mayoría de los proveedores no quieren empezar un parto temprano "sólo para acabar de una vez".

Sin embargo, hay algunas razones médicas importantes para tratar de inducir el parto. Una razón común es que el nacimiento del bebé se retrasa. "Retrasado" significa dos semanas después de su fecha prevista de parto (42 semanas). Hasta entonces, la mayoría de los bebés están más seguros en el vientre de su madre. Después de las 42 semanas, hay más posibilidades de problemas para la mamá y el bebé.

Si ha pasado la fecha prevista de parto del bebé, el médico o la partera probablemente comprobaran el cuello del útero con frecuencia para ver si se está abriendo. Para inducir el trabajo de parto, podrían:

- Aconsejarte que te mantengas activa en casa, por ejemplo, que camines mucho, que subas escaleras, que tengas relaciones sexuales. Jugar con tus pezones puede ayudar.
- Romper la bolsa de agua ("barrer tus membranas").
- Darte un medicamento como oxitocina. A veces esto funciona rápido, pero puede tomar mucho tiempo.

Las mujeres a las que les han inducido el parto tienen una mayor probabilidad de necesitar una cesárea. Tu proveedor puede sentir que vale la pena el riesgo si tú o tu bebé tienen problemas médicos. Pueden ser una infección, una bolsa de agua baja en cantidad de líquido, tú o el bebé tienen problemas de presión sanguínea o el bebé ha dejado de crecer como debiera.

Medicamentos para ayudar con el dolor

Dar a luz es un trabajo duro y los medicamentos tienen límites. No hay manera de evitar el dolor del parto. Los analgésicos (medicamentos) pueden ayudar con algo del dolor, pero para todos.

Es bueno aprender a manejar el dolor y practicar formas de relajarse. El parto tiende a ir más rápido si esperas tanto tiempo como puedas antes tomar un medicamento. Por lo tanto, incluso si quieres medicamento para el dolor, todavía tendrás que hacer frente a un poco de dolor en las partes anteriores del parto. También, los medicamentos no siempre funcionan tan rápido o tan bien como deseas.

Tipos de medicamentos para el dolor

Aprende acerca de los diferentes tipos de medicamentos para el dolor, cuando pueden ser utilizados, y sus efectos secundarios. En un chequeo prenatal, pregúntale a tu proveedor sobre qué tipos de medicamentos prefiere usar y por qué. Dile al proveedor y a tu pareja lo que quieres usar y ponlo en tu plan de parto.

Los diferentes tipos de fármacos se utilizan en función de:

- cómo estás
- cómo está el bebé
- qué progreso has hecho en el parto

Estos medicamentos por lo general son muy seguros, pero pueden tener algunos efectos secundarios. Es importante conocer los riesgos antes de que te comprometas a utilizar un medicamento. Pregúntale a tu médico acerca de los efectos secundarios antes de que el parto comience. Piensa acerca de tus opciones ahora, ya que es difícil hacer decisiones cuando estás en el parto.

- **Los medicamentos para el dolor** son narcóticos. Se siente menos dolor, pero todavía se siente el punto máximo de cada contracción y la necesidad de pujar. Los medicamentos para el dolor no se pueden utilizar en la etapa de empuje, ya que pueden afectar la respiración del bebé. Podrían hacerte sentir mareada, te podrían hacer sentir picazón o dar ganas de vomitar.
- **Los auxiliares del sueño (somníferos)** pueden ayudarte a descansar en la primera etapa del parto. Pueden ayudarte a relajarte si estás nerviosa o cansada. Algunos tienen narcóticos. Estos medicamentos pueden afectar tanto a tu bebé, como a ti.

Anestesia epidural o espinal para adormecer el vientre y las piernas

La anestesia epidural o bloqueo espinal hace adormecer la parte inferior de tu cuerpo para que no sientas dolor (ver dibujo). Para un bloqueo espinal, los medicamentos se ponen en la parte baja de la espalda con una inyección. Para la anestesia epidural, se utiliza una gran aguja para colocar un tubo muy estrecho en el espacio alrededor de la médula espinal en la parte baja de la espalda. Los medicamentos se administran a través de este tubo. Sentirás poco o ningún dolor o necesidad de pujar.

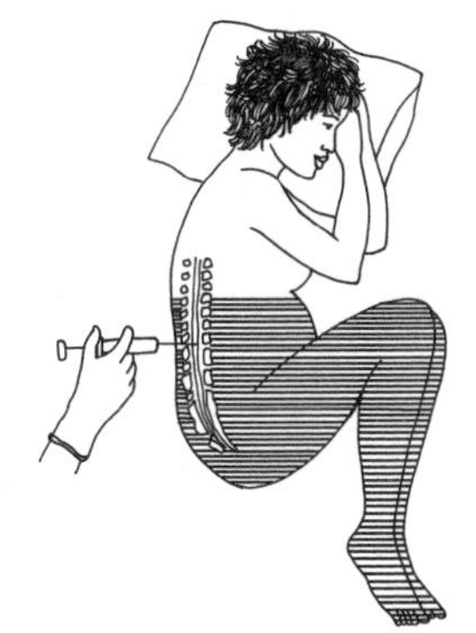

Las epidurales adormecen el área sombreada del cuerpo.

Una vez que estés adormecida, no serás capaz de caminar, cambiar de posición o tomar un baño caliente. Serás capaz de pujar durante la fase de entrega, pero no sentirás las contracciones. Tu proveedor sentirá el útero. Cuando se pone duro, te dirá que pujes.

En algunos casos, la anestesia epidural o bloqueo espinal hacen el parto ir más rápido. En otros casos, pueden ralentizar el parto. La anestesia epidural o bloqueo espinal pueden hacer que una cesárea sea más probable. Además, pueden causar efectos secundarios para la madre después, como fuerte dolor de cabeza. Sin embargo, es bueno saber que estos fármacos utilizados tienen menos efectos en el recién nacido que otros tipos de medicamentos.

La episiotomía—un corte a través del perineo

Es muy difícil hacer pasar un bebé a través de la piel alrededor de la vagina. Un corte o episiotomía puede ayudar a crear una apertura más grande para que el bebé pueda pasar con más facilidad.
La mayoría de las mujeres no necesitan episiotomías, pero muchos proveedores las hacen a menudo. En la mayoría de los nacimientos, el perineo se estirará por su cuenta, pero esto lleva tiempo. Algunos proveedores quieren hacerlo para acelerar las cosas. Muchas mujeres no quieren que le hagan este corte, ya que:

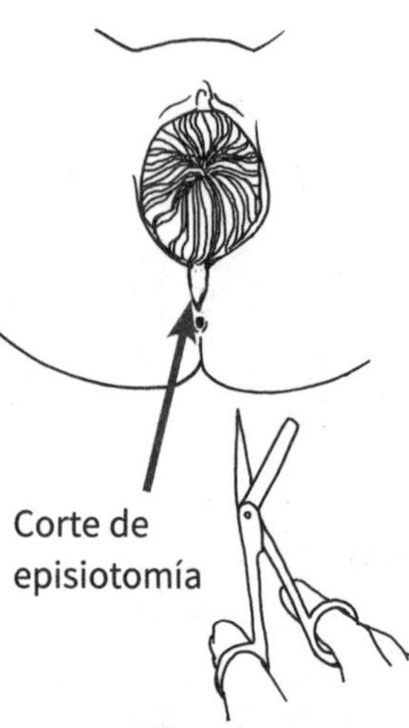

- No quieren estar doloridas durante varios días después del nacimiento.
- No quieren tener que cuidar el corte y los puntos de sutura.
- Han aprendido que un desgarro se cura más rápidamente.
- Se preocupan por otros problemas de salud que una episiotomía podría causar más tarde.

Si tú no quieres una episiotomía, informa a tu proveedor y pon esta información en tu plan de parto. Pídele a tu pareja de parto que se lo recuerde a tu proveedor durante la etapa 2.

Si hay problemas cuando el bebé está saliendo, es posible que necesites una episiotomía. Pregúntale a tu proveedor si él piensa que es realmente necesario. Si es así, él adormecerá el área para que no sientas el corte o los puntos de sutura después.

Es difícil evitar que se desgarre durante el empuje. Pero, estas cosas pueden ayudar:

- Puja en las posiciones que abren la pelvis, como en cuclillas o de rodillas.
- Pídele a tu proveedor que te ponga un paño con agua tibia sobre el área durante el empuje.

- Trata de relajarte y frenar tus empujones cuando tu proveedor te lo indique.

¿Qué son fórceps y ventosas obstétricas?

Son herramientas que se pueden utilizar para sujetar la cabeza del bebé durante el parto. Los fórceps son pinzas de metal, y la ventosa obstétrica es una copa de succión. Cuando se fijan estos instrumentos, el proveedor puede tirar mientras tu empujas durante las contracciones.

Una de estas herramientas pueden ser usadas si la mamá está demasiado cansada para pujar lo suficiente o si la cabeza del bebé se queda atascada en la pelvis. Hay algunos riesgos, pero puede ser necesario para hacer que el bebé salga. Si esto no funciona, entonces tendría que hacerse una cesárea.

Cesárea—nacimiento quirúrgico

Una cesárea es una cirugía para extraer al bebé. El médico corta a través del abdomen y en el útero. Es una cirugía de importancia que puede ser más arriesgada para la madre que un parto vaginal.

Las cesáreas se han hecho siempre en situaciones de emergencia para salvar la vida del bebé o de la mamá. Pero, las cesáreas son muy comunes ahora, incluso cuando no hay emergencia. Esto no es bueno para la mamá o para el bebé. La cesárea siempre tiene una pequeña posibilidad de problemas muy graves. (Ver los riesgos en la página siguiente.)

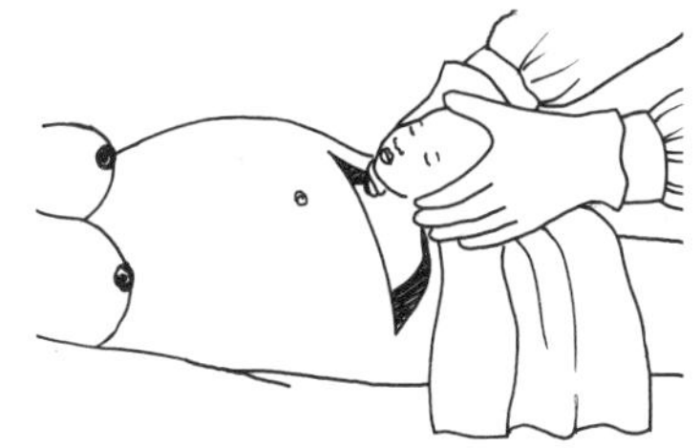

La cesárea para sacar al bebé mediante cirugía.

¿Qué sucede en este tipo de cirugía?

Te llevan a una sala de operaciones con muchos médicos, enfermeras y máquinas. Si ya te han dado un espinal o epidural, estarás despierta pero no debes sentir ningún dolor. Los médicos se asegurarán que te hayan puesto algún tipo de anestesia antes de que comiencen. Es posible que sientas tirones o jalones, pero no te dolerán. No verás lo que está sucediendo a menos que lo pidas. Tu pareja a menudo puede estar en la sala de operaciones, una vez que es hora de sacar el bebé.

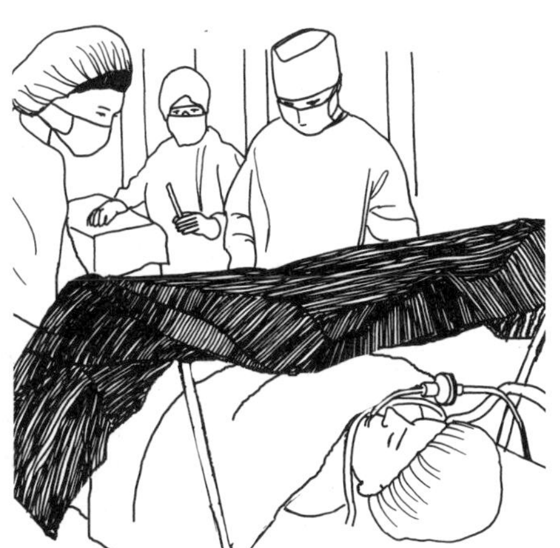

Los proveedores hacen una cesárea.

En caso de emergencia, se te pueden administrar medicamentos que te adormecen durante la cirugía. Si esto sucede, se le pediría a tu pareja que espere fuera.

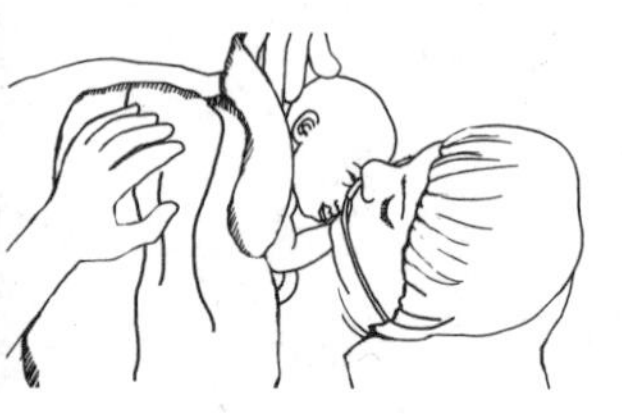

Puedes pedir abrazar e incluso amamantar al bebé inmediatamente después de cirugía.

La cirugía por lo general tarda menos de 10 minutos para sacar al bebé. Se puede tomar hasta una media hora para coser el útero y el vientre. Te pueden dar el bebé a ti o a tu pareja para celebrar en este momento. A veces se lleva al bebé a otra habitación mientras se recupera o mientras le dan un poco de ayuda extra después del nacimiento. Asegúrate de decirle al médico si quieres abrazar a tu bebé de inmediato.

Por lo general, te quedarás en el hospital un día o dos más que si tuvieras un parto vaginal. Sanar en casa te llevará mucho más tiempo. Se te dará la medicina después del parto, para tomar en el hogar, para ayudar con el dolor mientras te recuperas.

Razones para un parto por cesárea

Una cesárea puede ser necesaria si tú o el bebé tienen un problema que hace que el parto vaginal no sea seguro o no sea posible. A veces la cesárea es planeada con anticipación. Esto se hace en ciertos casos, como cuando un bebé está de nalgas (bebé que no está cabeza abajo), cuando hay más de un bebé, o si has tenido una cesárea antes (ver PVDC en la página 163).

Un proveedor también puede decidir que una cesárea es necesaria si han surgido problemas durante el parto o nacimiento. Algunos de estos problemas son:

- Presión arterial muy alta (preclamsia) en la mamá.
- Una madre presenta lesiones herpéticas en la zona vaginal al nacer.
- El bebé viene de nalgas (parte inferior hacia abajo) y no se puede voltear.
- El parto activo que se ha detenido y no se puede volver a iniciar.
- La posición o el tamaño del bebé hace imposible el parto vaginal.
- Mala posición del cordón umbilical o de la placenta.
- La mamá o el bebé tiene un problema que hace que una cesárea sea más segura.

Los riesgos de un parto por cesárea

Debes conocer los posibles riesgos antes de elegir o aceptar que te hagan una cesárea. Algunos de los problemas graves que una cesárea podría causar para una mujer son:

- Una mala reacción a los medicamentos de la anestesia.
- Lesiones en la vejiga o el intestino.

- Un coágulo de sangre que podría dañar el corazón o los pulmones.
- Infección de la herida.
- Muerte (muy rara, pero el doble de probabilidades en comparación con un parto vaginal).

Posibles problemas para un bebé debido a una cesárea:

- Dificultades en comenzar a amamantar.
- Problemas respiratorios al nacer.
- Necesidad de atención especial en la UCIN después del nacimiento.
- Asma o alergias en el futuro.
- Muerte (poco frecuente).

Cesárea electiva—no es un buen plan

Algunas mujeres quieren tener un parto quirúrgico sin una razón médica. Esto se llama cesárea electiva. Pueden tener miedo del parto o quieren que el nacimiento ocurra en un día determinado. Las agencias de salud mayores no recomienden esto, excepto en casos muy especiales.

Un bebé no debe nacer temprano por cesárea a menos que haya una razón de salud para la madre o el bebé. El bebé debe quedarse en el útero hasta por lo menos 39 semanas, si es posible.

Cuando no querías un parto por cesárea

Si querías un parto vaginal, pero terminas necesitando la cirugía, puedes tener un montón de sentimientos mezclados. Puedes estar contenta de que el bebé ha nacido con seguridad, pero es posible que estés triste que tus planes cambiaron. Esto es normal.

Si tu bebé necesita nacer por cesárea, hay algunas cosas en tu plan de nacimiento que todavía puedes hacer. Algunas mamás quieren escuchar la música que han elegido durante o después de la cirugía. Algunos quieren ver el nacimiento o sacar fotos. Es posible que desees que tu pareja te diga el sexo del bebé y corte el cordón umbilical. Puedes desear que te ponga el bebé sobre el pecho de inmediato para permitirle amamantar. Muchas de estas cosas todavía pueden suceder si las pides. Dile a tu proveedor lo que es importante para ti.

El parto vaginal después de una cesárea (PVDC)

Muchas mamás quieren tener un parto vaginal con su próximo hijo. Es posible que no quieran pasar por la recuperación dura que viene después de cirugía. O bien, pueden querer sentir lo que es tener un parto vaginal. Para la mayoría de las mamás, el PVDC puede ser seguro.

Algunas personas se preocupan de que en el próximo nacimiento, el útero se rompa donde fue cortado para la cesárea. Esto se llama una ruptura uterina y es muy raro. Incluso con este riesgo muy pequeño, un PVDC probablemente es más seguro que tener otra cesárea para la mayoría de las mujeres.

Si deseas tener un parto vaginal, consulta con tu proveedor. Habla sobre los riesgos de un parto vaginal. Habla sobre el riesgo de otra cesárea. Si tienes un parto vaginal, tu proveedor te vigilará de cerca durante el parto. Si hay alguna señal de que tú o el bebé están en peligro, puede sugerir otra cesárea. La mayoría de las mujeres que intentan tener un PVDC son capaces de hacerlo. Si tu proveedor no cree un PVDC es una buena idea, puedes pedir consejos a otro proveedor para ver si está de acuerdo.

Sorpresas en el parto y el nacimiento

¿Qué pasa si la cabeza del bebé no está abajo?

Algunos bebés comienzan el parto acostados con la cabeza hacia adelante, la cabeza erguida o lateral. A veces es posible que el bebé se voltee durante el parto. Tu proveedor puede tratar de hacer que el bebé a se mueva presionando el exterior de tu vientre. Puedes tratar de arrodillarte o intentar otra posición para ver si el bebé puede voltearse.

Si estas cosas no ayudan, tu proveedor te chequeará para ver si el bebé puede pasar por la pelvis. Los bebés pueden nacer de nalgas con seguridad, pero puede tomar más tiempo y tienen algunos riesgos. Otras posiciones son más arriesgadas. Una cesárea puede ser necesaria.

¿Qué pasa si el bebé viene muy rápido?

A veces, un bebé puede comenzar a salir antes de que puedas llegar al hospital o centro de nacimiento. Esto es más probable si no es tu primer bebé. Si sientes que quieres empujar o hay algo en tu vagina, llama al 911 de inmediato.

Si el bebé comienza a salir antes de que llegues al hospital:

1. Llama al 911 de inmediato. Los paramédicos saben cómo ayudar a dar a luz.
2. Haz lo que dice la persona en el teléfono hasta que la ayuda llegue. (También puedes llamar a tu proveedor para dejarle saber lo que está sucediendo.)

3. No trates de conducir al hospital. Si estás en el coche, para en un lugar seguro. Inclina tu asiento o acuéstate sobre el asiento trasero. Pon un paño limpio debajo de tu parte inferior.
4. Si el bebé llega antes de que los paramédicos lleguen, límpiale la cara y sécale la cabeza. No tires ni cortes el cordón.

Esta guía no reemplaza la ayuda de los paramédicos o instrucciones de un médico por teléfono.

5. Mantén al bebé seco y cálido. Recuéstatelo sobre el pecho contra tu piel. Sécale el cuerpo al bebé. Frótale para ayudarlo a respirar. Cúbrete a ti misma y al bebé con una manta, un abrigo o un suéter. Cubre la cabeza del bebé para mantenerlo caliente.
6. Empuja la placenta. Guárdala para que el médico la vea.
7. Amamanta al bebé.
8. Busca atención médica tan pronto como sea posible.

¿Qué pasa si el nacimiento no va según lo planeado?

Muchas mujeres pasan mucho tiempo pensando en cómo será el nacimiento del bebé y cómo quieren que vaya. Es posible que hayas deseado que el parto se iniciara por cuenta propia, sin usar medicamentos para el dolor, o que hayas deseado tener un parto vaginal. Si cualquiera de estas cosas no suceden de la manera planeada, puedes sentirte muy triste, decepcionada, o incluso enojada.

Estos sentimientos son normales. Es importante que tú y el bebé estén sanos, pero eso no significa que los otros sentimientos desaparecen.

Algunas mujeres se sienten que fracasaron o piensan que su cuerpo está roto. Puede ser muy difícil hablar sobre estos sentimientos. Estos sentimientos te pueden hacer sentir culpable. Recuerda que está bien y es normal sentirse desilusionada. Esto no quiere decir que no amas a tu bebé.

Comparte tus sentimientos con alguien que entienda. Encuentra un grupo de apoyo o un consejero. Es muy útil estar con otros padres y madres que han sentido lo que tú sientes. Escribe tus sentimientos. Esto ayuda a resolver tus sentimientos para que puedas curarte. Entonces puedes concentrarte en ser una buena madre para tu bebé hermoso.

¿Qué pasa si el bebé llega temprano?

Un bebé nacido en la semana 37 o 38 se llama plazo temprano. Los bebés que llegan a plazo temprano generalmente se recuperan después del nacimiento, pero pueden necesitar cuidado extra al principio. Esta es la razón por qué la mayoría de los bebés no deberían nacer hasta al menos 39 semanas.

Un bebé que nace antes de las 37 semanas se llama plazo antes de término o prematuro (un "preemie"). Los gemelos y múltiples a menudo vienen temprano. Algunos bebés prematuros sólo necesitan tiempo para crecer y hacerse más grande. Otros necesitan un montón de cuidado especial para que puedan crecer como hubieran crecido en el útero. Muchos bebés pequeños crecen sanos y viven una vida larga.

Un bebé prematuro que necesita mucho cuidado tendrá que ser llevado a una enfermería de cuidado especial (unidad de cuidados intensivos neonatales o UCIN*). Lo pondrán en una caja especial (incubadora) para mantenerlo caliente. Esto podría ser en otro hospital.

***UCIN:** (NICU por sus siglas en inglés).

Si esto sucede, trata de pasar tanto tiempo allí como sea posible. Tu bebé necesita escuchar tu voz y sentir tu tacto aunque sea muy pequeño. Cuando sea posible, trata de abrazarlo contra tu piel, usando el método canguro (capítulo 11).

Obtén ayuda para usar un saca leches para que puedas hacer que tu leche fluya. Serás capaz de llevar tu leche a la UCIN para él cuando esté lo suficientemente bien para que la tome en un biberón. (Consulta el capítulo 11 para más información sobre los bebés prematuros.)

¿Qué pasa si el bebé es muy pequeño, incluso si no es temprano?

Algunos bebés nacidos después de 37 semanas son más pequeños de lo normal, bajo 5½ libras (2.500 gramos).

Un bebé puede ser pequeño porque tiene algunos problemas de salud. Él a menudo necesita cuidados especiales, como un bebé prematuro. Con buen cuidado, la mayoría se pondrán fuertes y vivirán una vida larga.

¡El día de nacimiento del bebé!

El nombre de mi bebé es ______________________.

Nació el ____________ a las ________ am/pm
Fecha

Peso: ______________ libras/kg

Tamaño: ______________ pulgadas

Tamaño de la cabeza (tan grande alrededor): ________ pulgadas

Primera señal del parto: ______________________

____

Llegué al centro de maternidad del hospital de ____________ en ________ am/pm
Fecha

Yo estaba de parto por _____ horas.

Cosas que hice que ayudaron a que el parto fuera bien: ______________________

____

____

Mi pareja(s) de parto me ayudó (ayudaron): ______________________

____

____

Mis proveedores ayudaron: ______________________

____

____

Medicamentos para el dolor que me dieron: ______________________

¿Cómo me sentí justo después del nacimiento? ______________________

____

____

Apuntes de mi pareja de parto ______________________

____

____

Apuntes de mi médico o comadrona ______________________

____

____

____

Capítulo 11

Cuidar de tu nuevo bebé

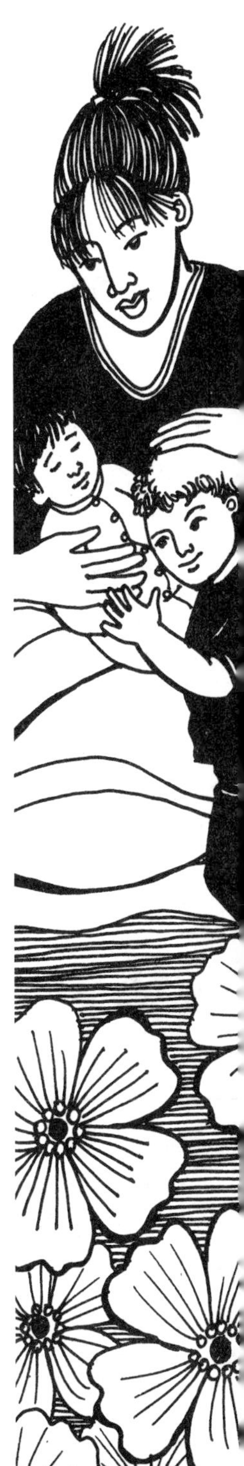

Ya ha nacido tu bebé. Por fin puedes verlo y sujetarlo. ¡Qué momento más emocionante!

Una vez que tu bebé comienza a respirar, ya está viviendo independientemente. Ya no le protege tu útero. Los ruidos altos y las luces brillantes son nuevas, y el aire más fresco del cuarto puede ser un choque para él. Acurrucarlo contra tu piel es una buena manera de ayudarle a sentirse como en casa. Dejar que amamante les dará tanto a ti como a él una sensación de proximidad.

Este capítulo y los siguientes tratarán de las cosas básicas.

Capítulo 12—Detalles de cómo alimentar a tu bebé

Capítulo 13—Conocer a tu bebé

Capítulo 14—Mantener a tu bebé seguro

Capítulo 15—Mantener a tu bebé sano; señales de aviso

En este capítulo encontrarás:

La salud de tu nuevo bebé

Tu proveedor de salud mirará a tu bebé para asegurarse de que está bien. La mayoría de estos chequeos se pueden hacer con el bebé sobre tu pecho o cuando está amamantando. Los primeros minutos después de nacer, tu proveedor chequeará:

- Su ritmo cardiaco
- Su respiración y el color de su piel
- Su temperatura
- Sus músculos y sus reflejos
- Su peso y su longitud

Un poco después tu proveedor:

- Le dará al bebé una vacuna de vitamina K para prevenir problemas de hemorragias.
- Pondrá una medicina sobre sus ojos para prevenir infecciones.
- Sacará un poco de sangre del talón de tu bebé para hacer unas "pruebas de recién nacido". La sangre se chequeará para asegurarse de que no hay algunos problemas serios pero muy raros. A menudo se hace una segunda prueba después de la primera semana. Esto es importante para cazar cualquier problema que se haya pasado por alto la primera vez.
- Sacará sangre para hacer una prueba de ictericia (bilirrubina).
- Evaluará al bebé para ver si hay problemas de corazón.
- Chequeará el oído del bebé.

Sujeta al bebé cuando le estén dando las inyecciones o le estén sacando sangre. Abrazarlo puede ayudarle a sentir menos dolor.

La medicina para los ojos puede hacer que la visión del bebé sea borrosa durante un rato. Puedes pedir que le pongan la medicina después de haber pasado un rato juntos.

Es bueno para el bebé sujetarlo contra tu piel desnuda. Mientras lo sujetas así, ambos estarán cubiertos para mantenerrse calentitos. La enfermera o matrona puede ofrecerse a ayudar a limpiar al bebé y ponerle un pañal y un gorro. Si todo va bien, puedes sujetarlo y amamantarlo por tanto tiempo como quieras. No necesita un baño de inmediato. El vérnix blanco ayuda a su piel a mantenerse sana.

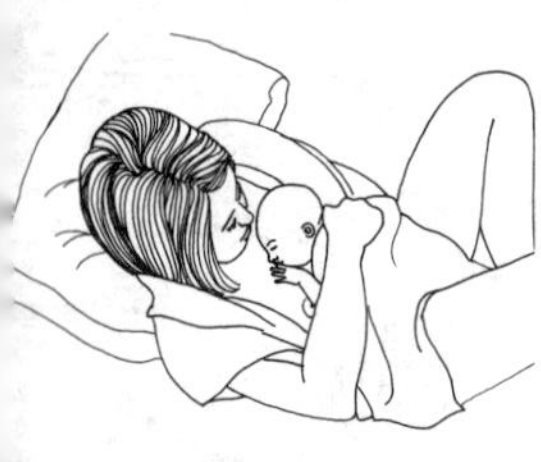

Da la bienvenida a tu bebé

Muchos bebés recién nacidos se quedan despiertos durante unas horas después de nacer, y luego toman una larga siesta. Cuando el bebé duerma, tú también debes de intentar echar una siesta.

Después del parto te puedes sentir muy emocional. Algunos padres sienten un gran amor hacia sus bebés de inmediato. Otros no pueden creer que el parto haya pasado de verdad. Algunos están

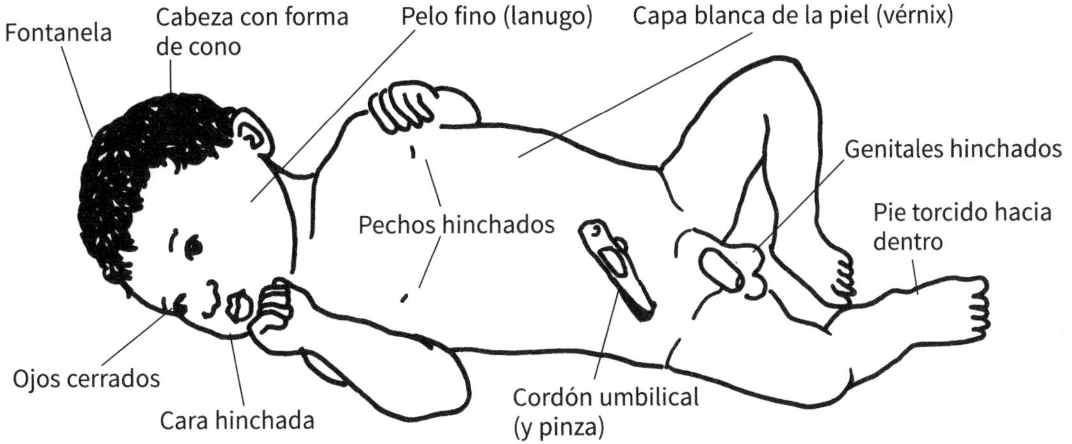

Aspecto de un bebé recién nacido

demasiado cansados o doloridos como para poder enfocarse en el bebé. Muchos padres miran a su nuevo bebé y se preguntan cómo van a ser capaces de cuidar a una persona tan pequeña. Todos estos sentimientos son normales ahora mismo. Todos se sentirán mejor después de descansar un poco.

El aspecto de tu bebé recién nacido

Un bebé recién nacido tiene una apariencia muy diferente de la de una bebé que tiene un mes. El bebé recién nacido cambiará mucho en las primeras semanas.

La cara de tu bebé puede parecer hinchada. Sus ojos pueden estar hinchados y pueden no mirar en la misma dirección. Si has tenido un parto vaginal, lo más probable es que su cabeza tenga forma de cono y que su nariz esté aplanada. Esto es debido a haber estado apretado mientras salía por el canal del parto. Todas estas cosas son normales y desaparecerán.

La piel de tu bebé puede tener un color rojizo, con pequeños puntos blancos en su nariz (acné miliar), papos, y barbilla. La capa cremosa, blanca (vérnix) en su piel al nacer puede quedarse en los pliegues de su piel. Puede tener un pelo fino, suave en su espalda y cara (lanugo). Su piel puede estar seca y pelándose. Puede tener un pie torcido hacia dentro. Sus manos y pies pueden parecer azules o morados y estar fríos. Todas estas cosas son normales y mejorarán pronto. Muchos bebés nacen con marcas de nacimiento rojas, marrones o incluso azules. Los rasguños o moratones del parto sanarán.

Su cabeza tendrá dos puntos blandos llamados fontanelas. Estos son lugares de su cráneo donde los huesos no se han juntado todavía. Si aprietas con suavidad puedes sentir uno grande en el frente y uno más pequeño en la parte de atrás. Las fontanelas se cerrarán despacio hacia los 18 meses de edad. Una capa dura debajo de la piel protege su cerebro.

Cosas increíbles que un nuevo bebé puede hacer

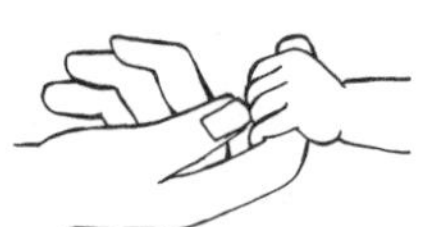

Tu nuevo bebé puede ver cosas de cerca. Puede ver tu cara cuando le sujetas. Puede oír y le gustan las voces tranquilas, suaves, y altas. Puede saborear y oler.

El cuerpo de tu bebé se mueve solo de alguna manera. Esto se llaman reflejos. Estos reflejos desaparecerán en unas cuantas semanas o meses. Observa estos reflejos ahora:

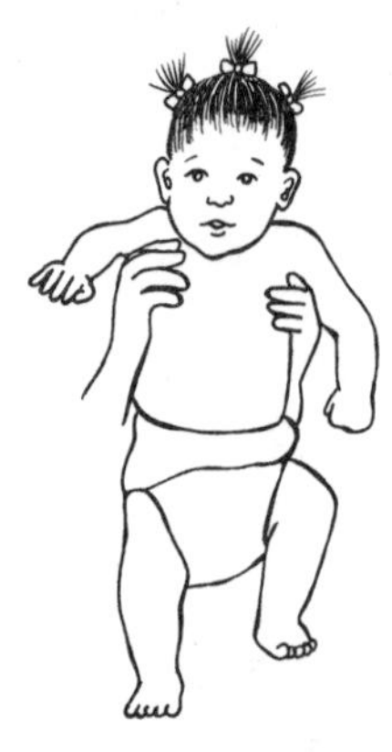

Ejemplo de un reflejo: cuando sus pies tocan algo, subirá un pie.

- Cuando tocas la palma de su mano, sujetará tu dedo con firmeza.
- Si acaricias su papo, volverá la cabeza y abrirá la boca (hocicar).
- Cuando oye un sonido , se asusta (una sacudida repentina).
- Si lo sujetas de pie con sus pies tocando una mesa, levantará un pie (como si estuviera andando).

El primer día

El cuidado del nuevo bebé es muy básico: mantén a tu bebé calentito, alimentado, confortado, y limpio. La enfermera, la comadrona, o la matrona pueden ayudarte a aprender estas cosas básicas antes de que tengas que hacerlas tú sola. Tomará un poco de práctica para llegar a sentirte como que sabes lo que haces. Tu bebé estará bien mientras que estás aprendiendo. Lo más importante es ser gentil y cariñosa con tu bebé.

Alimentar a tu bebé

Tu bebé sabe cómo chupar. Se ha estado chupando los dedos cuando estaba en el útero. Ofrécele tu pecho justo después del parto. Puede querer engancharse de inmediato. Pero también es normal si el bebé no quiere mamar mucho al principio.

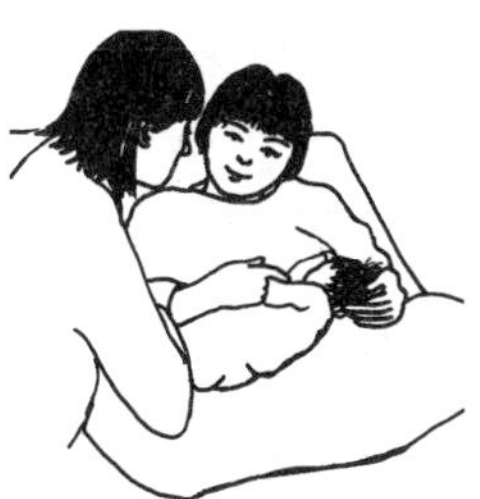
Un especialista en lactancia puede ayudarte con la lactancia.

Las enfermeras o expertas en amamantar (especialistas en lactancia) pueden ayudarte a empezar. Si tienes preguntas, asegúrate de hacerlas antes de irte a casa.

Para tener un buen comienzo con el amamantamiento:

- Sujeta a tu bebé con su barriga contra la tuya.
- Toca su labio superior con tu pezón.
- Asegúrate de que su boca esté completamente abierta y sus labios estén hacia fuera. El pezón y la mayoría de la aureola cabrán en su boca.
- Déjale mamar a menudo. Su estómago es demasiado pequeño para tomar mucha leche en cada sentada.
- Pídeles a las enfermeras que no le den agua o leche de fórmula. Eso hará que tenga menos hambre para la leche de pecho.

Si das biberón a tu bebé, dale solo cantidades muy pequeñas al principio. Los recién nacidos tienen estómagos muy pequeños. Comer demasiado puede causar problemas.

Para ver un capítulo entero sobre alimentación, lee el capítulo 12.

Maneras de sujetar y confortar a tu bebé

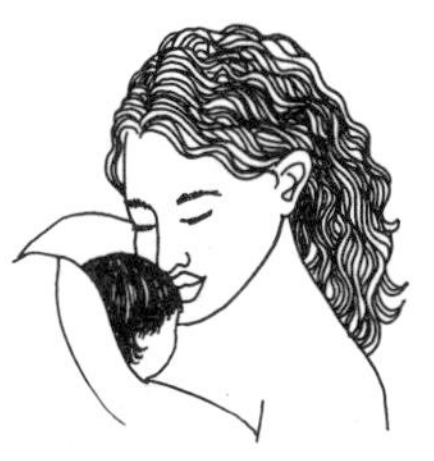
El tiempo “piel contra piel” (técnica de madre canguro o cuidados de canguro) es muy bueno para los bebés pequeños.

- **Abrazarlo:** A los bebés les encanta que los sujetes. Abraza a tu bebé contra tu pecho para que pueda oír el latido de tu corazón, sentir tu calor, y oler tu cuerpo. Acaricia y frota su espalda suavemente.
- **Cuidados de canguro o técnica de madre canguro:** A tu nuevo bebé le puede gustar que lo sujetes con su piel contra tu pecho desnudo. Pon una manta ligera por encima de ambos. A esto se le llama cuidados de canguro o técnica de madre canguro. Es especialmente bueno para los bebés prematuros y les puede ayudar a desarrollarse bien. La proximidad también ayuda a que tu suministro de leche comience.
- **Moverse:** A los bebés les encanta que los mezas o que andes con ellos. Les da la misma sensación que tenían dentro de tu útero. Acuérdate de mantener una mano detrás de la cabeza del bebé. Su cuello todavía no es lo suficientemente fuerte como para sujetar su pesada cabeza.

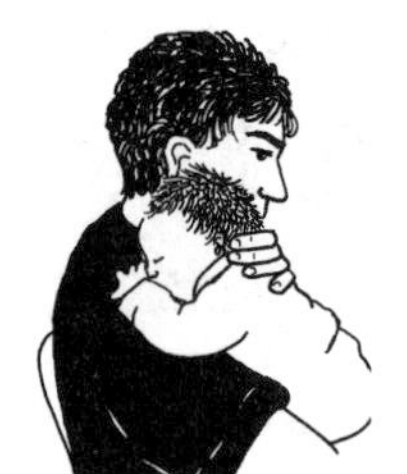

Mantén tu mano detrás de la cabeza de tu bebé cuando lo estés sujetando.

- **Sonidos:** A los bebés les gustan los sonidos cantarines altos. Les gusta el ritmo de la canción. Habla con tu bebé en una voz suave. Este tipo de lenguaje infantil es natural y les ayuda a aprender. Puedes usar palabras de verdad o sonidos suaves.
- **Chupar:** Esto es reconfortante para el bebé incluso cuando no está hambriento. Lávate las manos y déjalo chupar tu dedo meñique.

Para más detalles de cómo se comportan los bebés, lee el capítulo 13.

Los primeros pasos del cuidado del bebé

Mantenerlo calentito

Los bebés nuevos están acostumbrados al calor de tu cuerpo. Mantén el cuerpo del bebé ligeramente cubierto dentro de casa. Estar envuelto lo mantiene cómodo.

Necesitará un suéter o manta sólo si el cuarto está fresco. Puede tener demasiado calor si lo cubres con demasiadas mantas . Cuando salgas fuera, al clima frío, añade un gorro y manta o un traje de nieve.

¿Cómo puedes saber si tu bebé está lo suficientemente caliente? Su espalda y barriga deben sentirse calentitas, como tu cuerpo, pero no muy calientes o sudadas. Es normal que la cara, manos y pies de un bebé se sientan frescas.

Envolverlo

A tu bebé puede gustarle que lo envuelvas ajustadamente en una manta fina. (Ver las imágenes debajo.) Envolverlo le hace sentirse seguro, de la misma forma que estaba en tu tripa. Envuélvelo ajustadamente alrededor de su cuerpo pero mantén la manta suelta alrededor de sus piernas. Tiene que poder doblar las rodillas. Puedes dejar sus manos fuera para que pueda chuparse el puño. (También puedes comprar un saco para envolverlo.)

Mantenerlo limpio

Cambia el pañal de tu bebé a menudo para proteger su delicada piel. Algunos bebés lloran cuando se les está cambiando. Pueden sentir frío cuando están desnudos.

Es bueno chequear el pañal de tu bebé a menudo. Los pañales mojados te indican que está tomando suficiente leche materna o

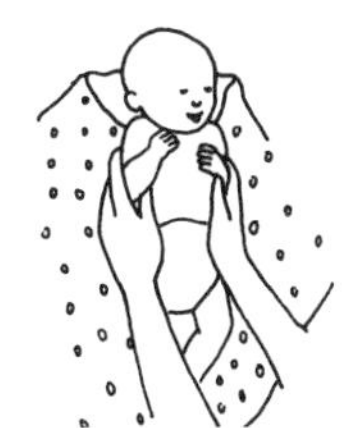

1. Pon la cabeza del bebé en una esquina de la manta.

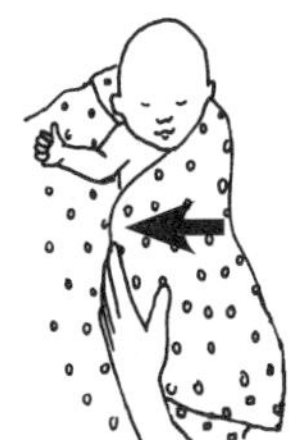

2. Dobla sus rodillas, luego envuelve una esquina alrededor y arrópala.

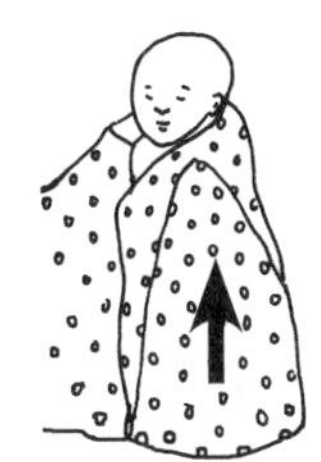

3. Jala la esquina inferior hasta su pecho.

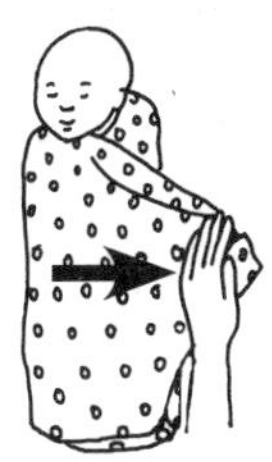

4. Finalmente, envuelve la otra esquina por encima de sus brazos.

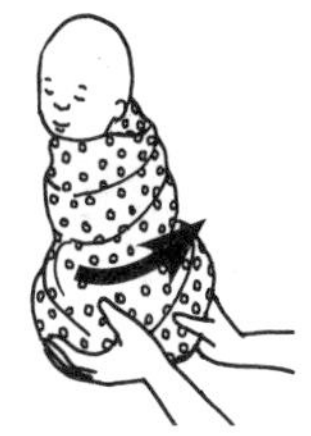

5. Mete la esquina de la manta debajo de tu bebé.

Envolver a tu bebé con los pies sueltos

fórmula. Después de que la alimentación esté yendo bien, debe de tener al menos de 6 a 8 pañales mojados cada día.

Las primeras defecaciones (heces o caca) de tu recién nacido son gruesas y negras. A esto se le llama meconio y es normal. Las siguientes heces serán verdosas. Después de eso, serán amarillas. Al principio, probablemente tendrá de 3 a 4 pañales sucios al día.

Asegúrate de lavarte las manos bien con jabón antes y después de cambiarle el pañal.

Mantener los gérmenes lejos

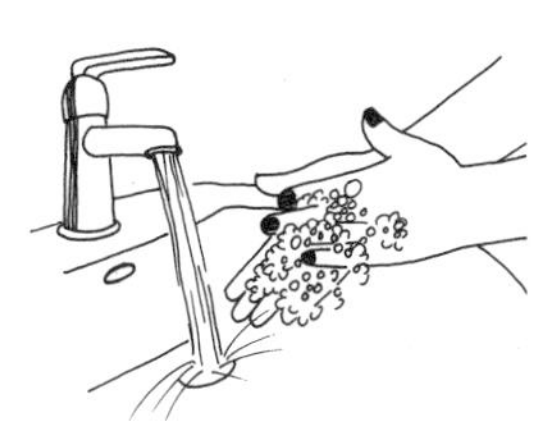

Lávate las manos a menudo cuando estés cuidando a tu bebé. Asegúrate de que otros que cuiden o jueguen con el bebé también se laven las manos antes de empezar. Incluso si las manos parecen limpias, pueden tener gérmenes.

Mantén a tu nuevo bebé lejos de la gente que tenga resfriados u otras enfermedades que pueda contraer. Es mejor no llevar a tu bebé a donde haya muchedumbres, como por ejemplo a las tiendas o fiestas, hasta que sea un poco más mayor. Esto es especialmente importante si es un bebé prematuro o tiene cualquier problema con su respiración.

Mantenerlo seguro

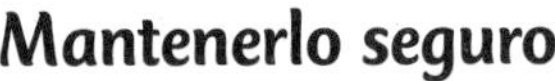

Las preocupaciones más importantes con los bebés nuevos son las lesiones en los accidentes de coche y mientras duermen. Los problemas mientras duermen son el síndrome de muerte súbita infantil (SIDS por sus siglas en inglés), y la asfixia*.

***Asfixia:** Cuando la respiración se bloquea por una almohada, colcha, cojines, o una posición contra una pared.

Lo básico sobre la seguridad al dormir:

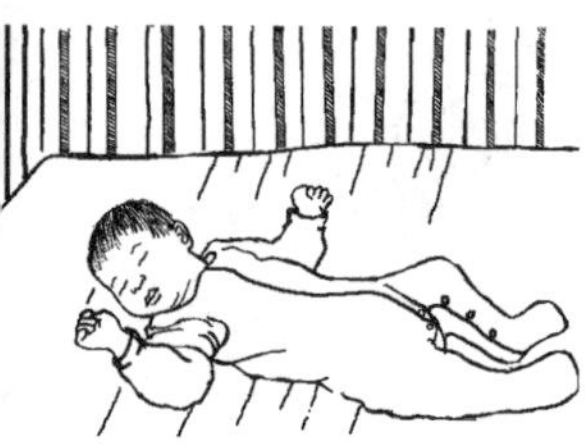

- Siempre mete a tu bebé en su cuna a dormir sobre su espalda (boca arriba) a menos que haya una razón médica para no hacerlo.
- Que duerma en el mismo cuarto que tú, pero en su propia cama (cuna o moisés).
- Usa un colchón firme y mantén las almohadas, colchas, y juguetes fuera de la cuna.
- Vístelo calentito y mantén su cuarto a una temperatura fresca y cómoda. Debe de estar calentito pero no tener calor.
- Mantenlo lejos de los lugares llenos de humo.
- Dale de mamar.

Lo básico sobre la seguridad en el coche:

- Asegúrate de usar una sillita para el coche en cada viaje que haga en el coche.
- Instala la sillita para el coche de manera firme en el asiento trasero del coche, mirando hacia la parte trasera del coche.
- Abrocha el arnés por encima de los dos hombros y entre sus piernas.
- Haz que los tirantes estén ajustados.

Para muchos de los detalles importantes en cuanto a seguridad, lee el capítulo 14.

Conoce las señales de los problemas de salud

Lee el capítulo 15, páginas 248–249, para aprender las señales de las enfermedades serias que debes de conocer. Estas cosas probablemente no pasen, pero si lo hacen, debes de estar lista para llevar a tu bebé a su proveedor.

No esperes a que ninguno de estos problemas mejore solo. Llama de inmediato.

Circuncisión

Si tu bebé es un chico, tendrás que decidir si quieres que le hagan la circuncisión o no. Si quieres que se la hagan, se hace pronto después del nacimiento, así que es bueno decidir antes de que llegue el bebé.

La circuncisión no la suele cubrir el seguro médico. Chequea con ellos antes de decidir.

¿Cómo es la cirugía de la circuncisión?

En el nacimiento, la piel del pene cubre todo hasta la punta. La circuncisión es una cirugía leve en la que se corta parte de la piel

Antes de llevar a tu bebé a casa

- ☐ Entérate de a quien tienes que llamar si tú o tu bebé tienen problemas de salud.
- ☐ Consigue el nombre y número de teléfono de una experta en lactancia (especialista en lactancia).
- ☐ Asegúrate de que tu bebé ha comenzado a amamantar bien. Aprende a poder hacer que chupe del pezón (que se enganche) correctamente. Practica apretando (exprimiendo) una cantidad pequeña de leche de tus pezones con tus dedos.
- ☐ Abrocha el asiento del coche de tu bebé el en asiento trasero del coche para la vuelta a casa. Quita las mantas que envuelven al bebé antes de ponerlo en la sillita del coche.
- ☐ Haz una cita para traer al bebé a su primer chequeo o revisión médica. Esta cita se hará normalmente de 1 a 3 días después de irse a casa.

para descubrir la punta del pene. No duele, pero se pueden usar medicamentos para ayudar.

Después de la cirugía, debes de cuidar del corte mientras que se cura. Esto suele tomar una semana. Hay pequeñas posibilidades de que haya infecciones u otros problemas.

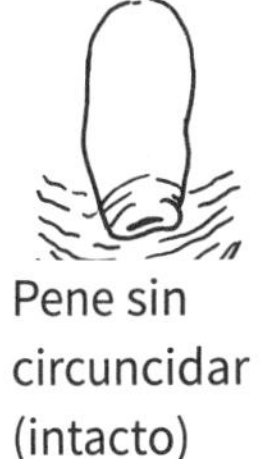

Pene sin circuncidar (intacto)

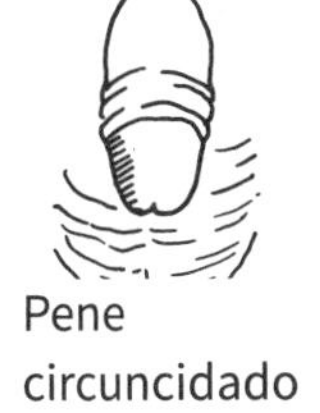

Pene circuncidado

¿Porqué o porqué no circuncidar?

Algunos padres escogen circuncidar debido a creencias religiosas o porque valoran los beneficios para la salud más adelante. Otros escogen no circuncidar porque no quieren que su bebé tenga una cirugía dolorosa. Muchos quieren que el pene de su hijo se parezca al de su padre o que se parezca al de otros niños en la escuela.

Hay beneficios para la salud cuando se circuncida, pero no son grandes. Habla con tu proveedor y haz preguntas. También puede que quieras saber si lo cubre tu seguro. Decide lo que se sienta apropiado para ti y tu pareja.

Irse a casa

Si tanto tú como tu bebé están bien, probablemente serán capaces de irse a casa un día o dos después del parto. Estar en casa te dará más descanso y te mantendrá alejada de los gérmenes.

Si tuviste una cesárea, tendrás que quedarte más tiempo para recuperarte. Si tu bebé es muy pequeño o tuvo problemas durante el nacimiento, tendrá que quedarse más tiempo también.

Hacer que el primer viaje a casa sea un viaje seguro

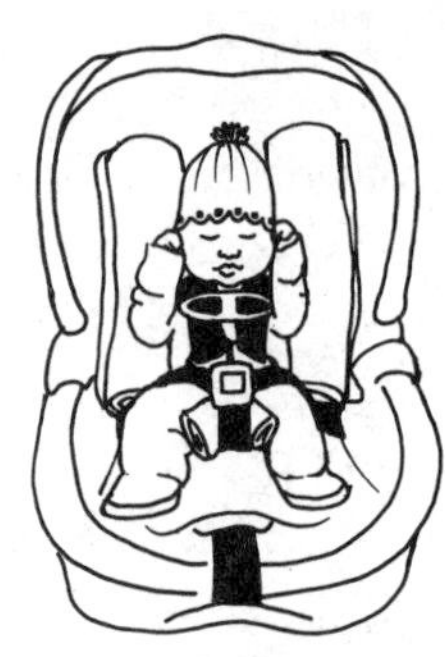

El bebé listo para irse a casa en su sillita del coche.

Una de las cosas más importantes es abrochar a tu bebé bien en su sillita del coche. Si tienes una silla pequeña con un asa, puedes abrochar a tu bebé en el cuarto y llevarlo al coche así. Si la sillita del coche tiene una base o es una sillita convertible, instala esta parte en tu coche antes.

Quita cualquier manta que lleve tu bebé. Asegúrate de que el arnés va por encima de ambos hombros y entre sus piernas. Los tirantes del arnés deben de estar al mismo nivel que los hombros del bebé o justo debajo de los mismos, si es posible. Haz que los tirantes estén ajustados. Si la temperatura es fría, envuelve una manta por encima de tu bebé una vez que esté ajustado el arnés. Lee el capítulo 14 para obtener más información sobre la seguridad en el coche.

Si te vas a casa en un taxi, asegúrate de que el conductor te da el suficiente tiempo para instalar la sillita correctamente, siguiendo las instrucciones.

"No estaba segura si debía de llamar acerca del moqueo nasal de mi bebé, pero la enfermera me dijo '¡No hay tal cosa como una pregunta tonta!'"

La ayuda de tus proveedores de salud

Puedes conseguir ayuda de tus proveedores y otros, día y noche, mediante el teléfono o por email. No hay pregunta demasiado pequeña como para no hacerla.

Asegúrate de que tienes los números de teléfono de la gente que te ayuda y a la que puedes llamar.

- Tu médico o comadrona
- El médico de tu bebé o la enfermera
- El especialista en lactancia
- Tu trabajador social, el centro familiar local, o un grupo de soporte para nuevas madres

Puede que hayas contratado a una comadrona que te visitará y te ayudará durante los primeros días o semanas. Algunos expertos en lactancia y algunas enfermeras también hacen visitas domésticas. Una visita doméstica puede ser de mucha ayuda. Entérate si tu hospital o departamento de salud ofrece estos servicios.

Las primeras semanas en casa

Tus primeros días en casa como una familia son unos momentos muy especiales. También pueden ser momentos duros. Estarás cansada y puedes sentirte insegura acerca de lo que hacer. La cosa más importante que hacer es seguir dando cuidados suaves, cariñosos a tu bebé y a ti misma.

También es importante descansar lo más posible, para que tu cuerpo pueda curarse. Intenta dormir cuando lo haga el bebé. Pide a otros que te ayuden haciendo la colada, cocinando, comprando las cosas en el supermercado, o limpiando. Déjales hacer cosas para ti y para tu pareja para que ustedes puedan prestar atención a su bebé.

Toma tiempo para relajarte con tu bebé. El cuidado canguro (contacto piel con piel) es una de las mejores maneras de ayudar a tu bebé a sentirse en casa en este mundo.

Sujetar y acarrear a tu bebé

Sujeta al bebé tan a menudo como él quiera. No puedes mimarlo a esta edad por sujetarlo demasiado. Sujeta a tu bebé piel contra piel o contra tu hombro, acúnalo en un brazo, o pon sus pies debajo de tu brazo (posición de fútbol americano).

Cuando tu bebé llora, intenta averiguar lo que te está intentando decir, ¿está hambriento, mojado, cansado, o se siente solo? Aprenderás a saber lo que necesita. Puede que solo quiera que le acurruques.

Llevar a tu bebé puesto

Una de las formas de tener a tu bebé cerca mientras estás haciendo otras cosas es ponerlo en un portabebés de tela. Esto hace que sea fácil andar, hacer trabajos ligeros, o ir de compras con tu bebé. Esto puede ser muy calmante para un bebé irritable o uno que no se va a dormir con facilidad.

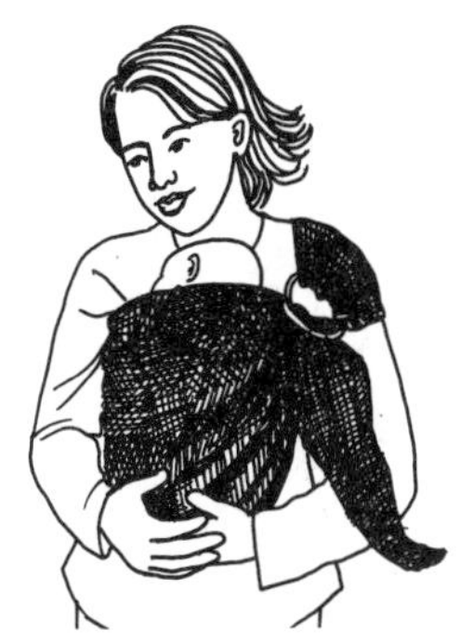

Llevar el bebé "puesto"

Hay muchos tipos de portabebés. Puede que tengas que probar varios tipos diferentes hasta que encuentres el que funciona bien para ti. Chequea cómo de grande debe de ser tu bebé antes de usarlo.

Algunos portabebés no son seguros para los recién nacidos. Algunos necesitan una pieza añadida para bebés pequeños. La mayoría de los portabebés no son seguros para bebés prematuros pequeños, así que asegúrate de preguntarle a la enfermera de tu bebé antes de usar alguno. Encuentra uno que se ajuste a tu cuerpo, que se ajuste a tu bebé, y que sea fácil de poner y quitar. Encuentra consejos importantes para la seguridad en el capítulo 14.

Cambiar pañales

Las defecaciones del bebé (caca o heces)

Lo que entra tiene que salir. Todos los padres tienen que limpiar el culito de sus bebés, aunque no sea muy divertido.

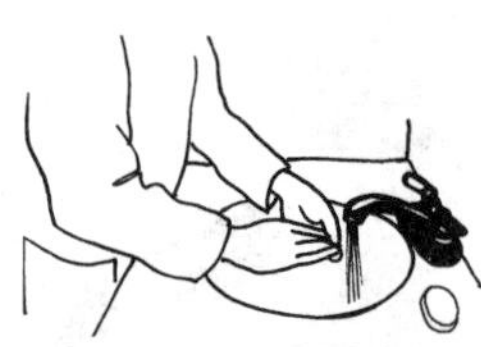

No te olvides de lavarte las manos después de cambiar el pañal del bebé.

Después de las primeras heces de tu bebé, éstas serán amarillas. Lo que coma tu bebé hará que sus heces tengan un aspecto diferente.

- La leche materna hace unas heces amarillas, muy suaves, como mostaza con grumos. En las primeras semanas, un bebé puede tener tantas como 10 heces pequeñas al día. Después de las 6 semanas puede tener una cada día o dos.
- La leche de fórmula hace que las heces sean de color tostado o amarillo (más o menos tan duras como la mantequilla de maní). El bebé debe de tener una o dos al día.

Si las heces son duras y secas, puede que tu bebé no esté tomando suficiente leche materna o de fórmula. Llama al proveedor de tu bebé.

***Genitales:** El pene de un niño o la vagina de una niña.

Limpiando los genitales* de tu bebé

Siempre limpia el culito de tu bebé desde adelante hacia atrás. Esto mantiene los gérmenes de las heces fuera de la vagina o pene del bebé. Para lo niños, limpia el pene desde la base hasta la punta. Para las niñas, abre con suavidad los pliegues de piel alrededor de la vagina. Límpialos de adelante hacia atrás.

Si tu hijo no ha sido circuncidado, la piel del prepucio estará ajustada hasta la punta. No intentes retraerla cuando le laves. Se soltará sola para cuando llegue a los 5 años.

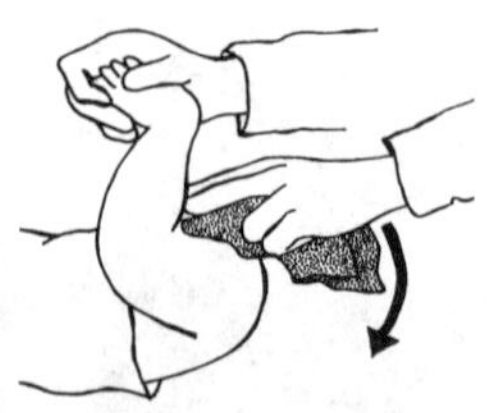

Siempre limpia los genitales desde adelante hacia atrás.

Una niña recién nacida puede tener un líquido con sangre o lechoso saliendo de la vagina. Esto es normal en la primera semana.

Las toallitas húmedas para los bebés son útiles pero no necesitas comprarlas. En vez de éstas puedes usar agua templada con bolitas de algodón o pequeños paños o toallas suaves. Asegúrate de lavar los paños bien. Es mejor no usar aceite de bebé o polvos de talco. Aunque se venden para los bebés, pueden hacer daño a la piel delicada del bebé. Los polvos de talco pueden ser muy malos para los pulmones de un bebé.

$$ Usa agua templada y bolas de algodón o pequeños paños en vez de toallitas húmedas para bebés.

Cuidado del pene circuncidado de un niño

La circuncisión de un niño puede tomar de una a dos semanas en curarse. Ata los pañales un poco sueltos. No pongas al bebé boca abajo, en su tripa, hasta que su pene se haya curado. Pregunta al proveedor de tu bebé antes de poner encima medicina o una venda.

Para mantener la zona limpia, lávala con mucha suavidad cuando le cambies el pañal. Haz gotear agua jabonosa templada por encima. Enjuágalo con agua limpia templada y sécalo con palmaditas.

Llama al médico o a la enfermera si ves hemorragia o signos de infección. La infección causa una pus blanca, rojez, e hinchazón. También, llama si a tu bebé le cuesta orinar.

Cuidado del cordón en las primeras semanas

Mantén el muñón del cordón limpio y seco. Dobla la parte delantera de cada pañal por debajo del muñón del cordón. Limpia la zona alrededor del muñón con agua templada una vez al día y cuando se mancha de heces. No pongas la tripa del bebé bajo agua hasta unos días después de que el muñón se caiga. El muñón se vuelve seco y negro. Entonces se caerá, en como un mes. Dejará un bonito ombligo.

Nunca trates de quitar el muñón tú misma. Llama al proveedor de tu bebé si la piel alrededor se enrojece, se pone caliente o huele, o tiene pus.

Irritación del pañal

Es fácil prevenir la irritación del pañal*.

- Cambia el pañal de tu bebé cada dos o tres horas y tan pronto como sea posible después de cada defecación.
- Seca la zona bien antes de poner otro pañal.
- Deja que tu bebé esté sin pañal durante un rato cada día. Túmbalo boca abajo desnudo encima de una almohadilla resistente al agua cubierta con una toalla o pañal. Asegúrate de que el cuarto está calentito o ponle una camisa y unos calcetines al bebé.

***Irritación del pañal:** Una irritación dolorosa, roja, e irregular alrededor de los genitales y el culito.

Si tu bebé tiene una irritación, asegúrate de que le cambias los pañales más a menudo. Lava la zona suavemente con agua templada y dale palmaditas suaves para secarla. Deja a tu bebé estar tumbado con su culito al aire. Unta una pomada para bebés gruesa (como por ejemplo pomada A & D o crema de óxido de zinc) en la zona irritada cuando cambies los pañales. Si no está mejor en dos a tres días, puede que esté infectada. Llama al proveedor.

El aire fresco ayuda a prevenir y a calmar la irritación del pañal.

Bañar a tu nuevo bebé

Usa un paño pequeño para limpiar la cara, cuello, ombligo y culito de tu bebé cada día. Necesitas lavar todo su cuerpo solo cada pocos días. A medida que crece los dos disfrutaren del baño todos los días.

Primero dale un baño con una esponja. Espera hasta que el cordón se haya caído para ponerlo dentro de un baño de agua. También debes de esperar hasta que la circuncisión se haya curado.

Los bebés siempre se deben de lavar de arriba a abajo. Empieza con la cara y pelo y termina con el culito. Esto mantiene los gérmenes del culito lejos de la cara y manos.

Prepararse para el baño

Asegúrate de que el cuarto esté calentito. La cocina puede ser un buen lugar para el baño, porque puedes poner las cosas en el contador o encimera.

Recoge todas las cosas que necesites antes de comenzar con el baño. Esto es más fácil que buscar las cosas mientras que tu bebé esté mojado y enjabonado.

Ten estas cosas donde las puedas alcanzar:

- Agua templada en cuencos o en la bañera. Pruébala con tu codo o la parte posterior de tu mano para asegurarte de que está a la temperatura del cuerpo.
- Pequeña toalla o paño (y una taza para recoger agua de la bañera)
- Un jabón suave o jabón especial para bebés
- Unas cuantas toallas
- Ropa limpia y un pañal nuevo

Dar un baño de esponja

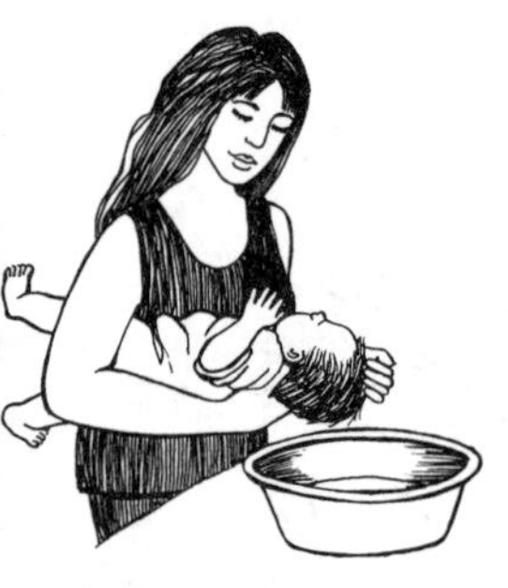

Lavando el pelo del bebé.

Da un baño de esponja en una encimera o mesa ancha y plana. Ten a mano una pequeña toalla o paño (no una esponja) y dos cuencos de agua templada. Un cuenco es para lavar, así que pon un poco de jabón dentro. El otro cuenco es para aclarar el paño o la toalla cuando acabas de lavar cada las partes del cuerpo. Empieza con el bebé envuelto en una toalla, a menos que el cuarto esté lo bastante caliente.

- Tumba a tu bebé en una toalla limpia.
- Mantén una mano sobre el bebé en todo momento para que no se caiga.
- Primero lava su pelo y cara. Puedes dejarlo vestido con su camisa y pañal mientras haces esta parte.
- Sigue con el cuello, y termina con las piernas y el culito.
- Lava, aclara, y seca cada parte de su cuerpo una por una. Mantén el resto de su cuerpo cubierto para mantènerlo calentito.

Un baño en una bañera para el bebé resbaladizo

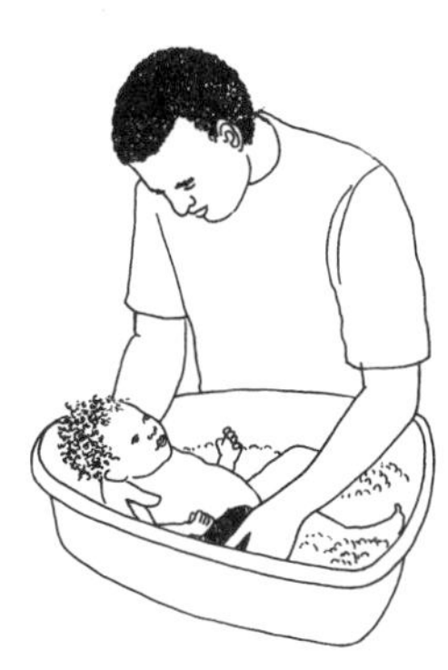

Usa una bañera para bebés o pon una almohadilla de espuma o una toalla suave en el fondo del fregadero o lavabo limpio de la cocina. Pon unas cuantas pulgadas de agua ligeramente templada en la bañera. Pon una toalla doblada o almohadilla de espuma en el fondo para evitar que el bebé se resbale.

- Sujeta al bebé con tu brazo debajo de su cabeza y hombros. Coge el brazo del bebé con esa mano.
- Lava y aclara con la otra mano.
- Nunca dejes a tu bebé solo en el baño - ¡ni siquiera por un segundo! Un bebé se puede ahogar muy rápido y silenciosamente si lo dejas solo.

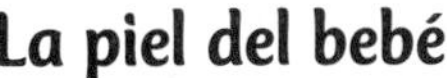

La piel del bebé

La piel de un bebé nuevo puede secarse mucho. Esto es normal y no pasa nada por dejarlo así. Si estás preocupada porque la piel del bebé está demasiado seca, puedes ponerle una crema suave y sin fragancia.

Las irritaciones son comunes en los bebés, y suelen ser normales. Puedes probar jabones que no tengan fragancias para la piel del bebé y para lavar su ropa.

"A mi bebé le encantaba que le diéramos masajes con el aceite. Era un pequeño juego que hacíamos después del baño. Le decía cómo de lindos eran su tripita, dedos de las manos y de los pies".

Algunos bebés tiene pequeños granitos en sus caras y cuerpos. Esto también es normal y desaparecerá. No intentes frotarlos o estallarlos, y no uses ningún jabón o crema especial.

Puede que veas pequeñas escamas amarillas o marrones debajo del pelo del bebé. A esto se le llama "costra láctea" y es muy común. Lava el pelo de tu bebé de forma normal. También puedes usar un cepillo de pelo muy suave y aceite de bebé, pero no frotes ni quites las escamas con tu mano. No le hacen daño al bebé y desaparecerán solas. Pregúntale a su médico o enfermera si estás preocupada.

Si tu bebé tiene cualquier irritación o erupción, bultos, o zonas secas que parezcan picosas o dolorosas, llama a su médico o enfermera. Llama si ves algo que se vuelva rojo brillante, que sangre, o que rezume pus amarillento.

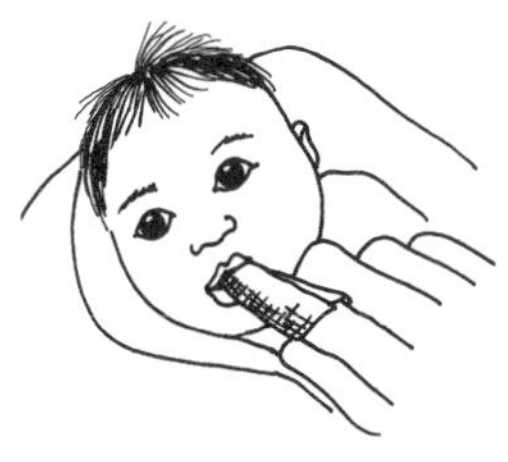

Lavar las encías y dientes

"Mi bebé no le gustaba que le lavara los dientes. Ojalá hubiera comenzado a frotarle las encías meas temprano".

A la mayoría de los bebés no les saldrán los dientes hasta que tengan por lo menos cuatro meses. Antes de que empiecen a salir los dientes, es bueno limpiar las encías de tu bebé con un pequeño paño cada día. Esto ayuda a acostumbrar a tu bebé a la sensación de que le limpien la boca.

Cuando le empiecen a salir los primeros dientes, frótalos diariamente o usa un cepillo de dientes para bebés. Si usas una pasta de dientes, usa solo una pequeña cantidad (tan grande como un granito de arroz) en el cepillo de dientes. Pregunta al médico o enfermera del bebé si debes de usar pasta de dientes que contenga flúor una vez que le salga su primer diente.

Es importante mantener los dientes del bebé sanos. Tu bebé necesita esos dientes para muchas cosas además de masticar comida. Los dientes ayudan al bebé a hablar. También mantienen el espacio en las encías para los dientes adultos.

Vestirlo para estar dentro y fuera

A menos que tu bebé sea prematuro o muy pequeño, sólo necesitas ponerle ropa un poco más calentita que la que llevas tú puesta. Ponle una capa más de la que tu llevas puesta. Si tu bebé es prematuro, necesitará otra capa más, a menos que el cuarto esté muy calentito.

Cuando salgan fuera, a la calle, ponle un gorrito. Esto ayudará a evitar que pierda calor por la cabeza. Si el clima es muy caluroso o frío, evita sacarlo a la calle durante las primeras semanas.

Unas mantas demasiado gordas pueden hacer que tu bebé pase demasiado calor. A menos que tu bebé sea muy pequeño (menos de o cerca de 4 1/2 libras) o esté fuera con un clima frío, no necesita que lo cubras con mantas gordas. Además, las mantas finas son más seguras para la respiración de tu bebé.

Si el proveedor del bebé dice que la luz del sol ayudará con su ictericia, pregunta cómo hacerlo de manera segura.

Protege a tu bebé del sol

Trata de mantener a tu bebé fuera del alcance directo del sol durante los primeros seis meses. Es muy fácil que se queme por el sol, tanto si su piel es clara como si es oscura. Mantén a tu bebé en la sombra cuando puedas, especialmente entre las 10 am y las 4 pm. El sol puede quemar incluso en días nublados. El sol es especialmente fuerte en la playa o en los lugares donde hay nieve en el suelo.

Si no hay sombra, viste a tu bebé en ropa de colores claros y que lo cubran por completo. También ayudará a protegerlo un gorro para el sol con un borde ancho o de ala ancha. Usa una crema protectora para el sol hecha para bebés y cuyo SPF sea 15 o más. Pónsela en la piel que no esté cubierta. No te olvides de la cara, las orejas y las manos. Pon más crema a menudo.

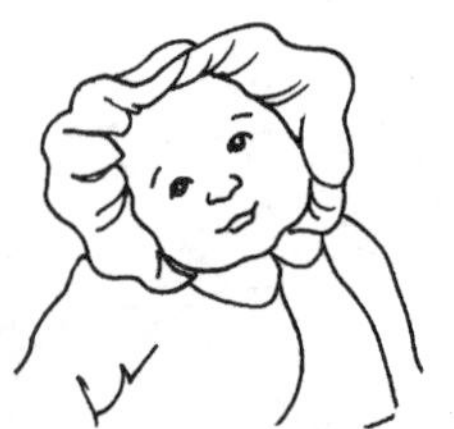

Un gorro para el sol con un borde o ala.

Si tu bebé necesita cuidados de salud especiales

Algunos bebés nacen con defectos de nacimiento o algún problema como bajo peso o ser prematuro. Algunos problemas son más serios que otros.

Puede que nuca sepas porqué ocurrió el problema. Intenta no culparte a ti misma. En vez de eso, enfócate en ayudar al bebé a mejorar.

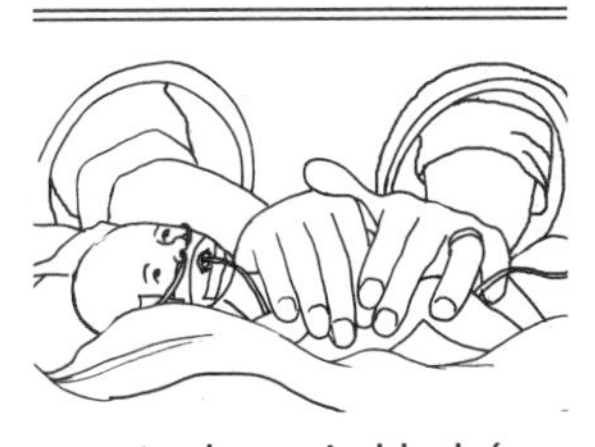

Incluso si el bebé está en una incubadora, puedes ayudar tocándolo y hablándole suavemente.

Si tu nuevo bebé necesita quedarse en el hospital, lo más seguro es que se quedará en la unidad de cuidados intensivos para recién nacidos (UCIN). Allí podrá obtener los cuidados especiales que necesita. La unidad tiene la luz tenue, la temperatura es calentita, y es tan silenciosa como es posible. Estas cosas ayudan al bebé a seguir creciendo y desarrollándose bien. (Los gemelos o múltiples pueden quedarse juntos.)

Mientras que tu bebé está en la UCIN, (NICU por sus siglas en inglés), pasa todo el tiempo que puedas con él. Necesita oír tu voz y sentir tu contacto. Esto es tan importante como todos los tubos, máquinas y medicinas. Intenta ayudar con los cuidados tanto como lo permita su salud. Esta es una buena manera para que tú y tu pareja aprendan a cuidarlo cuando vaya a casa.

Aprende sobre su estado

- Intenta estar en la UCIN cuando el médico chequee a tu bebé. Este es el mejor momento para hacer preguntas acerca de lo que está pasando. También puedes aprender mucho de las enfermeras de la UCIN.
  - Intenta aprender lo más posible acerca de la enfermedad que tiene tu bebé. Pide ayuda para conseguir información al trabajador social del hospital. Ve al capítulo 17 para encontrar más recursos.
  - Si no estás seguro de que un tratamiento específico sea mejor para tu bebé, pide una segunda opinión. Siempre está bien pedir el consejo de otro médico.

Entérate cuando son las "rondas" en la unidad. Esto será cuando los médicos de tu bebé vendrán a verlo cada día.

Reconfortar a tu bebé

El método madre canguro o cuidados de canguro, sujetar a tu bebé piel contra piel en tu pecho, puede ser muy sano para tu bebé. Le ayudará a sentirse conectado a ti, a respirar bien, y a estar calmado.

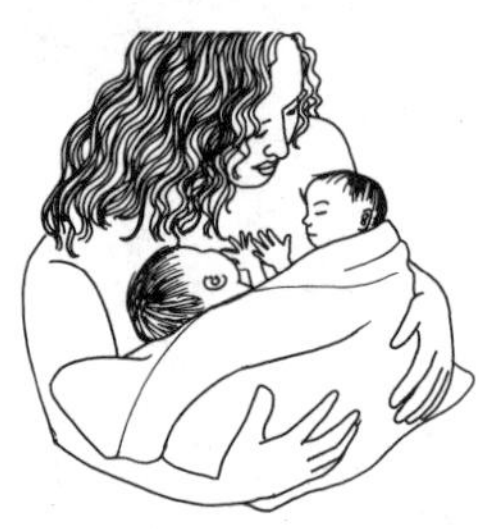

Método madre canguro para gemelos pequeñísimos.

También te ayudará a crear un vínculo con tu bebé. Tu pareja y otros miembros de tu familia también pueden hacer el método madre canguro si el médico lo permite.

Muchos bebés pueden amamantar en la UCIN. Pero igual tienes que espera unos cuantos días o semanas antes de que el bebé sea capaz de mamar. Empieza a sacarte leche inmediatamente para que tus pechos tengan leche. En muchos casos, esa leche se le puede dar a tu bebé en un biberón hasta que pueda mamar. Pasar tiempo piel contra piel puede ayudar a que baje la leche durante este tiempo. Pide a las especialistas en lactancia que te ayuden.

Afrontar tus sentimientos

"Cuando mi bebé era muy pequeño tanto a su padre como a mi nos encantaba sujetarlo contra nuestro pecho desnudo. Mi bebé parecía muy feliz ahí".

Si tu bebé tiene un problema de salud al nacer, a menudo es una gran sorpresa. Los padres cuyo bebé no nace exactamente de la manera que lo han imaginado a menudo se siente muy asustados, tristes, culpables, o enfadados. Estos sentimientos son normales. Aquí tienes unas cuantas maneras para hacerles frente:

- Pasa tanto tiempo como sea posible con tu bebé
- Habla con el trabajador social acerca de tus sentimientos. El trabajador social te puede contar acerca de grupos de soporte para padres. Las parejas también pueden necesitar soporte para superar estos tiempos tan difíciles.

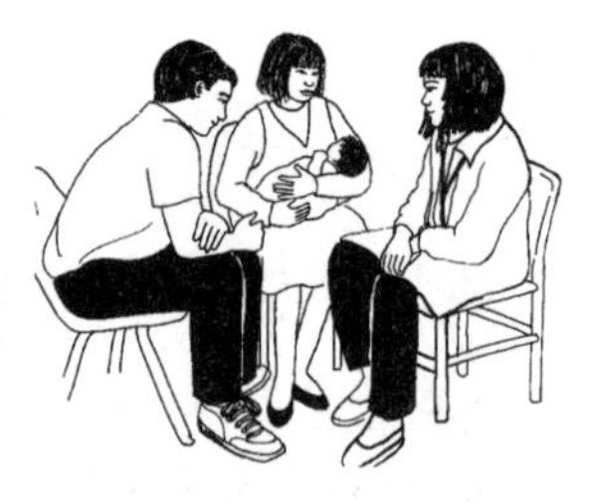

Los cuidados médicos modernos ayudan a muchos bebés con necesidades especiales a llevar vidas sanas y felices. Tu bebé necesitará tu amor y atención, como cualquier otro bebé. Cuidarlo puede ser muy duro y también muy gratificante.

Ve al capítulo 15 para encontrar detalles sobre cómo cuidar de un bebé enfermo.

Consejos para las parejas

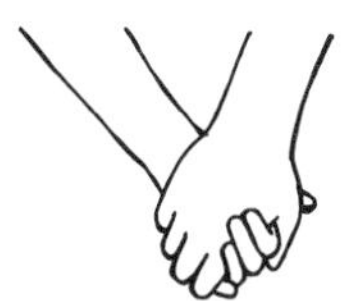

- **Toca a tu bebé.** Sujétalo, habla con él, déjalo dormir en tu pecho desnudo. Esto es bueno para él y les ayudará a conoceros mutuamente.
- **Apoya a tu pareja.** Puede estar muy emocional, con buenos sentimientos o con preocupaciones. Sé amable y amorose.
- **Ayuda a cuidar del bebé.** Cambia pañales, envuélvelo o vístelo. Sé el experto en hacerle eructar o darle baños. Mece o anda con tu bebé mientras su madre descansa.
- **Habla con el médico del bebé.** Puedes ayudar haciendo preguntas. Puedes tomar notas de lo que el médico, enfermera, o comadrona digan. Ayuda controlando el papeleo y los números de teléfono.
- **Deja que la gente ayude.** Estas primeras semanas son duras. Dile a la gente lo que pueden hacer. Deja que os traigan comidas, que paseen a los perros, o que corten la hierba del césped. Déjales ayudar, para que tú puedas ayudar a la mamá y al bebé.
- **Saca fotos ahora.** Los primeros meses pasan volando. Tu bebé cambiará delante de tus ojos. Asegúrate de que tienes fotos para recordar estos momentos tan especiales.

Capítulo 12

Alimentar a tu bebé

Tu trabajo más importante

El momento de comer es especial. No se trata solo de llenar la tripa del bebé. También se trata de que el bebé se sienta cerca de alguien en este mundo grande y extraño. Cuando un padre responde con rapidez a las necesidades del bebé, el bebé empieza a aprender a tener confianza en la gente. Si el padre hace esperar al bebé, este aprende que la gente puede que no le ayude.

Un bebé estará más contento y crecerá mejor si se le alimenta tan pronto como muestra señales de hambre. Tu bebé necesita más alimento unos días que otros. Dale de comer cuando empieza a actuar como que tiene hambre. Cuando está creciendo rápido, estará hambriento más a menudo. Vigila las señales de hambre.

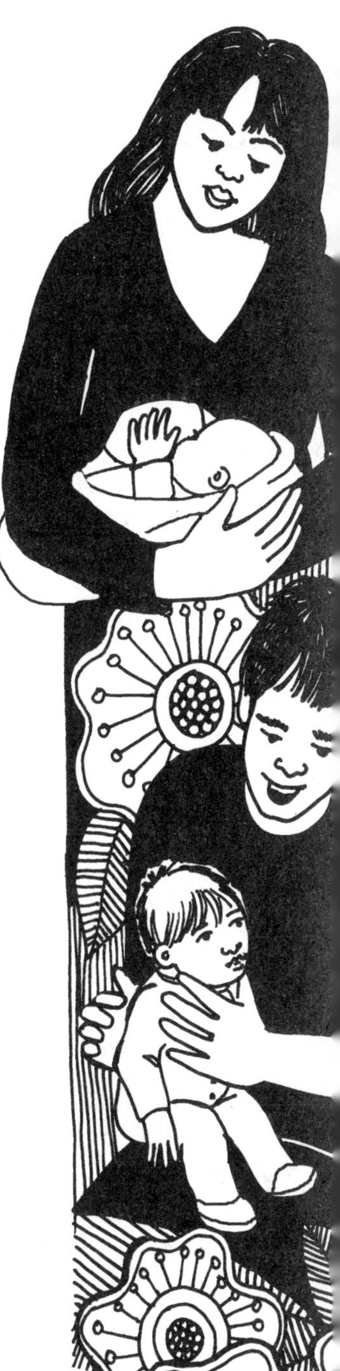

En este capítulo encontrarás:

Lo básico acerca de la alimentación con el pecho o con biberón

Sigue las señales de hambre

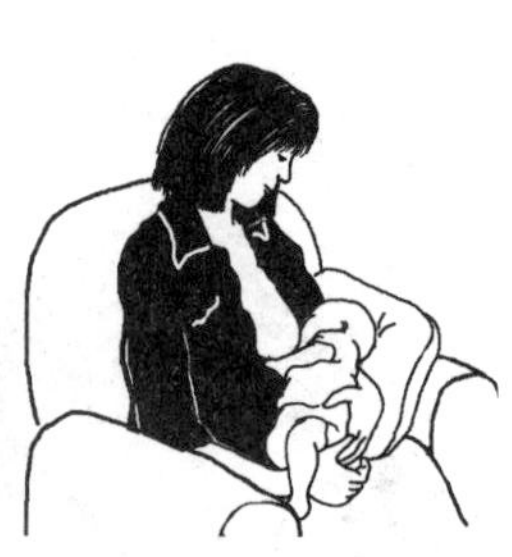

Intenta alimentar a tu bebé antes de que comience a llorar. Llorar no es la primera señal de que tiene hambre. Vigila para ver estas señales:

- Pegar los labios o sacar la lengua
- Chuparse las manos
- Hacer pequeños sonidos suaves
- Volver la cabeza hacia tu pecho cuando lo estás sujetando

Es importante que un bebé recién nacido se alimente cada dos o tres horas. Algunos recién nacidos son muy somnolientos y necesitan que les despiertes para alimentarlos. Puedes despertarlo suavemente hablándole , cambiando su pañal, quitándole un poco de ropa, frotando su espalda, o sentándolo.

"Cuanto más silencioso está el cuarto, cuanto mejor come. Ahora apago la televisión y silencio mi teléfono. Es mucho más fácil relajarse, y él está mucho más contento".

Hacer de la alimentación un momento especial

Comer puede tomar un poco de tiempo, así que asegúrate de que los dos estén cómodos antes de empezar. Pon una almohada firme en tu regazo para apoyar tu brazo y tu bebé. Ten un vaso de agua y un tentempié a tu lado. Si quieres oír música, haz que sea serena y apacible.

Presta atención a tu bebé mientras que le estás alimentando. Mírale a los ojos y sonríe. Habla suavemente o canta una canción. Usa este tiempo para ayudarle a sentirse seguro y querido.

¿Cómo sabes cuando está lleno?

Los bebés normalmente saben cuando están llenos. La tripa del bebé es muy pequeña, como muestran estos dibujos. No puede comer mucho cada vez. Por eso necesita comer tan a menudo.

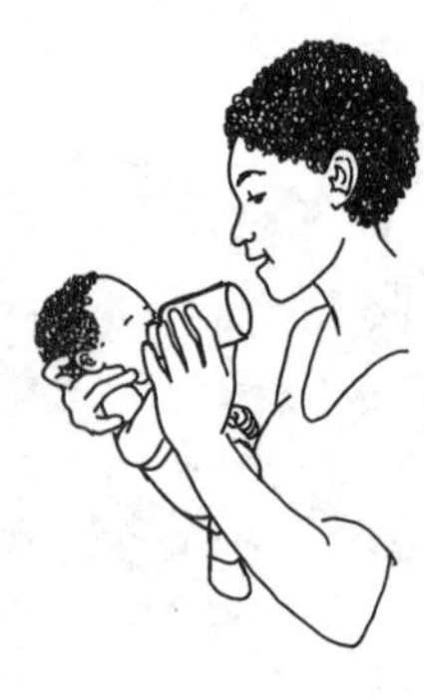

Para de alimentarlo cuando tu bebé actúe como que esté lleno. Dar demasiada comida a tu bebé puede molestar su tripa y ser frustrante tanto para ti como para él.

Algunas señales de que ha tenido suficiente:

- Para de chupar y no necesita eructar
- Vuelve su cabeza al lado contrario del pecho o biberón
- Empieza a quedarse dormido

Si tu bebé está somnoliento tan solo unos minutos después de empezar a comer, puedes intentar ayudar a que se despierte. Siéntalo, hazle eructar, o cambia su pañal. Entonces, ofrécele el pezón de nuevo. Pero si no lo quiere, espera un rato.

Si estás dando biberón, no intentes que tu bebé termine todo el biberón. Deja que él te diga cuanto necesita.

Para ver más detalles sobre alimentar con biberón, mira la páginas 201–203

Día 1

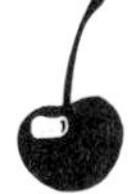

Día 3

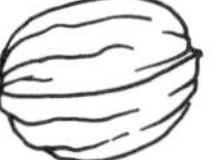

Día 10

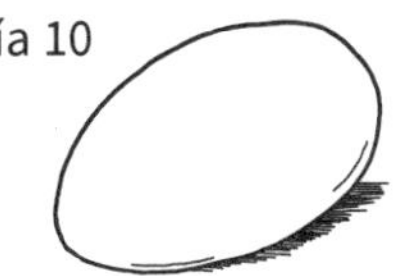

La tripa de un recién nacido es muy pequeña pero crece rápido.

¿Está comiendo lo suficiente el bebé?

Alimenta a tu bebé tanto como quiera cuando tenga hambre. Aquí tienes algunas señales de que está tomando suficiente:

- Tiene por lo menos seis pañales mojados y al menos 3 pañales con caca cada 24 horas. Su caca debe de ser blanda.
- Está ganando peso después de la primera semana.
- Está cansado y en paz después de comer y de eructar.

El bebé de menos de 4 a 6 meses de edad toma la nutrición suficiente de la leche materna o de la fórmula. No debe de necesitar ningún otro alimento. De hecho, incluso el agua puede ser peligrosa para los bebés de menos de 6 meses.

El bebé puede estar contigo durante las comidas. Cuando se siente solo y parezca que quiere tu comida, puede que esté listo para probar un poco de la misma. Habla con su proveedor acerca de cuando empezar con alimentos sólidos.

"Mi madre me dijo que mi bebé dormiría mejor si le pusiera cereal de arroz en su biberón por la noche. Sin embargo su médico dijo que eso no es bueno para él".

Eructar es parte de la alimentación/comida

Los bebés a menudo tragan aire mientras que comen. Puede que necesites hacerle eructar en la mitad y al final de su comida.

Hay muchas formas de hacer eructar a tu bebé. Puedes sostenerlo recto apoyado en tu hombro o en tu pecho. Puedes ponerlo sentado o tumbarlo boca abajo, sobre su tripa, en tu regazo. Da palmaditas o frota su espalda suavemente durante unos minutos. Usa un paño para proteger tu ropa en caso de que escupa un poco de leche con el eructo.

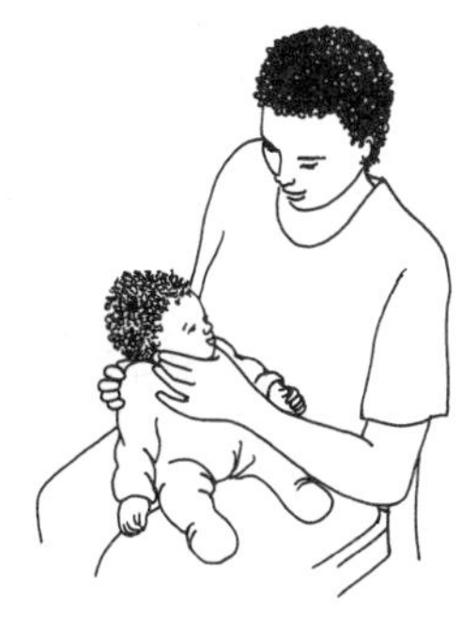

Hacer eructar a un recién nacido. Siéntalo en tu regazo o túmbalo contra tu hombro. Frota o da palmaditas en su espalda.

Advertencia: Si tu bebé vomita con fuerza, tanto que sale líquido de su boca a varios pies, puede tener un problema serio. Llama al médico o a la enfermera inmediatamente.

Amamantar: cómo empezar

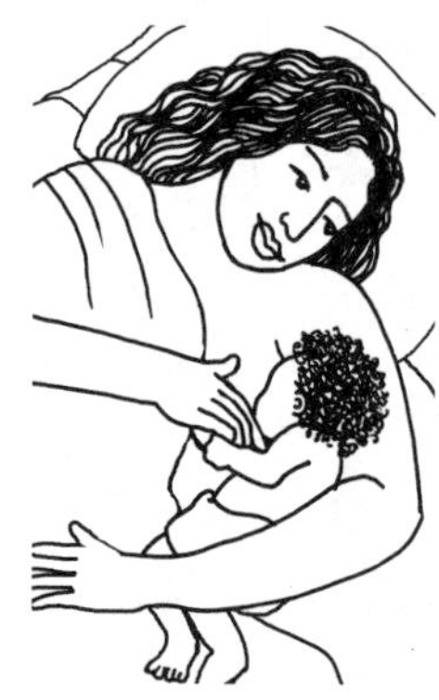

La leche de pecho está hecha en especial para las necesidades de tu bebé. La leche que hace tu pecho durante los primeros días es especialmente nutritiva. La leche de pecho cambia a medida que cambian las necesidades de tu bebé. (Para más información acerca de porqué es importante amamantar ve al capítulo 16.)

Un bebé no necesita otros alimentos hasta por lo menos los 6 meses de edad. Espera hasta que demuestre interés por la comida que estás comiendo tú. Asegúrate de que se pueda sentar por si mismo y que traga bien antes de darle otros alimentos. La Academia de Pediatría aconseja alimentar al bebé tan solo con leche materna por lo menos 6 meses.

La mayoría de los bebés están listos para mamar justo después de nacer. A muchas madres les encanta dar de mamar a sus bebés durante la primera hora o dos horas. Pero, los medicamentos que se le dan a las madres durante el parto pueden hacer que los bebés tengan sueño o que no tengan hambre inmediatamente. Si ocurre esto, no te preocupes. Tu bebé estará listo enseguida.

Ayuda con aprender a amamantar

¿Estás tomando algún medicamento o suplementos? Chequea con tu proveedor para asegurarte de que no pasan a tu leche de pecho y los pases a tu bebé.

Amamantar es algo que tú y tu bebé aprenderán a hacer juntos. La cosa más importante es tener al bebé en una buena posición para que meta el pezón en su boca de manera correcta. Si tú y tu bebé tienen problemas empezando, asegúrate de pedir ayuda. A medida que los dos les acostumbran a amamantar será mucho más fácil.

Asegúrate de buscar ayuda de inmediato si tienes cualquier preocupación. La mayoría de las madres primerizas que tienen problemas dando de mamar al inicio, pueden superarlos y dar de mamar felizmente.

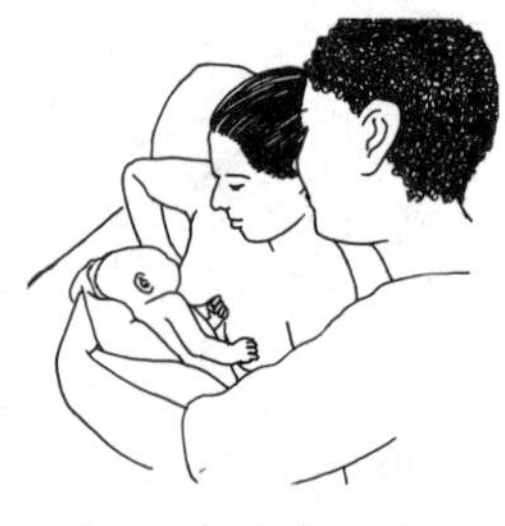

Un especialista en lactancia te puede dar ayuda práctica.

¿Quién puede ayudarte? Durante los primeros días , las enfermeras y la comadrona estarán allí para ayudarte. También pregunta a tu médico o matrona por el nombre y número de teléfono de una especialista en lactancia (en amamantar). Así sabrás a quién llamar si tienes preguntas más adelante.

Las especialistas en lactancia tienen formación especial y experiencia en ayudar a las madres que están dando de mamar. Las especialistas en lactancia que están acreditadas ponen las letras “IBCLC” detrás de su nombre.

También puedes llamar a un miembro local de un grupo de lactancia como La Leche League (ver capítulo 17). Los responsables y miembros son mujeres que han dado de mamar a sus bebés. Ellas te pueden dar su sabiduría y apoyo.

Puede que oigas a algunas madres decir que pararon de dar de mamar porque no tenían suficiente leche o al bebé no le gustaba. Pero normalmente, ellas no buscaron el apoyo de una experta en lactancia para resolver sus problemas. Hoy en día, para los seguros de salud de los EE.UU., es un requerimiento pagar para las especialistas en lactancia.

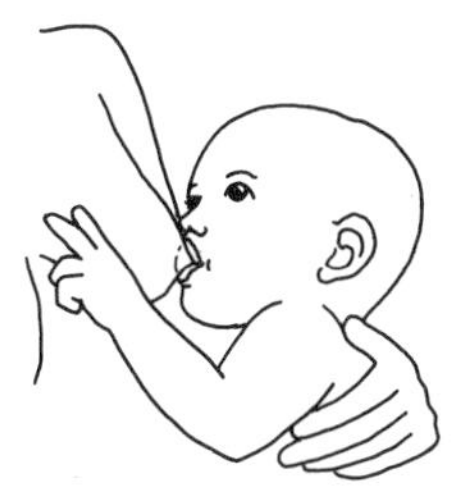

"Me encanta cómo mi bebé acaricia mis pechos con su mano. Parece que estuviera soñando".

Tus pechos son fábricas de leche

Tus pecho serán más grandes cuando estén haciendo leche con regularidad. Tu pezón y aureola pueden también ser más grandes y más oscuros. Incluso si tus pechos no son grandes, todavía hacen leche.

Dentro de tus pechos hay unas glándulas que hacen leche. Las sentirás como bultos todo alrededor de la zona de tu pecho. Puede que incluso las sientas junto a tus sobacos. Unos tubos (conductos) llevan la leche desde las glándulas hasta tus pezones.

Después de que tu bebé comienza a chupar, puede que sientas en tus pechos que "baja la leche". Eso es cuando la leche comienza a fluir desde las glándulas. Después de unos minutos, la leche se vuelve más rica/abundante. Es importante dejar a tu bebé chupar en cada pecho siempre que siga bebiendo y tragando. Esto quiere decir que obtendrá la mejor leche. (Esto también es importante cuando te estás sacando leche.)

Areola
Pezón
Conducto de leche
Glándula de leche

Cuando ocurre tu "subida de la leche"

Durante el embarazo, tus pechos comenzarán a hacer calostro*, que es denso y claro o amarillento. Esta leche está cargada con anticuerpos que protegen a tu bebé de las enfermedades.

***Calostro:** La primera leche que sale del pecho.

Dos o tres días después del parto, tus pechos comenzarán a llenarse de leche normal. Es blanca o blanca-azulada. También tiene muchos anticuerpos. Sentirás que tus pechos están llenos. Esto es normal y puede durar unos cuantos días.

Si los sientes demasiado llenos (congestión mamaria), deja que el bebé mame más a menudo. Esto te ayudará a que tus pechos no estén demasiado llenos. Pon paños templados en tus pechos o masajéalos antes de dar de mamar. Esto ayuda a que la leche fluya.

Si la areola se vuelve demasiado dura para caber en la boca de tu bebé, puedes apretar (exprimir) un poco de leche. Esto hará que sea más fácil para el bebé meter el pezón en su boca.

Sacarse leche

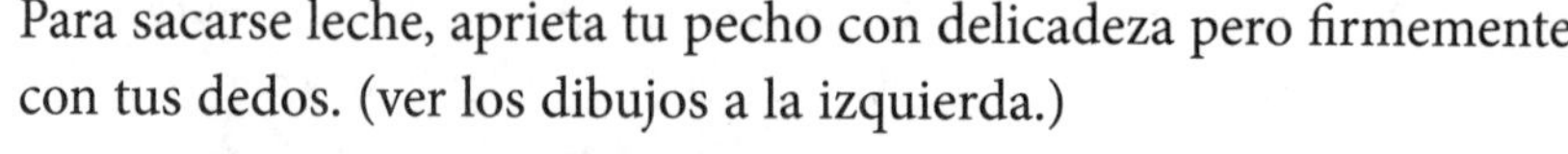

Sacar leche de pecho a mano

Para sacarse leche, aprieta tu pecho con delicadeza pero firmemente con tus dedos. (ver los dibujos a la izquierda.)

1. Masajea desde todos los lados hacia la areola
2. Entonces, sujeta tu pulgar por encima y el resto de los dedos por debajo de la areola.
3. Aprieta y luego suelta, repitiéndolo unas cuantas veces. Saldrá un poco de leche.

1

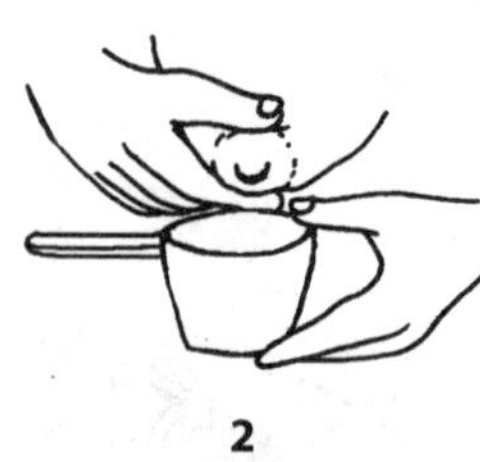

2

3

Una vez que la areola está blanda, el bebé se podrá enganchar. Dar de mamar cada pocas horas ayuda a evitar que tus pechos se congestionen.

Tus pechos se sentirán mejor cuando tu bebé chupe bien y los vacíe a menudo. Después de haber dado de mamar durante varios días, se volverán más blandos y los sentirás más cómodos entre tomas. Están acostumbrándose a producir leche.

Comer bien mientras que estás dando de mamar

La leche de pecho es la leche más nutritiva para tu bebé. Será incluso mejor si bebes agua y comes mucho:

- Calcio de la leche, vegetales de hoja verde, y legumbres
- Vitamina D, del sol o de alimentos con vitamina D añadida
- Proteína de las carnes bajas en grasa, huevos, pescado, legumbres, frutos secos
- Hierro de la carne, pescado, vegetales de hoja verde, cereales fortificados
- Ácido fólico de los vegetales de hoja verde, legumbres, naranjas, carne, y píldoras de ácido fólico.

¿Cómo de a menudo debe de tomar el bebé?

- Después del primer día, los bebés de menos de 2 meses necesitan mamar cada una a tres horas. Esto es por lo menos ocho a doce veces en 24 horas. Algunos comerán más veces durante una parte del día que durante otra.

- Si tu recién nacido duerme más de cuatro horas seguidas, es importante despertarlo suavemente para que coma.

Para saber que tu bebé está comiendo lo suficiente, asegúrate de que está mamando a menudo y bien, y que parece que está contento después de mamar. Debe de mojar su pañal por lo menos 6 veces al día. Chequea a menudo si estás preocupada.

¿Está mojado el pañal desechable? Puede ser difícil saberlo. Puedes saberlo si lo pones a la luz al lado de uno nuevo. O pon un trozo de papel encima del pañal. El papel se mojará.

Maneras de sujetar a tu bebé para amamantarlo

Ponte cómoda. Puede que necesites quedarte en esta posición durante un largo tiempo. Es bueno usar diferentes posiciones para diferentes tomas.

En todas estas posiciones, usa almohadas para ponerte cómoda a ti y a tu bebé. Acuérdate de poner la tripa del bebé plana contra tu cuerpo.

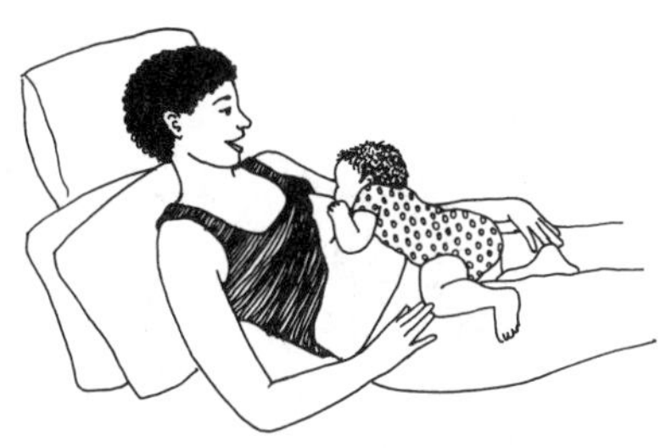

Sujeción acostada: *Descansa contra almohadas. Pon al bebé boca abajo con su cabeza encima de tu pecho y su cuerpo en tu tripa.*

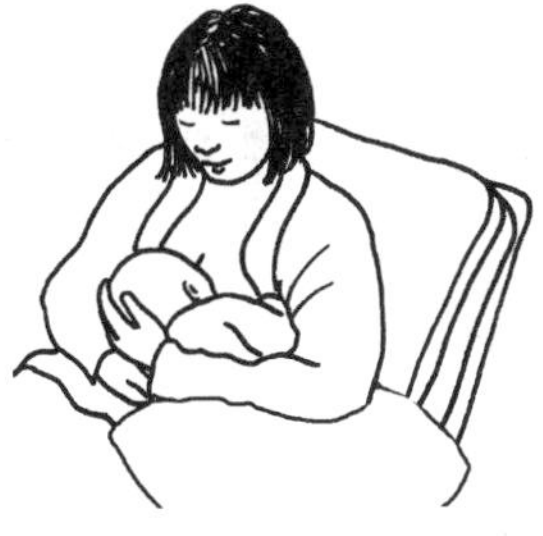

Sujeción de fútbol: *Siéntate en una silla y sujeta a tu bebé a tu lado, con sus piernas debajo de tu brazo. El bebé no se tumba encima de tu tripa. Esta forma de amamantar es cómoda si has tenido una cesárea.*

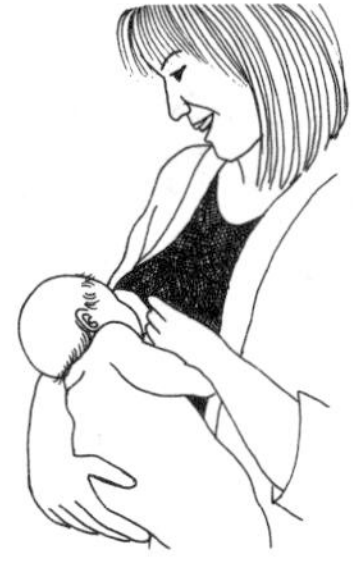

Sujeción de cuna: *Siéntate en un sillón. Sujeta a tu bebé cruzando tu pecho. Su cabeza debe de estar en la curvatura de tu brazo. Pon una almohada firme debajo del cuerpo de tu bebé y de tu brazo.*

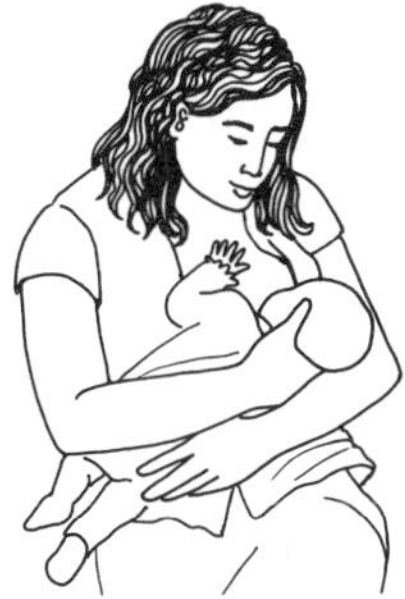

Sujeción de cuna transversal: *Siéntate en un sillón. Sujeta a tu bebé cruzando tu pecho. Una de tus manos debe de estar en la cabeza de tu bebé con tu codo en su culito. Pon un almohada firme debajo de su cuerpo y tu brazo.*

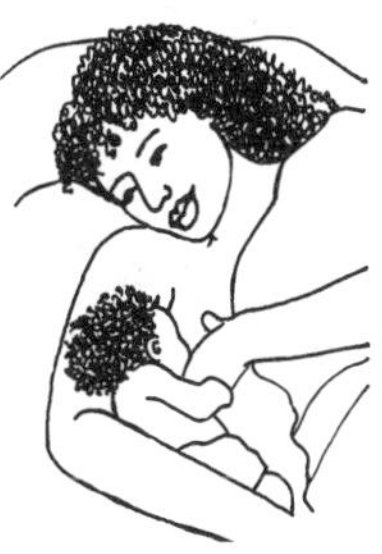

Sujeción tumbada sobre un lado: *Túmbate en tu cama sobre uno de tus lados. Tumba al bebé junto a ti, mirándote, también tumbado sobre uno de sus lados y sobre la curvatura de tu bazo o en la cama.*

Fundamentos para amamantar de forma feliz

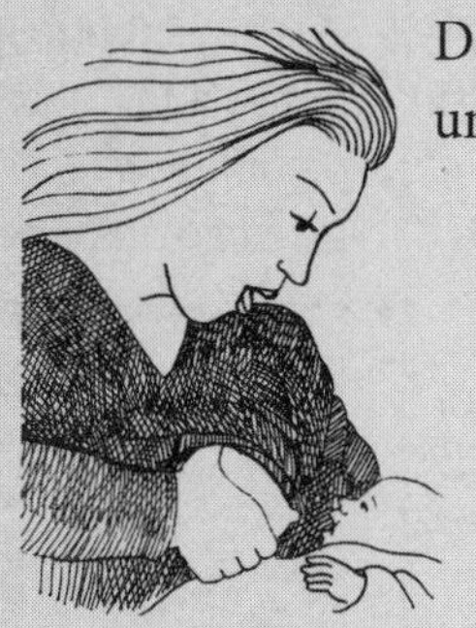

Sujeta tu pecho y acerca a tu bebé hacia el mismo cuando abra la boca.

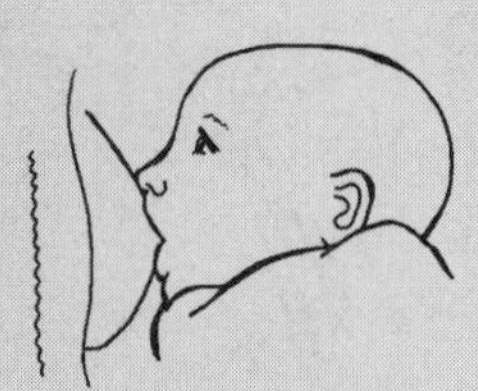

El labio inferior del bebé debe de estar hacia fuera

"Al principio no me acordaba con qué pecho debía empezar. Entonces comencé a usar un imperdible en el tirante de mi sujetador poniéndolo en el tirante del pecho del que mi bebé chupó el último. Eso hizo que mi vida fuera más fácil".

Dar de mamar es natural. Una vez que empiezas, normalmente es una experiencia muy feliz. Sigue estas pasos básicos:

- Sujeta a tu bebé de tal manera que su tripa esté de cara a tu cuerpo. Piensa "barriga a barriga". Su cabeza deberá estar a la altura de tu pezón, para que no tenga que volver su cabeza para alcanzarlo.
- Sujeta tu pecho fuera de la aureola con tu dedo gordo en la parte superior.
- Consigue que tu bebé abra bien su boca tocando su labio con tu pezón. Abre tu boca—puede que así lo haga él también.
- Cuando abra la boca, acércalo hacia ti. Guía el pezón y la areola hacia dentro de su boca.
- Asegúrate que parte de la areola esté dentro de su boca. Chupar solo en el pezón no funciona. Asegúrate de que su labio inferior esté hacia fuera y que la punta de su nariz toque tu pecho. Todavía será capaz de respirar.
- Asegúrate de que esté tragando. No tragará cada vez que chupe. Puede que le oigas tragar o verás la piel de sus orejas moverse ligeramente.
- Deja al bebé decidir cuanto tiempo quiere mamar del primer pecho. Cuando empiece a mamar más despacio, haz que eructe y cámbialo de pecho. Deja que mame de los dos pechos en cada toma.
- Empieza la siguiente toma con el pecho con el que mamó el último.
- Puede que necesites que el bebé suelte el pezón mientras que esté mamando. Suavemente mete el dedo en la esquina de su boca. Esto rompe la succión sin dañar tu pezón.

Si tus pezones están doloridos, asegúrate de que:

- Tu bebé esté tumbado mirando hacia tu pecho.
- Su cabeza no esté torcida hacia el lado.
- Tenga cuanta más cantidad del pezón y de la areola dentro de su boca como sea posible.
- ¡Consigue ayuda! Ve el capítulo 17 para más recursos.

¿Está tomando tu bebé suficiente cantidad de leche de pecho?

Tus pechos casi siempre pueden hacer suficiente cantidad de leche para tu bebé. Cuando tu bebé tiene hambre chupará más y entonces tus pechos producirán más leche. ¡Pueden hacer suficiente como para alimentar gemelos!

Cada pocas semanas tu bebé probablemente tendrá un periodo de crecimiento*. Cuando esto ocurre , el bebé querrá mamar más a menudo durante un par de días. Eso hará que tu suministro de leche crezca.

***Periodo de crecimiento:** Un tiempo en el que tu bebé crece más rápido de lo normal. Chupará más para obtener más nutrientes.

Usar leche materna compartida

Dar a tu bebé leche del pecho de otra madre puede ser arriesgado. Si estás preocupada de que no estás produciendo la suficiente cantidad de leche, habla con tu proveedor o con un especialista en lactancia.

Antes de usar leche compartida, asegúrate de que sabes:

- la salud de la persona de la que viene la leche
- cómo de limpia está la leche de pecho
- cómo de fresca es

¿Quires compartir leche? Si estás produciendo más leche de la que crees que necesita tu bebé, habla con una especialista en lactancia. La puedes donar a un banco de leche no lucrativo para un bebé necesitado.

Espera antes de dar un chupete/chupón o el biberón

Si tu recién nacido está empezando a mamar, un chupete o el biberón pueden dañar en vez de ayudar. Estas son es las razones:

- Chupar aumenta tu suministro de leche de pecho
- El pezón de un chupete o biberón puede confundir a tu bebé. Esos pezones son muy diferentes de los de tu pecho. La leche fluye mucho más fácilmente del biberón. Tu bebé puede empezar a preferir el biberón.

A la mayoría de los bebés les encanta chupar, incluso cuando no tienen hambre. Por ahora es mejor ofrecer tan solo el pecho o tu dedo bien limpio. Espera a usar un chupete o biberón (de leche materna o fórmula) hasta que esté mamando bien. Esto a menudo ocurre entre las 4 y 6 semanas de edad.

Dar de mamar a gemelos

Puedes dar de mamar a tus gemelos. Al principio puede que quieras darles de mamar de uno en uno. A medida que tú y tus bebés se acostumbran a mamar, puedes darles a los dos a la vez. Esto te ahorrará mucho tiempo. Tus pechos harán la suficiente cantidad de

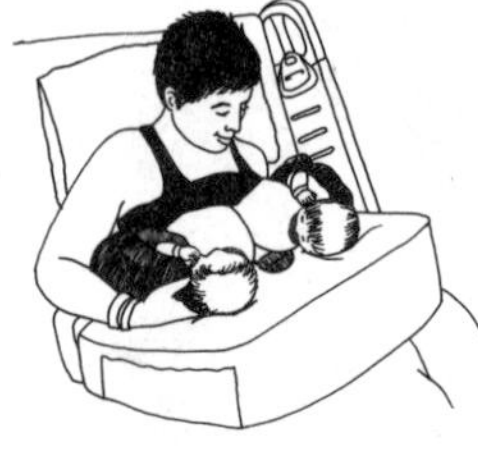

leche para los dos bebés si das de mamar a menudo. Dales mucho tiempo para chupar.

Si los gemelos o trillizos han nacido muy pronto, puede que necesites formas especiales de alimentarles con la leche de pecho. Un especialista en lactancia puede ayudar.

Dar vitaminas u otros suplementos

En la mayoría de las maneras, la leche de pecho es el único alimento que tu bebé necesita ahora. Pero la leche de pecho no contiene mucha vitamina D ni flúor. Pregunta al médico del bebé o su enfermera acerca de darle al bebé esos suplementos. Después de los 6 meses, tu bebé puede necesitar un suplemento de hierro. Puede conseguirlo de los alimentos sólidos.

Consigue ayuda para los problemas de inmediato

Si estás teniendo un problema dando de mamar, pide ayuda ahora. Por favor no pares de dar de mamar simplemente o esperes hasta que empeore. Llama y pide ayuda a tu médico, comadrona, enfermera, especialista en lactancia, enfermera de WIC, o miembro de La Leche League. Pueden darte consejos y apoyo para ayudarte con la mayoría de los problemas.

$$ Puedes usar aceite de oliva como crema de bajo costo para los pezones o para masajear tus pechos y tu bebé.

Algunos de los problemas acerca de los que debes de llamar:

- Pezones agrietados o doloridos
- Una zona dura y roja en tu pecho que se siente calentita
- Un bebé muy somnoliento que no se despierta para sus tomas
- Menos de 6 pañales mojados en 24 horas

Si no puedes empezar de inmediato

A veces el bebé no puede mamar durante unos días o semanas por un problema médico. Normalmente un bebé puede tomar la leche de su madre de una cuchara, jeringuilla, tubo o biberón durante unos días o incluso unas semanas. Incluso si tu bebé tiene que tomar fórmula durante un tiempo, a menudo es posible que aprenda a mamar más tarde.

Si no puedes empezar a dar de mamar justo después del parto, habla con la enfermera, la especialista en lactancia, médico, o comadrona tan pronto como sea posible. Ellos te pueden ayudar a empezar a sacarte leche hasta que tu bebé pueda mamar. Tu leche es lo mejor—incluso durante los primeros días de vida. Así que empieza a sacarte leche de inmediato. Si no te sacas leche, tus pechos pararán de producirla. Más tarde puede ser muy difícil empezar a producir leche.

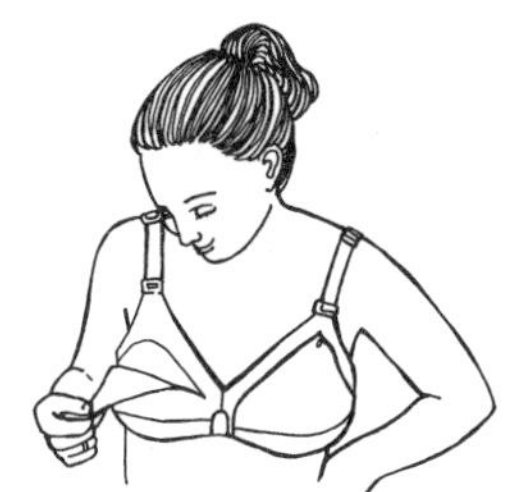

Un sujetador de lactancia tiene solapas que se abren para poder dar de mamar.

Cuidar de tus pechos

Los sujetadores de lactancia y camisetas de lactancia pueden ser útiles y reconfortantes. Si tus pechos están pesados , encuentra un sujetador que sea lo suficiente fuerte para sujetarlos. Si tus pechos son pequeños por naturaleza, una camiseta de lactancia puede ser suficiente para ti.

Lava tus pechos como lo haces normalmente cuando te bañes. No necesitas lavarlos antes o después de dar de mamar. Demasiado jabón o lavarlos demasiado a menudo puede hacer que estén doloridos.

Si tu pechos están doloridos:

- Asegúrate de que tu bebé se esté enganchando bien. Debe de tumbarse con su tripita plana contra tu cuerpo.
- Varía la posición del bebé en las diferentes tomas. Eso quiere decir que no chupará en tus pezones de la misma manera.
- Pon un poco de leche de pecho, lanolina, o crema para pezones en tus pezones después de dar de mamar. Esto ayuda a curarlos.

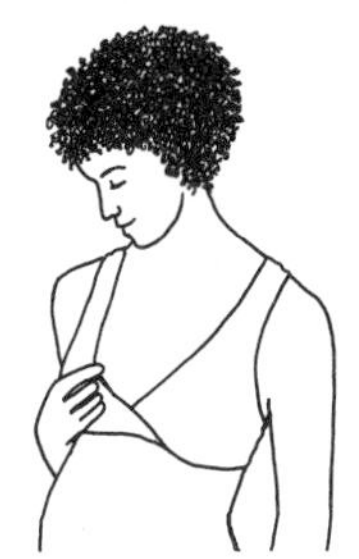

Un sujetador elástico puede ser cómodo alrededor de la casa o a la noche.

Pechos congestionados

Si tus pechos se vuelven muy duros (congestionados), puede ser doloroso. Esto puede pasar si te saltas una toma o paras de dar de mamar de repente. Si dura más de un día o tienes fiebre, habla con tu médico, comadrona, o especialista en lactancia. Aquí tienes algunas maneras de sentirte mejor:

- Da de mamar tanto como tu bebé chupe. Déjale que chupe toda la leche.
- Exprime un poco de leche antes de que tu bebé se enganche.
- Usa una compresa fría durante 15 minutos después de dar de mamar. Puedes poner una toalla húmeda en el frigorífico para que se enfríe.
- Una toalla húmeda templada también puede ser una buena sensación.

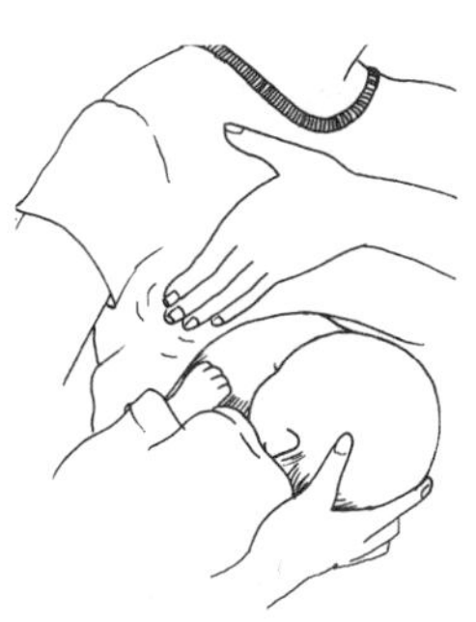

Masajear tus pechos ayuda a que fluya la leche.

Una manera de ayudar a que la leche fluya por las glándulas de tu pecho hasta los pezones es masajear tus pechos suavemente con las puntas de tus dedos mientras tu bebé chupa. Esto puede ayudar a prevenir que los conductos se bloqueen.

Un conducto bloqueado se siente como un bulto doloroso en tu pecho. Masajea la zona y pon una toalla templada encima antes de dar de mamar. Eso puede ayudar a que la leche fluya. Deja que tu bebé mame de ese pecho primero. Masajea el bulto suavemente mientras el bebé chupa.

Llama a tu proveedor o especialista en lactancia inmediatamente si:

- Se te agrieta un pezón o empieza a sangrar.
- Se bloquea un conducto durante 2 a 3 días.
- Tu pecho tiene una zona caliente y dolorosa, y tienes fiebre, dolor de cabeza, o síntomas parecidos a la gripe. Estas son señales de mastitis*.

***Mastitis:** Una infección en el tejido del pecho.

Volver al trabajo o la escuela

Dar de mamar durante tanto tiempo como sea posible es lo mejor para tu bebé. También ayuda a tu cuerpo a recuperarse del embarazo. Pero recuerda, cualquier cantidad de tiempo dando de mamar es mucho mejor que no hacerlo en absoluto.

Muchas mujeres que vuelven al trabajo fuera de sus casas encuentran que pueden seguir dando de mamar. Están deseando llegar a casa y que llegue el momento de dar de mamar.

Para mantener tu suministro de leche, usarás un sacaleches cuando estás en el trabajo. Sacar leche puede parecerte raro al principio, pero te puede dar mucha leche rápido. El objetivo es sacarse tantas veces como tu bebé tomaría si estuvieras con él. Guarda la leche en un frigorífico o hielera. Llévala a casa para usarla el los siguientes días o congélala para más adelante. Puedes dar de mamar a tu bebé antes de salir de casa a la mañana y cuando estés con él otra vez.

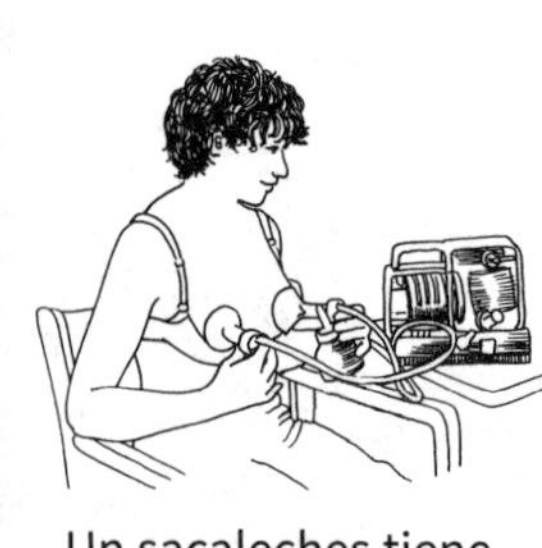

Un sacaleches tiene una pinta graciosa pero funciona bien. Puedes hacer esto en un lugar privado en tu lugar de trabajo.

Hay sacaleches que exprimes con tus manos y otros eléctricos (ver dibujos). Tu seguro debe cubrir un sacaleches eléctrico. WIC también puede proveer un sacaleches para madres.

Si trabajas para una compañía con 50 trabajadores o más , tu empleador te debe de proveer con un lugar privado donde poder sacar leche. Te debe de dar descansos para que lo hagas durante tu turno. Esta es la ley, pero puede que necesites hablar con tu jefe para que te de lo que necesites.

Incluso si trabajas en un lugar pequeño, habla con tu jefe. Pídele un lugar donde puedas sacarte leche. Dile que los bebés que toman leche de pecho se ponen enfermos menos. Eso quiere decir que no tendrás que quedarte en casa a menudo para cuidar a un bebé enfermo. (Ver el capítulo 12.)

Dar un biberón de leche de pecho

Muchas madres que dan de mamar quieren que sus bebés aprendan a tomar biberón. Esto ayuda a la mamá a estar fuera de casa durante más de una hora o dos y también a volver al trabajo.

Es mejor esperar hasta que tu bebé amamante bien (alrededor de 4 a 6 semanas de edad). Entonces, empieza a ofrecer biberón de leche de pecho una vez al día. No esperes hasta justo antes de tener que volver al trabajo o la escuela. Dale al bebé tiempo para acostumbrarse a su nueva manera de alimentarse. Empieza con una tetina o pezón de recién nacido que tenga un flujo lento. Esa será más parecida a tu pecho.

Tu bebé puede aprender a tomar biberón más fácilmente de tu pareja, o amigo, o abuelos. (De ti espera que le des el pecho.) Si no está interesado en el biberón, intenta metérselo en la boca cuando se esté despertando. Pronto comprenderá que un biberón es otra forma de conseguir su alimento favorito, tu leche.

Cuando tu bebé tome tu leche de un biberón, es mejor que te saques leche. Eso te ayudará a mantener el suministro. Si tus pechos se saltan una toma, harán menos cantidad de leche.

"Mi bebé de tres meses no quería tomar biberón. Mi madre y yo decidimos intentar darle el biberón cuando se estaba despertando.

Ella le sujetaba mientras estaba dormido, y tenía un biberón al lado de la silla. Cuando empezaba a despertarse, le metía la tetina en la boca y empezaba a chupar. Después de eso empezó a tomar biberones felizmente cuando me iba al trabajo".

Alimentando con biberón

Haz de la comida un momento especial, le estés dando el biberón con leche materna o con fórmula. Sujeta a tu bebé contra tu cuerpo con su cabeza más alta que su tripa. Mírale y háblale suavemente.

Es muy importante que sujetes tu bebé. No apoyes el biberón y le dejes solo. Tu bebé necesita la sensación de proximidad que ocurre durante la toma. Necesita este tiempo contigo y con otros cuidadores. También, puede atragantarse si le dejas solo con el biberón. Asegúrate de que todos los cuidadores de tu bebé saben cómo sujetarlo.

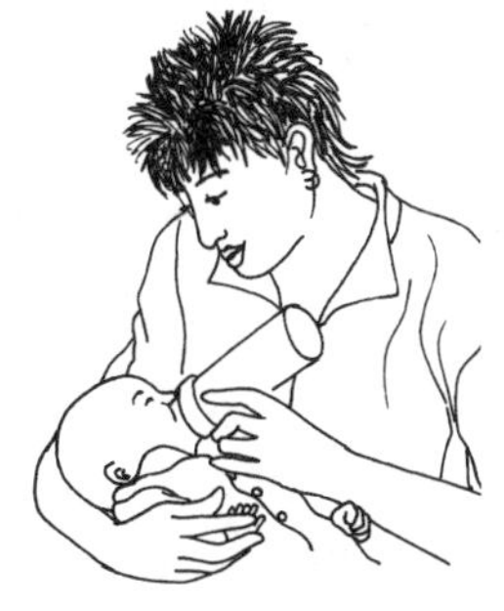

Conviértete en un experto con el biberón

Estés alimentando a tu bebé con leche de pecho o fórmula, asegúrate de:

1. Usa un biberón fresco para cada toma. No guardes la leche de pecho o la fórmula para que la tome luego. Los gérmenes pueden crecer en el biberón, incluso si la mantienes fría. **Nunca añadas agua a la leche de pecho.** No adelgaces la fórmula añadiendo más agua de la que pide las instrucciones.
2. Calienta el biberón en un cuenco con agua caliente. **Nunca calientes el biberón en el microondas.** La leche (o fórmula) puede calentarse demasiado y quemar la boca del bebé—incluso si el biberón no se siente caliente.
3. Remueve o agita suavemente el biberón. Esto hace que el líquido esté todo a la misma temperatura.
4. Prueba el líquido poniendo unas gotas en la parte interior de tu muñeca. Debe de sentirse igual de caliente que tu piel.
5. Sujeta al bebé cerca de ti, con su cabeza más alta que su cuerpo, no a nivel plano. Asegúrate de mirarlo.
6. Toca el labio superior de tu bebé con la tetina o pezón para que abra la boca. Déjale que coja la tetina en su boca. Inclina el biberón para que la leche llene la tetina.
7. Toma una pausa cada onza o dos. Que el bebé eructe. Para de darle el biberón cuando muestre que ha tenido suficiente.
8. No insistas en que tome más de lo que quiera.
9. Lava los biberones y las tetinas en agua caliente y jabonosa, después de cada uso. Hierve las tetinas antes de usarlas la primera vez.

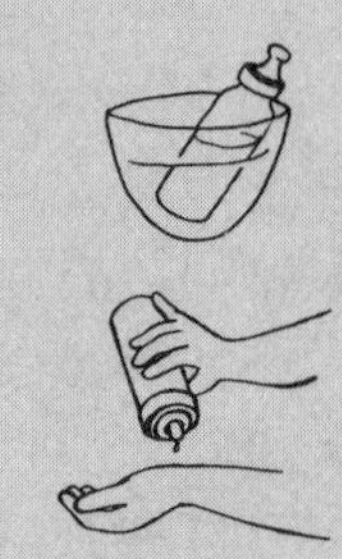

Calentar un biberón y probar la temperatura de la leche.

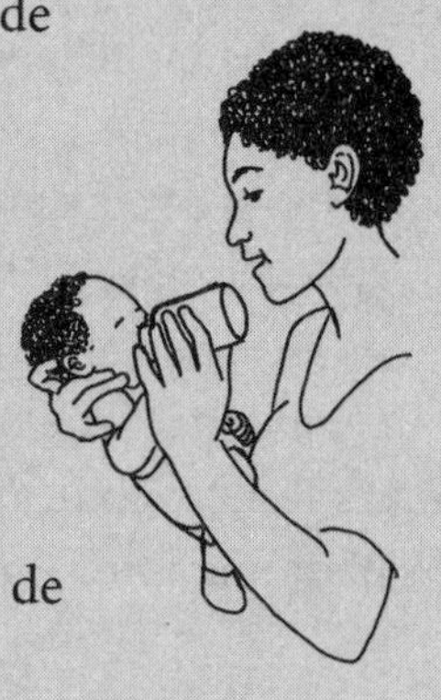

Consejos sobre tetinas

- Las tetinas vienen en diferentes formas. A tu bebé puede gustarle un tipo más que otros.
- Asegúrate de que la tetina no fluya demasiado rápido. Usa tetinas para recién nacidos con un agujero pequeño, al principio. La leche debe de salir despacio (ver dibujos). Si tu bebé comienza a toser o atragantarse, el agujero de la tetina es demasiado grande.

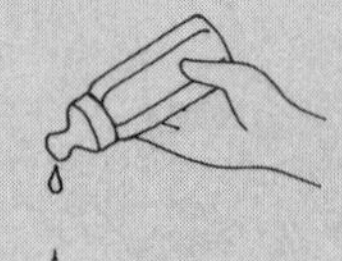

Tetina de recién nacido con flujo lento

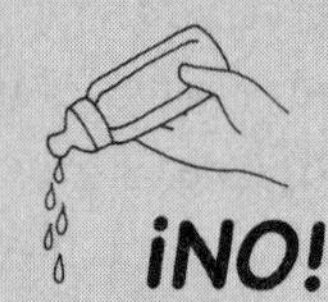

¡NO!

Tetina con flujo rápido

Usar fórmula

Algunas madres prefieren no dar de mamar. Puede haber una razón médica para no hacerlo. Si alimentas a tu bebé con fórmula, todavía puede crecer de manera sana. Si no estás dando de mamar en absoluto, tendrás que hacer que tus pechos paren de producir leche. (Ver la última página de este capítulo.)

Escoger un tipo de fórmula para bebés

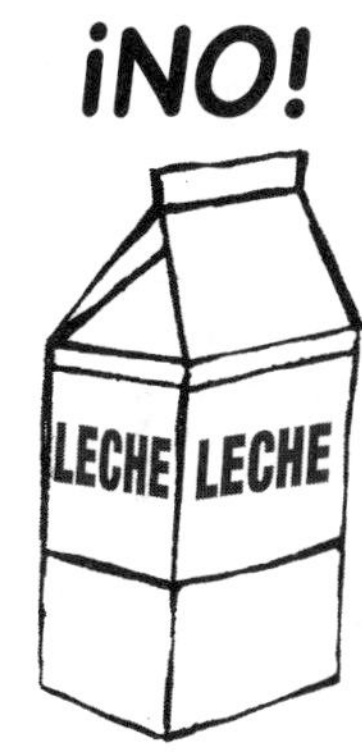

- Siempre usa fórmula, no leche pura. La fórmula está hecha para ser lo más parecida posible a la leche de pecho. La leche pura de vaca, la de soja, arroz o condensada no tienen los nutrientes necesarios para tu bebé.
- A la mayoría de los bebés les va bien con fórmulas basadas en leche de vaca. Si crees que tu bebé tiene algún problema con eso, habla con su médico antes de probar otro tipo.
- Escoge una fórmula con hierro a menos que el proveedor de tu bebé te diga que no.
- La fórmula en polvo es menos cara pero la líquida, lista para el uso, es más fácil.
- Si tu bebé es prematuro o tiene problemas de salud, la fórmula en polvo puede no ser lo suficientemente limpia. Habla con el proveedor de salud de tu bebé acerca de cuál es el mejor tipo para usar.

Usar fórmula

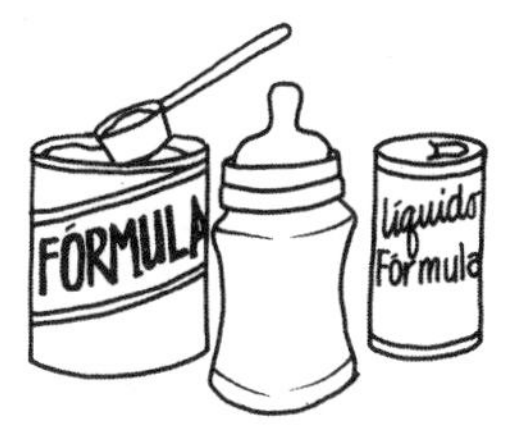

Asegúrate de no añadir demasiado poca o demasiada cantidad de agua a la fórmula. Esto puede ser peligroso para el bebé.

- Para mezclar la fórmula en polvo, sigue las instrucciones del paquete. Ten cuidado de medir correctamente.
- Asegúrate de que el agua esté limpia. Si no estás segura usa agua de botella.
- Mientras que tu bebé sea un recién nacido, pon solo unas cuantas onzas en el biberón cada vez. Siempre tira la fórmula que no beba una hora después.
- No empujes a tu bebé a tomar más fórmula de la que quiera. Generalmente, los bebés de menos de dos meses de edad querrán de 2 a 4 onzas cada 3 a 4 horas.
- Si mezclas los biberones de fórmula antes de tiempo, mantenlos en el frigorífico. No los dejes a temperatura ambiente. Si no están fríos los gérmenes pueden crecer dentro.

Hacer que tus pechos paren de producir leche

Si no das de mamar ni te sacas leche en absoluto, tus pechos paran de producir leche. Esto normalmente tarda una semana y puede ser doloroso. Aquí tienes algunas maneras de hacer que tus pechos paren de producir leche:

- Ponte un sujetador que sirva de soporte, pero no te vendes (envuelvas) los pechos con fuerza.
- Pon compresas frías (hielo) en tus pechos cuando te duelan.
- Toma iboprufeno u otros medicamentos que alivien el dolor según lo necesites, de acuerdo con la información en el paquete o tu proveedor.
- Cuando tus pechos se llenen mucho y se vuelvan duros (congestionados), puede que quieras exprimir o sacarte un poco de leche, lo suficiente como para mantener tu pecho blando. Usa una compresa fría después.
- Algunas personas usan hojas de repollo/col, hierbas, o medicamentos para parar la producción de leche. Pide consejo a un especialista de lactancia, enfermera, médico, o comadrona antes de probar estas cosas.

Consejos para las parejas

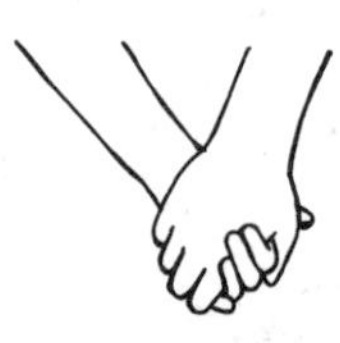

- Anima a tu pareja a dar de mamar por tanto tiempo como sea posible. Es sano para le bebé y no cuesta nada.
- Toma la iniciativa dando el biberón cuando sea el momento en que tu bebé tenga que aprender esta habilidad. Es más probable que tome biberón más fácilmente de ti que de su madre que le da de mamar.
- Una vez que el bebé esté tomando biberón, puedes hacer la toma de la noche para que mamá pueda dormir. (Ten cuidado. Saltarse una toma puede bajar su suministro de leche. Puede que necesite sacarse leche cuando se despierte.)
- Hazte experto en hacer eructar al bebé.

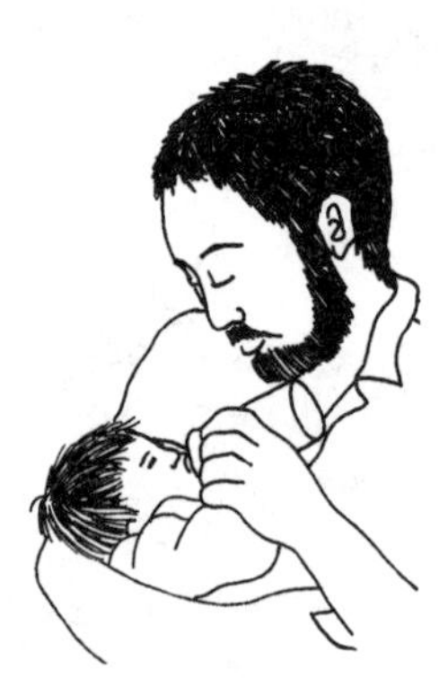

Capítulo 13

Conocer a tu bebé

Un recién nacido puede hacer cosas increíbles. Tu bebé te mirará a la cara. Puede oír tu voz. Puede chupar tu pezón o tu dedo limpio. Puede sujetar tu dedo.

Piensa en cómo de nuevo es el mundo para el bebé. Hasta ahora, vivió hecho un ovillo en un lugar calentito, oscuro y acuoso. Oía el latido de tu corazón. Ahora está en el mundo de las luces brillantes, sonidos intensos, aire fresco y espacios abiertos. Los sonidos altos le hacen saltar. Las luces brillantes le hacen parpadear. Tiene frío cuando está desvestido. ¡Cuántos cambios a la vez!

Los bebés empiezan a aprender acerca del mundo tan pronto como nacen. Sus cerebros crecen y aprenden más rápido en los tres primeros años de vida que en cualquier otro momento.

La gente más importante en el mundo de tu bebé son tú y las otras personas que cuidan de él. Tu familia se unirá por cuidar al bebé recién nacido.

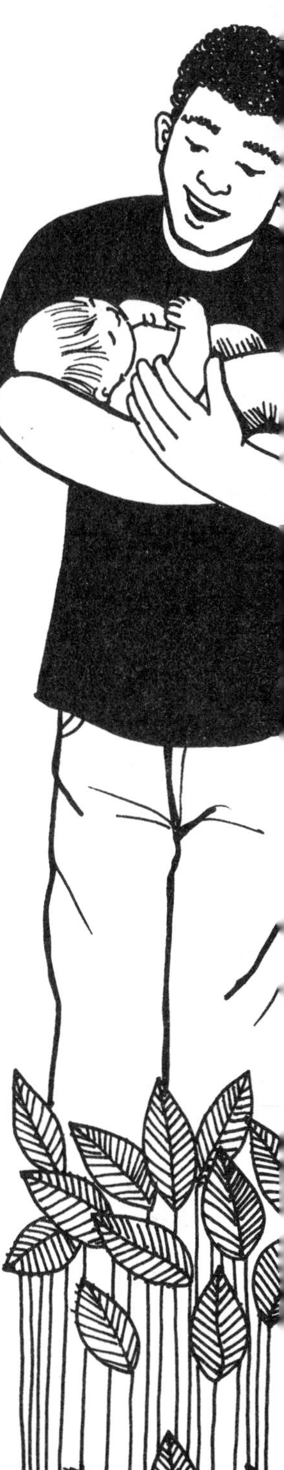

En este capítulo encontrarás:

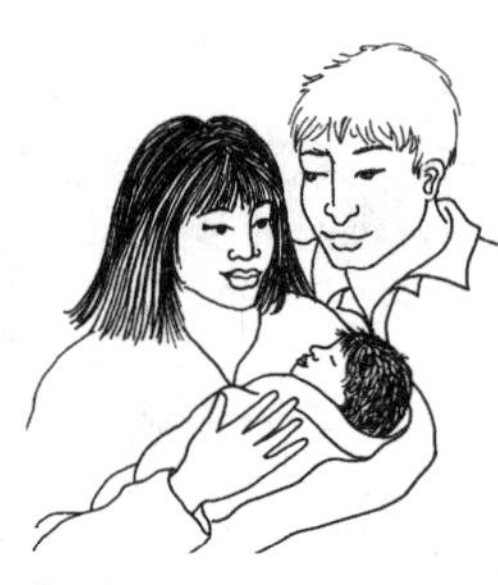

Un buen comienzo para toda la familia

Donde mejor crecen los bebés es en los hogares felices. Es importante que los padres intenten escuchar y apoyarse el uno al otro. La mamá necesitará más ayuda en los primeros meses mientras que su cuerpo se cura y pasa tiempo con el bebé. La pareja también puede necesitar ayuda. Los hermanos mayores también necesitarán más atención y amor en estos momentos.

Tus primeros días como una mamá

Tus trabajos principales ahora son aprender a conocer a tu bebé, alimentarlo y ayudar a tu cuerpo a curarse. (Para más información acerca de tu propia recuperación, ver el capítulo 15)

"La hora de la toma es nuestro momento especial juntos. Se acurruca y yo le canto bajito. Nos ayuda a relajarnos a los dos".

Cuando das de mamar, dale a tu bebé el suficiente tiempo como para alimentarse. Recuerda, chupar ayuda a construir tu suministro de leche y reconforta al bebé. Dale de mamar en un lugar silencioso. Ten un vaso de agua y un tentempié a mano, donde puedas alcanzarlos. Usa almohadas para asegurarte de que tanto tú como tu bebé están cómodos.

Toma siestas o descansa cuando tu bebé duerma. Pídele a tu pareja, familia y amigos, que hagan la comida, la compra y la colada. Si estás cansada debido a demasiadas visitas o llamadas telefónicas, está bien decir "ahora no". Pídeles que vuelvan a llamar dentro de una semana o dos.

Puede que te sientas como que no sabes cómo cuidar al bebé. Este es un sentimiento normal. Aprenderás a medida de que lo vayas haciendo.

No seas tímida. Pide ayuda. Las enfermeras, especialistas en lactancia y otras personas te pueden enseñar cómo hacer las cosas. Pero, no tienes que seguir todos sus consejos. Tú eres la madre y estás aprendiendo a conocer qué es lo que se siente bien para ti y tu bebé.

Las parejas como padres

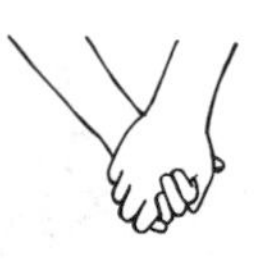

Como pareja o marido, eres una parte esencial del equipo de padres. ¡Tanto la mamá como el bebé te necesitan! Eres muy importante en la vida del bebé. Aprenderás tus propias maneras de cuidar a tu bebé.

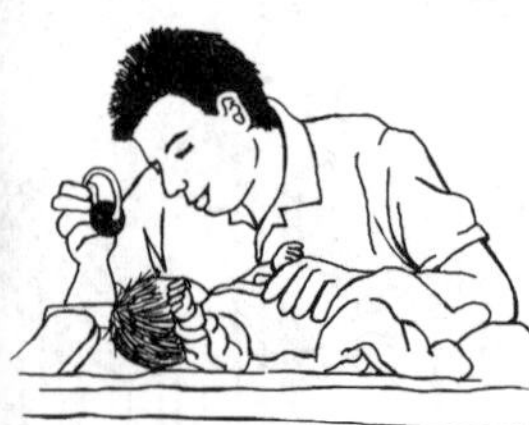

Cuanto más tiempo pases con tu bebé, más cómodo te sentirás. Toma tiempo para tocar, acurrucar y hablar con él. Aprenderá rápido a reconocer tu voz, tu olor y tu toque. Sujétalo cerca de ti y háblale en voz baja y una voz aguda y cantarina. A veces cuida de tu bebé tú solo. Pronto te sentirás cómodo cambiando su pañal y reconfortándole.

Tú y la mamá necesitarán trabajar en equipo para conseguir hacer las tareas domésticas. Usa tu energía para los trabajos más importantes. Otras cosas como pasar el aspirador o cortar el césped, pueden esperar. Toma tiempo para descansar, comer, y pensar acerca de todo lo que está pasando. También es importante cuidarte a ti mismo.

Estate atento a humores o estados de ánimo que empeoran

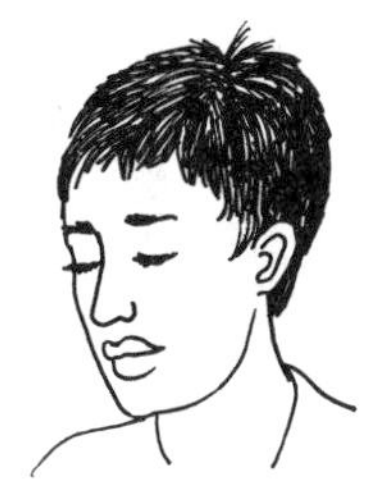

Sentirse cansado o tener tristeza o melancolía postparto es normal en las primeras semanas después de que ha nacido tu bebé. Muchos padres se deprimen o están ansiosos pero no desaparece. Esto puede ser serio. Estense atentos el uno del otro. Busca señales de los problemas de estado de ánimo en el capítulo 16, página 255.

Un problema de estado de ánimo puede ser muy serio, pero también se puede tratar. Es importante conseguir ayuda pronto. Si estos sentimientos se interponen con tu vida diaria o duran más de dos semanas, llama a tu proveedor inmediatamente. Si tu pareja no es capaz de llamar por sí misma, llama tú por ella.

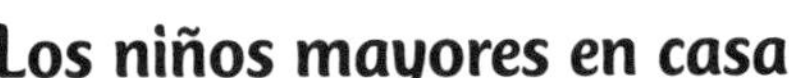

Los niños mayores en casa

Si tienes otros niños, puede que no piensen que el nuevo bebé es muy interesante. El bebé tomará la mayoría de tu tiempo. Esto puede hacer que los otros niños actúen como que te necesitan o como enfadados. Es normal. Aquí tienes algunas formas de ayudarles:

- Cada día pasa tiempo especial con cada niño mayor. Hazles saber que los sigues queriendo tanto como antes.
- Deja que los niños mayores te "ayuden" con el bebé, pero quédate con el bebé en todo momento. Deja que tu hijo haga caras graciosas al bebé mientras le estás cambiando. Tu hijo no es lo suficientemente mayor como para saber cómo mantener seguro al bebé. Por ejemplo, tu hijo de 3 años puede querer sujetar al bebé, pero lo puede tirar por error.

Hermano mayor ayudando a su madre.

No dejes al bebé solo con un niño por debajo de la edad de 12 o 13 años. Incluso a esa edad, algunos niños no son lo suficientemente maduros como para ser responsables.

Los abuelos y otros miembros de la familia

Es bueno para los bebés el conocer a sus abuelos, tías y tíos, y primos. Algunos miembros de la familia pueden ayudar mucho a cuidar del bebé.

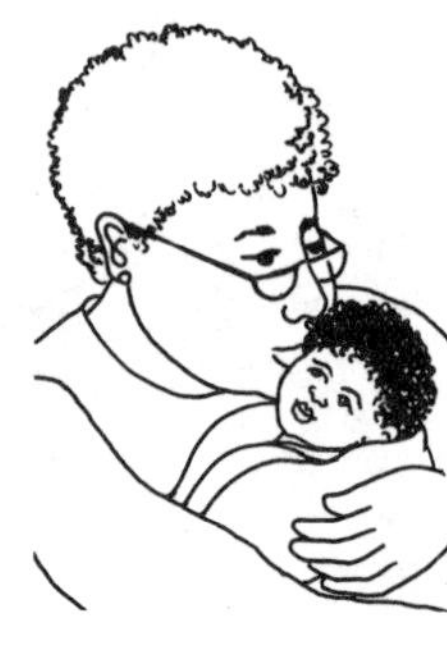

Los familiares pueden ser una gran ayuda, pero pueden tener ideas obsoletas de cómo cuidar a un bebé. Puede que no crean en los nuevos consejos para el cuidado del bebé, como por ejemplo poner al bebé a dormir sobre su espalda o usar una silla especial para el coche. Pídeles que aprendan y sigan las nuevas maneras de cuidar a los bebés. Si tus familiares no entienden, ofréceles este libro. Puede ayudarles a aprender nuevas maneras de ayudarte.

Recuerda que tú y tu pareja son los padres. Ustedes hacen las decisiones sobre lo que es mejor para tu bebé. Ustedes han intentado aprender y usar la mejor información que han encontrado.

Si eres una adolescente, tus padres pueden ayudar a cuidar de tu bebé. Necesitarán hablar mucho acerca de cómo cuidar al bebé. Habrá muchas elecciones que hacer y es mejor si todos están de acuerdo. Explícales tus razones para hacer cosas de una manera. Si no están de acuerdo, pregúntales por qué. Ten en cuenta que todos aman al bebé y quieren lo mejor para él. Tu enfermera o la trabajadora social de tu caso pueden ser capaces de ayudar con estas conversaciones.

Ayuda con gemelos, trillizos, o más bebés

Un bebé es mucho trabajo. Si tienes gemelos, trillizos (o más), tu pareja y tú necesitarán más ayuda. Los grupos locales de nuevas madres de gemelos pueden darte consejos muy útiles y apoyo. Busca el grupo "Mother of Twins or Multiples" y otros recursos listado en el capítulo 17.

Entender a tu recién nacido

Tu recién nacido no puede hablar, pero intenta hacerte saber lo que quiere. Observa lo que hace tu bebé. Tú, tu pareja y los otros cuidadores aprenderán lo que quiere decir sus sonidos y expresiones. Esto les ayudará a cubrir sus necesidades.

¿Cómo actúa un bebé cuando duerme?

- **Cuando está en un sueño profundo,** respira lentamente y no se despierta con facilidad. Este es un buen momento para moverlo si tienes que hacerlo, como por ejemplo desde el coche a su cuna.
- **Cuando está en un sueño ligero,** su respiración será menos regular. Puede que sus ojos se muevan debajo de

sus párpados cerrados. Puede que mueva la boca como si estuviese chupando y que mueva sus brazos y piernas. Puede despertarse con facilidad.

- **Si empieza a despertarse después de dormir tan solo un rato corto,** espera unos minutos antes de cogerlo. Pon tu mano en su peso y susurra "shh-shh-shh", o deja que chupe tu dedo. Puede que se vuelva a dormir.

¿Cómo actúa el bebé cuando está despierto?

- **Cuando tu bebé está despertándose** puede necesitar un poco de tiempo en silencio antes de que esté listo para comer o jugar. Háblale en voz baja, frota su cuerpo, y cámbiale el pañal.
- **Cuando está despierto y alerta** te mirará y escuchará tu voz. Este es buen momento para jugar.

  Un bebe recién nacido puede ser capaz de hacer esto tan solo por un minuto o dos seguidos. Cuando mire hacia otro lado, quiere decir que necesita descansar. Entonces es mejor sujetarlo en silencio.
- **Si tu bebé está quisquilloso,** puede que necesite tu ayuda para calmarse. Asegúrate de que tú misma estás calmada para empezar. Entonces sujétalo cerca de ti y mécelo suavemente o anda con él.
- **Cuando tiene hambre** puede sacar la lengua, chuparse los dedos, volver su cara hacia tu cuerpo, o hacer sonidos suaves. Tendrá hambre antes de que comience a llorar. Intenta darle de comer antes de que empiece a llorar.
- **Cuando tu bebé se está cansando,** sus ojos parpadearán despacio. Moverá sus brazos y piernas lentamente y hará sonidos suaves. Puede asustarse más fácilmente con sonidos altos. Intenta ponerle a dormir antes de que empiece a llorar.

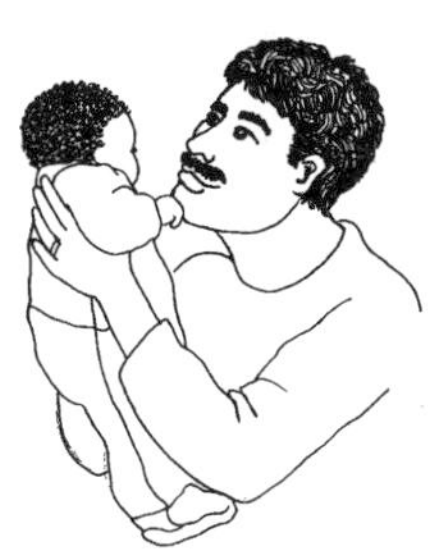

"Cuando mi bebé estaba quisquilloso, yo intentaba jugar con él para hacerle sentirse mejor. Lo único que conseguía era hacerle llorar. Por fin aprendí que lo que necesitaba era acurrucarlo silenciosamente y no jugar".

La personalidad de cada bebé es diferente

Cada bebé muestra señales de su propia forma de comportarse desde muy temprano. Algunos son muy calmados y silenciosos, y miran lo que está pasando alrededor de ellos Otros pueden ser tímidos. Algunos son muy activos y fáciles de excitar. Observa a tu bebé para ver cómo es.

"Ahora te estoy lavando el pelo".
"Que deditos de los pies más pequeños tienes."

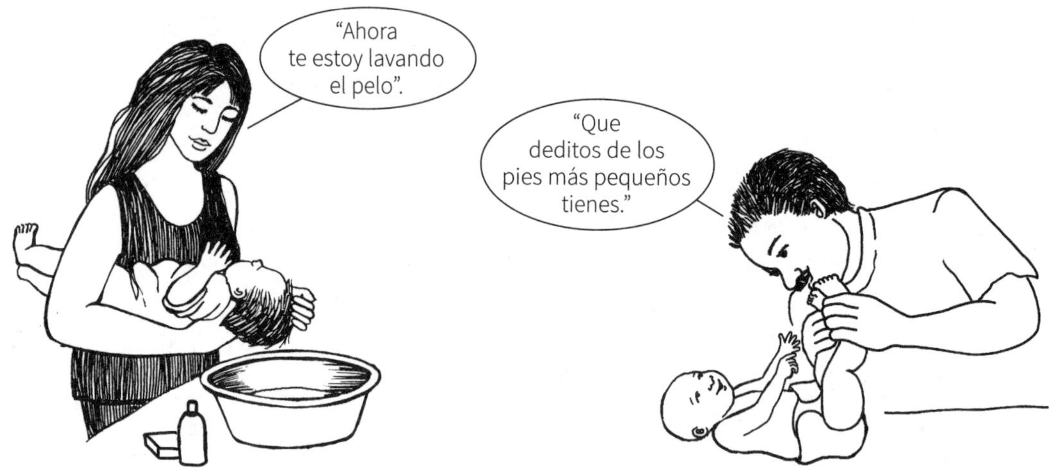

Hablar con tu nuevo bebé

Tu bebé puede oír los sonidos alrededor de él tan pronto como nace. Está preparándose para hablar y pensar mucho antes de saber lo que quieren decir esas palabras.

Sujétale cerca de tu cara mientras que le hablas. (Ver los dibujos encima.) Le encantarán los sonidos altos cantarines. Habla despacio en una voz alta. Eso le ayuda a oír los sonidos claramente. Puedes usar palabras de verdad, no solo "balbuceos infantiles". Puedes enseñarle un libro de dibujos y contarle cosas acerca de los dibujos. O simplemente háblale de las cosas que haces durante el día. Pronto comenzará a hacer sonidos él mismo ("cu" y luego "da-da-da") . Cuando haga esto, es bueno devolverle los mismos sonidos a él. Este tipo de "conversaciones" de un lado a otro es bueno para el desarrollo de su cerebro.

Un bebé puede oír los sonidos de todos los idiomas en sus primeros seis a nueve meses. Si tú o tus familiares hablan otros idiomas, es bueno que el bebé oiga esos sonidos ahora.

Jugar con tu nuevo bebé

Jugar ayuda a tu bebé a conectar contigo y a aprender. Intenta estas cosas cuando esté alerta, no cansado:

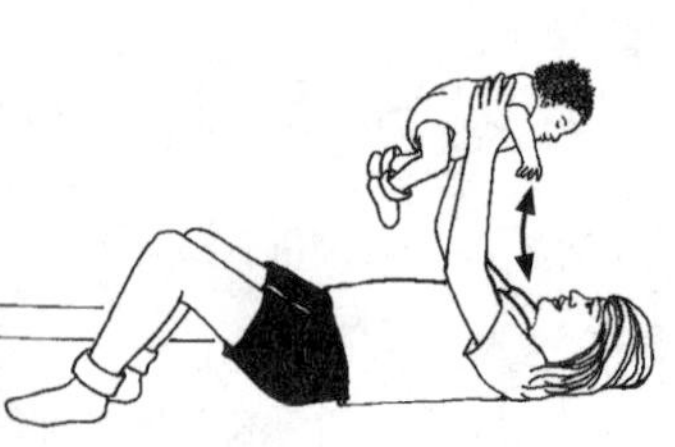

- Sujétalo a 8–10 pulgadas de tu cara. Sonríe, saca la lengua, o haz caras tontas. Observa su cara. Si pone caras raras, hazlas tú también. Puede que tarde un par de minutos en responder. Dale tiempo.
- Levántalo con cuidado en el aire mientras que le miras.
- Canta canciones cortas como "Twinkle, twinkle Little star".

"Salgamos
de paseo".

"¿Qué
es eso? Es un
perro grande
y negro".

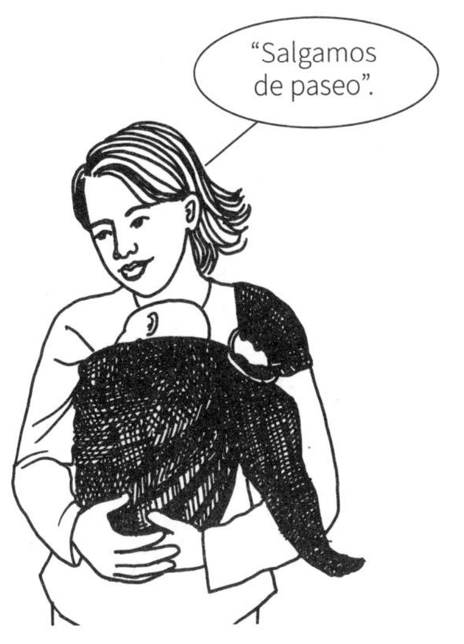

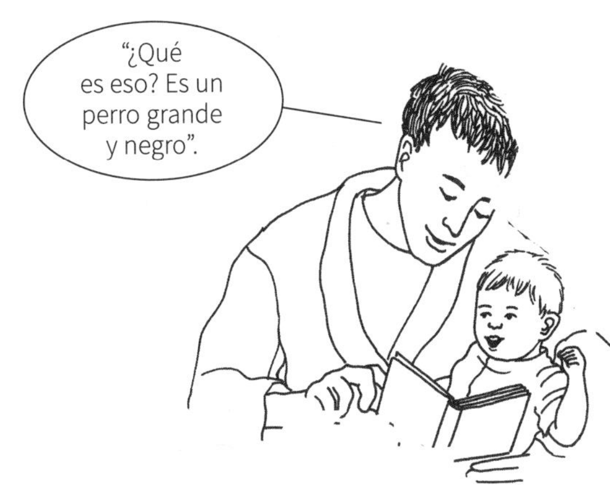

- Tócalo con suavidad. Acaricia sus brazos, piernas, cabeza y tripita. Frota sus pies, manos y espalda.
- Agita un sonajero o campana. Haz que tus labios suenen, chasquea tu lengua o silba. Observa lo que hace tu bebé.
- Enséñale juguetes que se mueven o hacen sonidos. Pronto querrá tocarlos y cogerlos.
- Sujeta a tu bebé para que pueda mirarse en un espejo.

Si tu bebé nació muy temprano, puede que no esté listo para jugar de esta manera hasta después del día que tenía que nacer. Antes de ese día, solo necesitará ver tu cara, escuchar tu voz y sentir tus brazos sujetándolo.

Siempre juega suavemente— ¡Nunca, nunca sacudas a tu bebé!

Asegúrate de que cualquiera que juegue con tu bebé siempre sea muy suave. Los recién nacidos tienen cabezas muy grandes y pesadas, y sus cuellos son débiles. El juego brusco, como botar al bebé arriba y abajo o tirarlo en el aire, puede dañar el cerebro del bebé muy seriamente.

Jugar boca abajo para tu bebé

Es importante para todos los bebés, incluso los recién nacidos, tener un poco de tiempo para estar boca abajo todos los días. Esto ayuda a fortalecer los músculos de su cuello y de sus brazos. Practicará levantar y mover su cabeza. Pronto comenzará a volverse de lado a lado. Luego empezará a empujar con sus brazos y piernas.

Juega con tu bebé boca abajo durante unos minutos dos o tres veces al día.

"A mi bebé le encantaba estar tumbado en una colcha que tenía dibujos de mariquitas grandes, de colores rojos y amarillos brillantes. Levantaba su cabeza para mirarlas".

- Deja que se tumbe en tu pecho mientras que tú estés tumbada o sentada en un sillón reclinable.
- Túmbale en un paño limpio en el suelo. Una colcha o manta con un estampado brillante pueden entusiasmarle. Vuelve su cabeza primero hacia un lado y luego hacia el otro.
- Déjale tumbado en una manta con bultos pequeños para que pueda sentir las texturas rugosas. Aprende mucho tocando.
- Siéntate o túmbate a su lado para que pueda ver tu cara o manos. Háblale y da palmaditas en su espalda. Pon juguetes pequeños y coloridos delante de él, para que pueda intentar alcanzarlos.
- En vez de llevarlo en una carriola, llévalo puesto en un cargador cuando salgas a la calle.

Sentarse en un equipo de juegos, columpio o sillita para el coche

La forma más segura para que tu bebé pase tiempo es tumbado boca arriba sobre su espalda o que alguien lo sujete. Su cuello no es lo suficiente fuerte para que pueda sujetar su cabeza él solo. Si su cabeza se cae hacia delante cuando está sentado, puede que no sea capaz de respirar.

Si la cabeza del bebé se cae hacia delante de manera que su barbilla descansa en su pecho, espera hasta que sea más mayor antes de ponerlo sentado. Si usas un equipo de juegos o columpios, asegúrate de abrochar los tirantes de seguridad. Pon al bebé donde lo puedas ver.

Asegúrate de que su sillita para el coche está lo suficientemente inclinada hacia atrás en el coche o carriola para que su cabeza no se caiga hacia delante.

Saca al bebé cuando lleguen donde iban, aunque solo sea por un rato corto. Y siempre mantén los tirantes bien abrochados y ajustados.

Prevenir que aparezca una zona plana en la cabeza de tu bebé

Algunos bebés empiezan a tener zonas planas en la parte posterior de su cabeza. Esto puede pasar si pasan mucho tiempo tumbados sobre su espalda, boca arriba. Esto también puede venir de sentarse durante largos períodos de tiempo en una silla para bebés, en la sillita para el coche o en un columpio.

Si crees que tu bebé comienza a tener una zona plana en su cabeza, enséñaselo al médico de tu bebé en su siguiente chequeo.

Usa los consejos a continuación para ayudar a que la cabeza del bebé se mantenga redonda a medida que crezca. Formas de prevenir las zonas planas:

- Cambia de lado de la cuna a menudo para ayudar a asegurarte de que no siempre se tumba con la cabeza del mismo lado.
- Usa tiempo boca abajo para jugar cuando esté despierto. Pon juguetes en diferentes lados, para que vuelva la cabeza.
- Usa una sillita para bebés o columpio solo durante cortos períodos de tiempo.
- Usa la sillita para el coche solo para viajar, no como un lugar para dormir, comer o jugar en casa.
- Llévalo en un canguro o cargador por parte del tiempo.

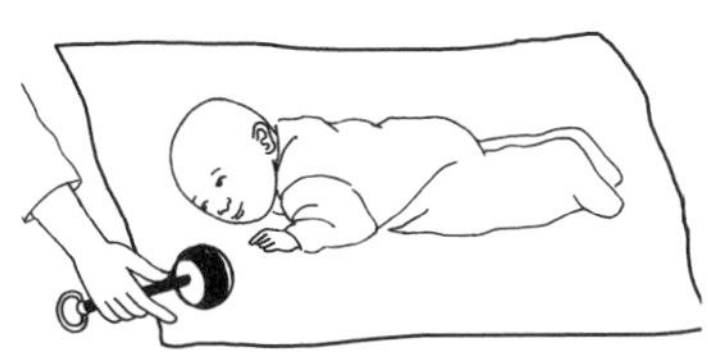

Dale a tu bebé tiempo boca abajo todos los días.

Cómo se desarrolla tu bebé

Observa cómo cambia tu bebé. ¿Muestra signos de que puede ver y oír? ¿Está aprendiendo cosas nuevas? Esto es desarrollo. Todos los bebés tienen cuatro tipos de desarrollo:

1. Aprender a relacionarse con la gente (como sonreír) y a confiar en ellos (por ser reconfortados por los padres)
2. Cambios físicos (como darse vueltas, coger cosas con los dedos)
3. Pensar y aprender (como conocer las caras de la gente que ven a menudo, mirar colores)
4. Lenguaje (como dejar que otros sepan lo que necesita, hacer sonidos y señales mucho antes de que comience a hablar)

El desarrollo del bebé y tú

Los bebés crecen mejor cuando se sienten seguros y amados. El desaroolo los desarrollos de los bebés está relacionado de cerca con lo que hacen, sienten y dicen los padres. Los bebés aprenden a confiar cuando los padres les dan de comer cuando tienen hambre y les acurrucan cuando están molestos. Esto ayuda al bebé a saber que los padres les van a cuidar. Les hace sentirse seguros.

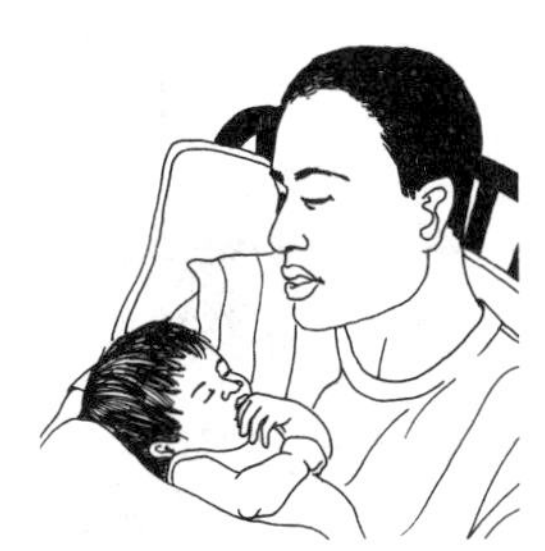

Todos los nuevos padres tienen que aprender a responder a su hijo de una manera cariñosa. Si ves que tienes dificultades acurrucándole, sujetando o alimentando a tu bebé cuando te necesita, pide ayuda a tu proveedor.

Cambios a medida que el bebé crece y aprende

Observa estas señales de cambio

A la mayoría de los recién nacidos:

- Les gusta mirar una cara a 8–12 pulgadas de distancia
- Siguen tu cara cuando te mueves de lado a lado
- Reaccionan a los sonidos (parpadeando, sorprendiéndose, llorando)

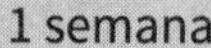

1 semana

Al mes (mes 1), la mayoría de los bebés:

- Responden a tu cara y tu voz
- Vuelven la cara de lado a lado mientras que están boca abajo
- Ponen las manos dentro de la boca
- Paran de llorar si les sujetas y los acurrucas

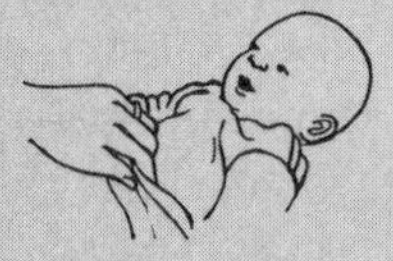

1 mes

A los 2–3 meses, la mayoría de los bebés:

- Sonríen cuando les sonríes tú a ellos
- Vuelven la cabeza en la dirección de la que viene el sonido
- Hacen sonidos de arrullo suaves
- Levantan la cabeza mientras están boca abajo
- Empiezan a sujetar su cabeza cuando están rectos, verticales
- Se calman ellos mismos en algunos momentos

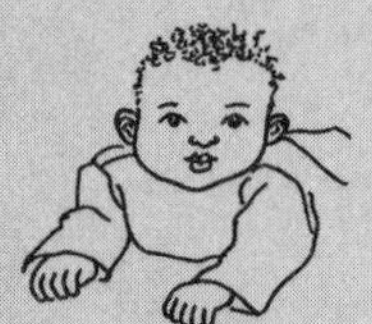

2 meses

A los 4–5 meses, la mayoría de los bebés:

- Empiezan a volverse desde la postura de boca abajo
- Sonríen, se ríen, y balbucean
- Echan mano, sujetan, y se meten los dedos de los pies en la boca
- Siguen los juguetes que se mueven de lado a lado con sus ojos

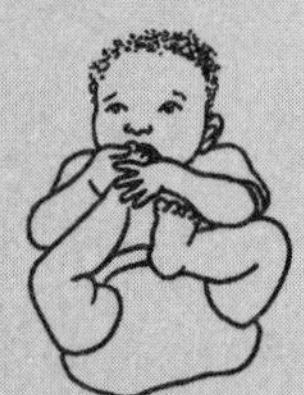

5 meses

A los 6–7 meses, la mayoría de los bebés:

- Les gusta ver caras que conocen, se ponen nerviosos con los desconocidos
- Se sonríen a sí mismos en el espejo, conocen su nombre
- Se dan vueltas hacia los dos lados, se sientan solos, y se ponen de pie con ayuda
- Pasan juguetes de una mano a la otra

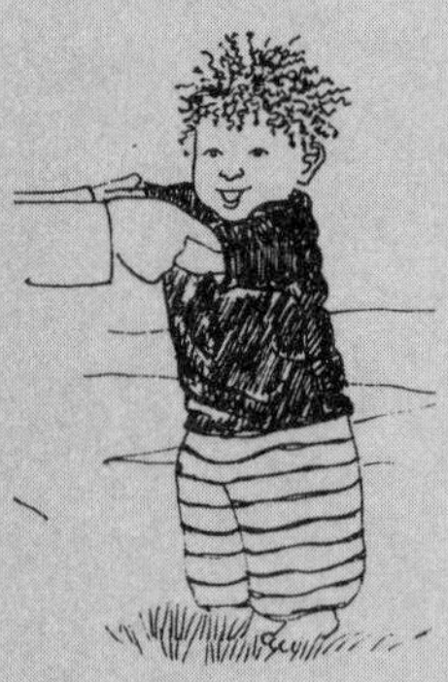

7 meses

Comprueba los recursos que se encuentran en el capítulo 17.

Estos primeros meses de la vida de tu bebé son muy importantes. Si te sientes deprimida, asegúrate de conseguir ayuda rápido. El estrés en la familia causado por dinero u otras cosas puede hacer que sea difícil darle tu energía a tu bebé. De nuevo, cuéntaselo a alguien en quien confíes, para que puedas conseguir ayuda. (Ver el capítulo 16.)

Los saltos del bebé en el aprendizaje

Una de las cosas más fascinantes acerca de ser padre es observar cómo aprende el bebé. De semana en semana podrás ver cambios repentinos. Tendrá momentos quisquillosos durante unos días y entonces, de repente, hará algo nuevo. Esto es un salto en el aprendizaje. El primer salto suele ocurrir a las 4 o 5 semanas y el siguiente a las 8 o 9 semanas. Justo antes de cada salto, tu bebé a menudo necesita más atención durante un día o dos. Puedes pensar que algo no va bien.

Después de que este salto ocurre, el bebé se volverá a calmar. Le verás haciendo algunas cosas nuevas alrededor de las 5 semanas, como sonreír y mirar cosas durante más tiempo. A las 9 semanas, puede que empiece a jugar con sus manos y mirar a la gente moverse.

Habrá otros saltos a medida que el bebé se hace más mayor. Siempre que tenga un par de días quisquillosos, pero no esté enfermo, observa cómo comenzará a hacer nuevas cosas pronto.

Vigilar por si hay retrasos en el desarrollo

Si estás preocupada por cómo de bien está aprendiendo tu bebé, pregúntales a su proveedor para que lo chequee. Todos los bebés tienen su propio horario o programa, pero todos los bebés deben de seguir desarrollándose. Tú eres quien conoce a tu bebé mejor. Si piensas que está aprendiendo demasiado despacio, consigue ayuda pronto. Cuanto antes mejor.

Controla los cambios de tu bebé, sus nuevas habilidades y las cosas que te preocupan. Si sigues preocupada, asegúrate de decírselo a su proveedor o habla con una enfermera o trabajador social en tu clínica de salud pública. Diles que quieres que le hagan al bebé una prueba de desarrollo.

Una prueba de desarrollo es la mejor manera de saber cómo de bien se está desarrollando. Si el bebé tiene retrasos, hay cosas que puedes hacer para ayudar. Ve al capítulo 17 para encontrar recursos sobre el desarrollo del bebé.

Señales de que tu bebé está listo para dormir

- Mirará hacia otro lado, y no a ti, y no querrá jugar.
- Bostezará, se frotará los ojos, y hará sonidos suaves, quisquillosos.
- Puede tener dificultades manteniendo sus ojos abiertos.

Hacer que el bebé se duerma

El sueño es bueno para los bebés. ¡También es bueno para los padres! Pero algunos bebés duermen menos que otros. Puede ser muy duro si el tuyo es uno de los que les gusta estar despierto.

Conseguir que el bebé se vaya a dormir no es siempre fácil. Oirás muchas ideas acerca de cómo hacerlo. No hay una sola manera correcta para todos los bebés. Prueba cosas diferentes para ver qué funciona para ti y tu bebé.

Puede parecer más fácil dejar que tu bebé se duerma mientras que está alimentándose. Sin embargo, esto puede volverse delicado si se acostumbra a dormirse en tus brazos o a tu pecho. Puede ser difícil cambiar ese hábito más adelante.

Haz las mismas cosas cada noche para prepararla para irse a la cama. Lee libros, pon música suave y mécelo para ayudarle a calmarse. Empieza antes de que parezca cansado. Intenta no esperar hasta que esté muy quisquilloso. Eso suele querer decir que está demasiado cansado, lo que hace más difícil que se duerma.

Cuando notes las señales de somnolencia, túmbalo suavemente boca arriba en su cuna. Asegúrate de que su cuarto está silencioso y oscuro. Cálmale frotando su tripita suavemente; susurra "shhh… shhh… shhh". Mira hacia otro lado o cierra los ojos. Puede que se queje un poco, pero aprender a calmarse él mismo es parte de su desarrollo.

Si su sueño se vuelve un problema para ti, habla con su proveedor. Y recuerda, como todas las cosas, su sueño cambia a medida que los meses pasan.

Cuando tu bebé llora

Todos los bebés lloran. Es normal. Es como piden ayuda o te cuentan que no has entendido lo que querían. Sin embargo, los lloros pueden hacer que los padres se sientan estresados, preocupados o incluso enfadados.

Los lloros de tu bebé pueden sonar diferentes cuando tiene hambre, cuando está cansado, cuando está mojado, cuando se siente solo, cuando está incómodo, cuando está aburrido o cuando está enfermo. Aprenderás lo que te está intentando decir. Incluso si no sabes las razones puedes intentar reconfortarlo. Recuerda, no malcriarás a un bebé por sujetarlo o cogerlo cuando esté llorando.

Las cosas que suelen calmar a un bebé que está llorando

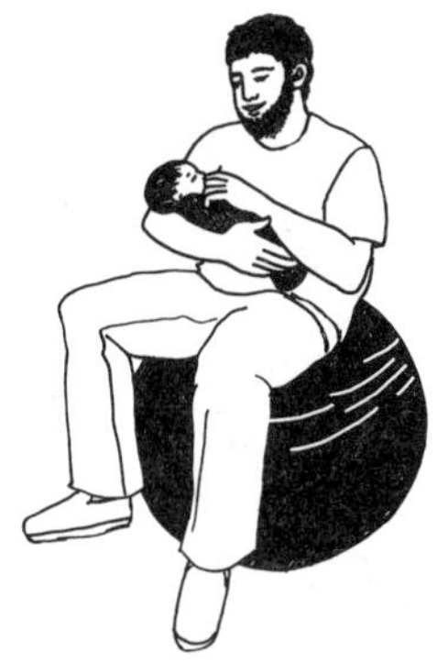

Botar suavemente puede ser muy calmante para un bebé que esté llorando.

- Asegúrate que tu bebé no tiene fiebre o señales de enfermedad (capítulo 15).
- Cámbiale el pañal. Haz que eructe.
- Intenta darle de comer si no le has alimentado en una hora o más. Si no tiene hambre, puede que le guste chupar tu dedo limpio o su chupete.
- Envuélvelo cómodamente en una manta.
- Sujétalo por su tripita y mécelo o balancéense los dos.
- Pon a tu bebé en un cargador y dar un paseo dentro o fuera de casa.
- Intenta hacer sonidos en su oído, repitiéndolos, como "shhh, shhh, shhh". A algunos bebés les gustan los sonidos de fondo suaves, cantarines o aburridos, como el sonido de un ventilador o una secadora.
- Si ha estado despierto durante un largo rato, puede que esté muy cansado. Intenta ponerlo en su cuna y darle palmaditas en su tripita suavemente, o cantarle. Cierra tus ojos para no distraerlo.
- Si tu bebé llora a menudo y no lo puedes calmar, habla con su proveedor para asegurarte de que no está enfermo. Algunos alimentos pueden molestarle, o puede que tenga reflujo*.

***Reflujo:** El reflujo gastroesofágico (GERD por sus siglas en inglés) es un dolor que ocurre si el ácido del estómago retrocede hasta el tubo que va desde la boca al estómago. Hay formas de tratar el reflujo en los bebés.

Cuando el lloro no para

En los primeros meses, algunos bebés tienen un momento del día en que lloran mucho independientemente de lo que hagas para calmarles. Este tipo de lloro ocurre entre las 2 semanas y 3 a 4 meses de edad.

Si el bebé no tiene otros signos de estar enfermo, lo más seguro es que esté bien. No hay nada que vaya mal con él. Simplemente necesita llorar mucho. Es normal y mejorará después de los primeros meses. Sin embargo, puede ser muy, muy duro para ti.

¿Qué hacer? Cuando sepas que no está mojado, ni hambriento, ni cansado, ni enfermo, aquí tienes otras cosas que puedes probar:

- **Música:** Pon música suave. Canta o tararea a la vez de la música para que escuche tu voz.
- **Movimiento:** Baila, balancéate, mécete o bota suavemente.
- **Acurrucarse:** Pon a tu bebé en un cargador para que esté cerca de ti y mirándote. O, quitaros las camisas y acurrucaros piel contra piel con una manta alrededor de ambos.
- **Cambia el estado de las cosas:** si estás dentro calentita, lleva al bebé afuera donde hace frío. Si hay silencio, pon un poco de música. Si hay mucha luz, ve a algún sitio donde esté oscuro.
- **Levántate y muévete:** Llévalo de paseo si necesitas un poco de espacio. O, váyanse de paseo en coche.

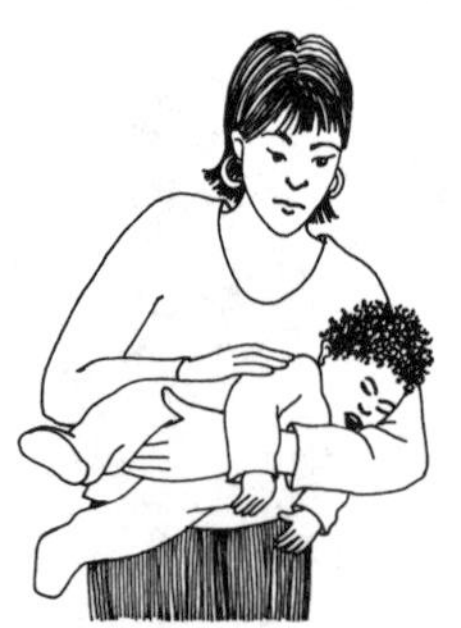

Un bebé llorando puede querer que lo sujetes con tu brazo por debajo de su tripita.

Si estas cosas no funcionan, no has fallado y el bebé está bien. Puedes volver y comenzar de nuevo con lo básico, como alimentarlo y cambiarlo. Si sigue sin parar de llorar, puede que te pongas muy molesto. Tómate unos minutos para cuidarte a ti.

Consigue ayuda para ti cuando tu bebé sigue llorando

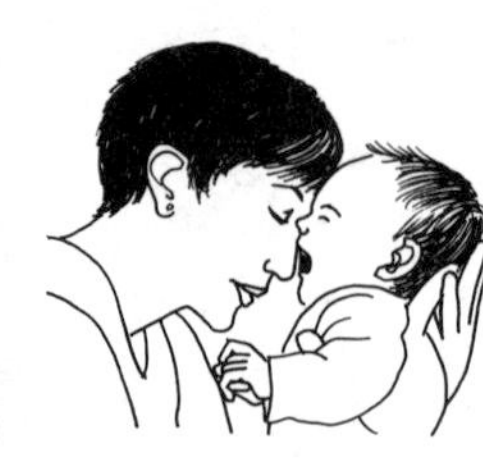

Los lloros son muy duros en la persona que está cuidando al bebé. Cuando no para, es muy estresante para cualquiera. Puede que te preocupes de que hay algo que va mal contigo y con tu bebé. Puede que te sientas con ganas de llorar, chillar o sacudirlo.

Todas estas son señales de que necesitas una pausa, por tu bien y por el de tu bebé. Haz un plan para lo que hacer cuando hayas intentado todo y el bebé siga llorando, y estás enfadándote.

Un plan puede parecer algo así:

1. Envuelve al bebé, ponlo en un lugar seguro como su cuna, y sal del cuarto. Estará bien llorando en su cuna durante unos minutos.
2. Respira profundo unas cuantas veces y pon un poco de música que te guste para cubrir el sonido de su llanto. Cierra los ojos.
3. Recuérdate a ti misma que no está escogiendo llorar. No está intentando volverte loco o hacerte daño.

4. Dite a ti mismo que no estás haciendo nada mal. Llama a una amiga y cuéntale lo frustrada que te encuentras.
5. Pon un paño fresco en tu cara y bebe un vaso de agua. Evita el alcohol y las drogas.
6. Recuerda, este momento tan duro mejorará cuando el bebé crezca un poco.
7. Una vez que estés calmada, vuelve a donde esté tu bebé e inténtalo de nuevo.

"Mi mamá dijo que era cólico, pero el médico dice que no. No hay nada mal con su cuerpo y no necesita medicinas. Simplemente necesita llorar mucho ahora mismo. Pero es verdaderamente duro para mí".

Debes de cuidarte a ti misma, también. Pídele a alguien en quien confíes que cuide de tu bebé durante un rato. Asegúrate de que sea alguien que sepas que no se va a molestar si el bebé llora. Toma tiempo para relajarte o hacer las cosas que debes.

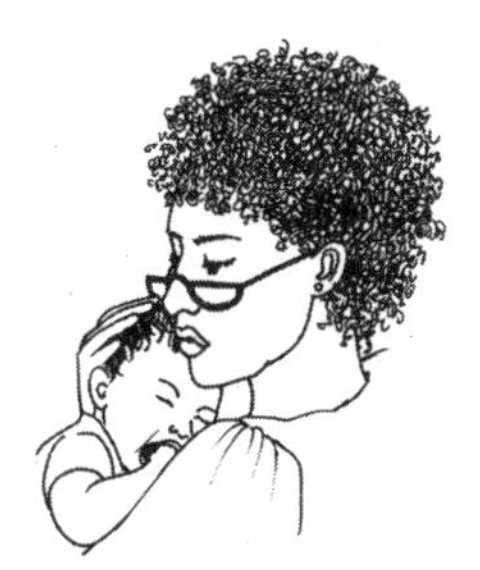

¡NUNCA sacudas a tu bebé!

Es importante dejar a tu bebé en un lugar seguro e ir al cuarto de al lado si estás muy molesta.

Sacudir, pegar, soltar o tirar al bebé puede dañar su cerebro. Esto se llama *síndrome del niño sacudido* o *trauma abusivo de la cabeza,* y no puede deshacerse. La mayoría de estas lesiones del cerebro ocurren cuando el bebé no para de llorar y el adulto no le pone en un lugar a tiempo.

Consejos para las parejas

- Sujeta a tu bebé. Sonríele y háblale. Haz caras raras con él. Lee un libro de dibujos de colores vivos con él. Esta es la forma en la que los recién nacidos juegan y aprenden. Será capaz de jugar más cuando sea un poco más mayor. Por ahora, le encantará simplemente mirar y estar contigo.

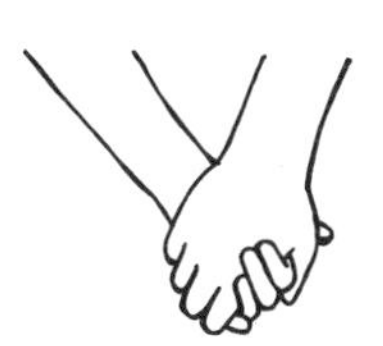

- Pasa tiempo con tu pareja. Ahora sois una familia. Será importante para ella que la quieras y la respetes como madre. También es bueno para tu bebé que vea que se quieren el uno al otro.
- Sé paciente. Este puede ser un momento muy duro para ti, también. Habla con algún amigo.
- Si tu bebé llora sin parar durante parte del día, recuerda que lo dejará atrás. Este es un momento cuando el trabajo en equipo es lo más importante para ti y para tu pareja.

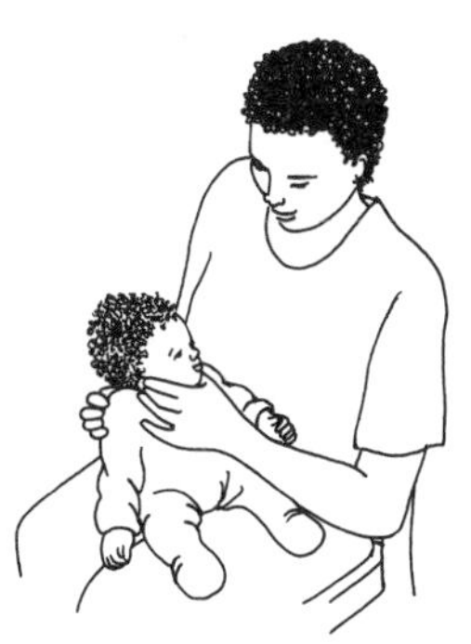

- Tomen turnos cuidando al bebé. Cada uno encontrará su propia manera de alimentarlo, hacerle eructar, calmarlo cuando llora o hacerle dormir. Es bueno para ti y para tu bebé que tengáis tiempo juntos. También es bueno para la mamá tener un descanso.
- Puedes divertirte dándole un baño. Después, masajea sus piernas y brazos con aceite de oliva.
- Busca señales de problemas de estado de ánimo. Sé honesto y amable con tu pareja. Di lo que piensas si estás preocupado. Estas enfermedades pueden pasarle a tu pareja también. Habla con alguien acerca de tus sentimientos. Pide ayuda cuando lo necesites.

Capítulo 14

Mantener a tu bebé seguro

Da miedo pensar en que cualquier cosa le pueda pasar a tu recién nacido. Aprende a protegerlo ahora. Esto querrá decir que te podrás preocupar menos. Para los bebés sanos, los peligros más grandes en el primer año son:

- SMSL—SIDS por sus siglas en inglés (síndrome de muerte súbita del lactante)
- asfixia durante el sueño
- accidentes de coche
- caídas

En este capítulo encontrarás:

Es difícil creer que dormir o un viajar en coche pueden hacer daño a tu bebé. Son cosas que todos hacemos cada día. La mayoría del tiempo, no pasa nada malo. Pero siempre hay riesgo de algo muy serio. Todos los padres—y todos los cuidadores—necesitan aprender a mantener a sus bebés seguros.

¿Cómo puede dormir tu bebé de forma segura?

Donde el bebé duerme puede no ser seguro

Dormir es bueno para los bebés, siempre que estén boca arriba y en un lugar seguro. Cada año, mueren muchos bebés sanos en el espacio donde duermen (cuna, cama, etcétera). La mayoría muere por razones desconocidas (SMSL*). Otros mueren porque no pueden respirar (asfixia*o estrangulamiento*). Todas juntas se llaman "muerte súbita inesperada del lactante" (o SUID por sus siglas en inglés).

De todas estas muertes:

- La mayoría de los bebés nuevos (del nacimiento a los 3 meses) estaba durmiendo con otra persona cuando murió.
- La mayoría de los bebés un poco mayores (4 a 12 meses) tenía cosas blandas en la cama con ellos (almohadas, mantas, o juguetes).

***SMSL:** Síndrome de muerte súbita del lactante, llamada a veces "muerte de cuna".

***Asfixia:** Cuando una persona no puede respirar porque algo cubre su nariz y su boca. La cara de un bebé puede taparse si una persona se da la vuelta contra él, o por culpa de una almohada o manta. O su cabeza puede caer hacia delante si el bebé está durmiendo en una sillita de coche.

***Estrangulación** Cuando una persona no puede respirar porque hay algo demasiado apretado alrededor de su cuello. Un bebé se puede estrangular con los tirantes, cuerdas eléctricas del monitor o el protector acolchado de la cuna.

Síndrome de muerte súbita del lactante—SMSL (SIDS por sus siglas en inglés)

Cuando un bebé sano de menos de 1 año muere en la zona donde duerme y nadie puede decir por qué causa, se llama una muerte SMSL. Esto ocurre más a menudo a bebés de menos de seis meses. En los Estados Unidos el SMSL es la causa principal de muertes de bebés sanos en su primer año de vida.

No es la culpa de nadie cuando un bebé muere de SMSL. Pero, seguir los consejos para dormir que vienen a continuación, puede ayudar a disminuir las posibilidades de SMSL, especialmente en los primeros seis meses de vida.

Asfixia y estrangulamiento

La asfixia y la estrangulacíon ocurren cuando algo previene al bebé de poder respirar. Los bebés se mueven mucho mientras que duermen. Pero pueden no ser lo suficientemente fuertes o no saber que tienen que mover su cabeza para poder respirar. Los bebés no pueden protegerse a sí mismos, así que tú debes de hacerlo por ellos.

Mantener al bebé seguro mientras que duerme

Tú puedes hacer mucho para proteger a tu bebé de muertes relacionadas con el sueño. Asegúrate de hacer estas cosas simples cada vez que pones al bebé a dormir (durante la siesta y a la noche), no importa donde estés.

Hay estudios que muestran que el sofá es el lugar más peligroso donde un bebé puede dormir.

- Haz el lugar donde duerme el bebé tan seguro como sea posible.
- Pon al bebé a dormir boca arriba.

Un lugar seguro

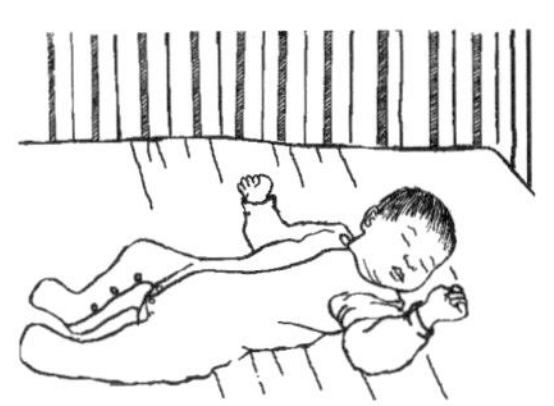

El lugar más seguro para que tu bebé duerma es algún tipo de cama para bebés firme y plana. Esto puede ser una cuna, moisés o parque infantil. La cama de tu bebé debe de seguir las normas de seguridad actuales (ver el capítulo 6).

Si no puedes conseguir una cama para el bebé, usa la siguiente cosa más segura. Buenas elecciones pueden ser una caja fuerte, una cesta de la ropa o un lugar seguro en el suelo.

Un lugar seguro tiene:

- una superficie firme y plana donde no puede caer el bebé.
- un colchón que quepa en la cama del bebé sin dejar huecos en los bordes donde se puede quedar enganchada la cabeza del bebé
- ningunas mantas, almohadas o juguetes blandos
- ningunas protectores acolchados laterales alrededor del borde de la cuna, ni cojín posicionador del sueño

Lugares peligrosos para que el bebé duerma

- En un sofá, sillón, silla o cama de agua
- En una cama con un adulto que haya estado tomando alcohol o usando drogas. (Algunos medicamentos pueden darte la suficiente somnolencia como para que te des la vuelta encima de tu bebé sin darte cuenta.)
- En una cama con un adulto, otro niño o una mascota.
- En otros equipos para bebés, como columpios, sillas para botar, mecedoras o sillas para el coche (excepto cuando estás manejando). Siempre abrocha bien al bebé y quédate donde le puedas ver.

Piénsatelo antes de poner al bebé a dormir en cualquier lugar que no sea su cama. ¿Cuáles son los riesgos? ¿Cómo puedo hacer que sea lo más seguro posible?

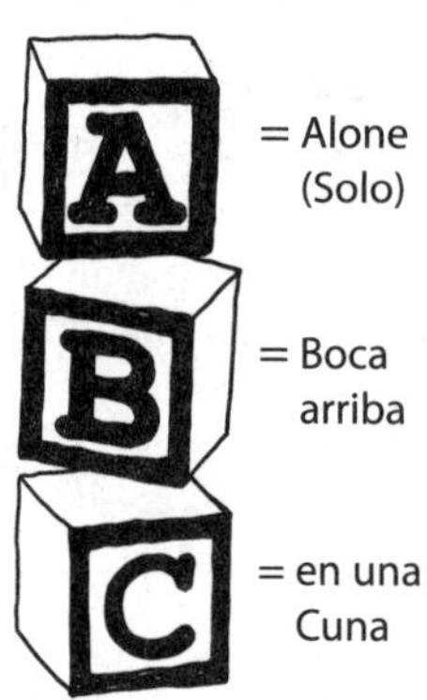

Abecedario para prevenir el SMSL

El bebé duerme boca arriba—siempre

Pon a tu bebé a dormir boca arriba todas las veces, desde el primer día. Cuanto antes empieces, más seguro estará tu bebé. Al principio puede que no le guste, pero se acostumbrará a dormir de esa forma. Dormir sobre su lado o boca abajo puede ser peligroso.

Algunas personas tienen miedo de que un bebé que duerme boca arriba pueda regurgitar y asfixiarse. Para la mayoría de los bebés sanos esto no es verdad. Pueden respirar mejor y están más seguros boca arriba.

Si tu bebé, cuando está durmiendo, se da la vuelta boca abajo cuando es muy pequeño, puedes darle la vuelta otra vez. Después de que aprenda a darse la vuelta a propósito, está bien dejarle dormir boca abajo. El riesgo de SMSL es más bajo a esa edad. Para de envolverlo y siempre ponle en la cuna boca arriba. Déjale que se dé la vuelta él solo cuando esté listo.

"Mi bebé se dio la vuelta cuando era muy pequeño. Entonces paré de envolverlo y ¡se quedó boca arriba!"

Los bebés prematuros y los que están enfermos puede necesitar dormir boca abajo en el hospital. Las enfermeras o los monitores están chequeándoles todo el tiempo. La mayoría de los bebés debe de empezar a dormir boca arriba antes de irse a casa. Antes de llevar a tu bebé a casa, pregunta a su proveedor si hay alguna razón médica para que duerma boca abajo en casa.

Más consejos importantes sobre la seguridad al dormir

- Da de mamar a tu bebé.
- Asegúrate de que no hay humo (o vapor de los cigarrillos-e) cerca de la madre mientras que está embarazada o cerca del bebé una vez que haya nacido. No se fuma ni en la casa ni en el coche.
- Mantén la cama del bebé en el mismo cuarto en el que tú duermes. Lo más seguro es que el bebé esté en su propia cama y no en la tuya.
- Vístelo en un pijama que le mantenga calentito, pero que no tenga calor. Si le envuelves en una manta, puede que simplemente necesite un enterito (camiseta de cuerpo entero para bebés) por debajo. Si se despierta sudando o con la cara roja, tenía demasiado calor. Mantén tu calefacción a la temperatura de 73 grados F (23 grados Celsius).
- Dale a tu bebé un chupete cuando se vaya a dormir. Ofréceselo para dormir incluso si no lo quiere cuando está despierto. Si

el bebé está teniendo dificultades amamantando, espera a usar un chupete hasta que esté amamantando bien.

- Vacuna a tu bebé a tiempo.
- Mantén todos los cables y cuerdas de 3 pies o más largas lejos de la cama del bebé. Las cuerdas de las persianas de las ventanas y los cables de los monitores pueden ser mortales.

Aunque no puedas hacer **todas** estas cosas, estarás ayudando al bebé a estar seguro.

"Estaba preocupada de que la cabeza de mi bebé se quedará plana por dormir boca arriba, pero su médico dijo que ponerle boca abajo cuando estaba despierto lo prevendría".

Cuidado con compartir la cama

La forma más fácil para que el bebé duerma es en su propia cama, en tu cuarto. Usa un moisés, cuna de lado*, o cuna junto a tu cama. Si se queda dormido a tu lado, puedes moverlo a su propia cuna.

***Cuna de lado:** Una cuna pequeña que tiene un lado bajo que se conecta a tu cama para que puedas ver y alcanzar a tu bebé con facilidad.

Un bebé que duerme en la cama con los adultos u otros niños tiene más probabilidades de asfixiarse. Esto puede pasar si alguien se da la vuelta encima del bebé o si el bebé se queda atrapado contra la cama o la pared. Pero muchos bebés acaban durmiendo con sus padres. Puede parecer la única forma de conseguir que el bebé se duerma. O puede que no haya sitio para una cuna en el cuarto.

Es muy importante pensar acerca de la seguridad antes de que traigas al bebé a tu cama contigo, aunque solo sea una vez. Tus almohadas, mantas, e incluso tu pelo largo pueden ser peligrosos.

Si tu bebé acaba en tu cama, intenta hacerla más segura. Esto puede ser difícil. Asegúrate de que:

- El bebé duerme boca arriba, no envuelto, y no tiene demasiado calor.
- No haya almohadas o mantas pesadas encima o cerca de él.
- El colchón sea firme.
- No haya huecos a la altura del cabecero o entre la cama y la pared u otros muebles, donde la cabeza del bebé se pueda quedar atrapada.
- El bebé no se pueda caer de la cama.
- Quienes estén en la cama estén sobrios. Que no hayan tomado drogas, alcohol o medicamentos que les hagan dormir muy profundamente.
- El bebé no duerma entre dos personas.
- Tu bebé no tenga otros problemas de salud. Los bebés sanos que han llegado a término pueden estar más seguros que otros.

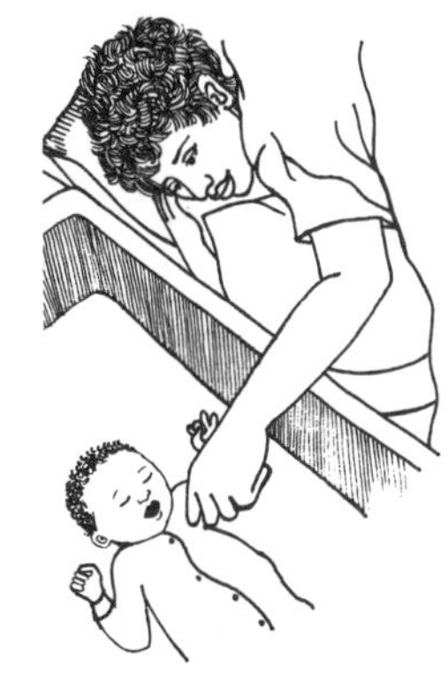

La cuna del bebé junto a la cama de sus padres—un lugar seguro para dormir.

Enseña a los cuidadores de tu bebé acerca de la seguridad al dormir

Asegúrate de que la gente que cuida a tu bebé sepa que siempre tienen que poner al bebé a dormir boca arriba. Cuando el bebé está acostumbrado a dormir boca arriba, la SMSL puede ocurrir si le ponen a dormir boca abajo tan solo una vez. Cuéntales por qué las cosas blandas como las mantas pueden ser peligrosas. Incluso cuando las otras personas no están de acuerdo, tú eres la que haces las reglas en cuanto a mantener a tu bebé seguro.

Abrochar al bebé para cada viaje en coche

Todo el mundo que va en el coche debe de abrocharse el cinturón de seguridad para cada viaje en coche, incluso si es un viaje corto. Tu bebé debe de ir en una sillita para el coche que le quede bien. Las sillitas del coche son muy buenas para salvar vidas. Si la sillita para el coche es del tamaño adecuado y aprendes a usarla bien, tu bebé será la persona más segura dentro del coche. El uso de la sillita para el coche es igual si vayas en un minivan, todoterreno, camioneta o taxi.

Si llevas a tu bebé en un autobús, de escuela o de tránsito, a menudo, ve a la página 231. La seguridad será diferente si no hay cinturones de seguridad.

Poner la sillita mirando hacia atrás es más seguro por lo menos hasta los 2 años

Todos los bebés y niños pequeños deben de ir en el coche mirando hacia atrás. Eso quiere decir que cuando están sentados en la sillita deben de mirar hacia la parte trasera del coche.* Ir en el coche mirando hacia atrás es lo más seguro. Esto es porque la parte posterior de la sillita para el coche protege la cabeza, cuello y espalda del bebé evitando que se propulse hacia delante. Las lesiones son peores a estas partes del cuerpo. Incluso en accidentes muy malos, los niños que van en sus sillitas mirando hacia atrás no suelen sufrir daños.

*Los niños deben de ir en el coche mirando hacia atrás hasta que son demasiado altos o pesan demasiado según las instrucciones de su sillita para el coche.

Los niños están más seguros mirando hacia atrás hasta que tienen por lo menos 2 a 3 años de edad. Mantén al niño mirando hacia atrás hasta que sea demasiado alto o pese demasiado para ir en una sillita del coche que se pueda poner mirando hacia atrás.

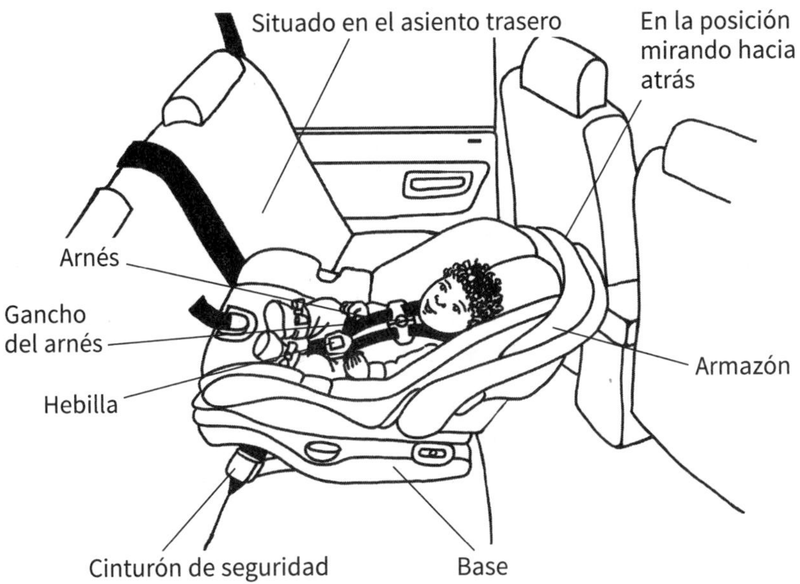

Características de las sillitas de seguridad para los coches

Escoger la "mejor" sillita para el coche

¡Hay muchas sillitas para el coche ahí fuera! Puede ser muy difícil escoger. No hay una marca que sea mejor. La mejor sillita para el coche es la que:

- tiene aberturas bajas para el arnés (al hombro) para adaptarla a los recién nacidos
- en la etiqueta viene que se puede usar para bebés tan pequeños como 4 a 5 libras
- cabe en el asiento trasero de tu coche y se puede abrochar firmemente
- es fácil de usar correctamente en cada viaje de coche

Ve al capítulo 6 para ver cómo escoger la mejor sillita del coche para ti. Asegúrate de probarla antes de comprarla.

Instalar la sillita para el coche

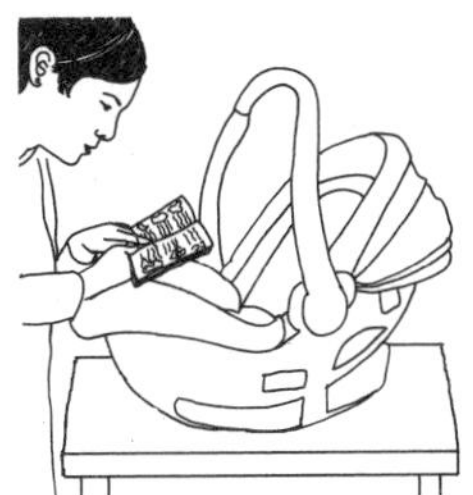

Usa el lugar en el centro del asiento trasero si la sillita para el coche se puede instalar firmemente ahí. Si estás llevando otros niños, o si no cabe en ese lugar, muévela al lado.

Lee el libro de instrucciones de la sillita para el coche. Te cuenta lo que necesitas saber para usar la sillita para el coche. Lee acerca de cómo abrochar la silla en el coche y al bebé en la silla. Lee el manual del dueño del coche. Lee la parte acerca de instalar las sillitas para el coche. (Las sillitas del coche se pueden llamar "sistema de retención infantil.") Mira a ver si tu coche tiene LATCH* (a veces se llama ISOFIX.) Si tu coche tiene LATCH, entérate dónde está y cómo usarlo. También lee cómo usar los cinturones de seguridad para abrochar la sillita del coche.

*LATCH: Una forma de abrochar la sillita del coche en el coche sin usar los cinturones de seguridad. LATCH usa partes especiales en el coche y en la sillita para el coche. (A veces se llama ISOFIX.)

- ¿Dónde quieres que el bebé vaya dentro del coche? Si quieres ponerlo en el medio del asiento trasero, puede que necesites usar el cinturón de seguridad. La mayoría de los coches no permiten el uso de LATCH en este lugar.
- ¿Puedes usar LATCH? Para usarlo, tanto el coche como la sillita para el coche deben de tener partes especiales que conecten juntas. No todos los asientos tienen la posibilidad de que uses LATCH. Solo se puede usar hasta que el bebé llegue a un cierto peso. Si tu hijo pesa demasiado, usa el cinturón de seguridad.
- ¿Cómo se bloquean los cinturones de seguridad? Hay varios tipos de cinturones de seguridad. Cada uno se tensa de forma diferente alrededor de la sillita para el coche. Consulta el manual del coche.
- ¿Cuánto debe de estar inclinada hacia atrás (reclinado) la sillita para el coche? Sigue el indicador de reclinación que se encuentra en el lado de la mayoría de las sillitas para el coche. Asegúrate de que la cabeza de tu bebé no caiga hacia delante (dibujo).

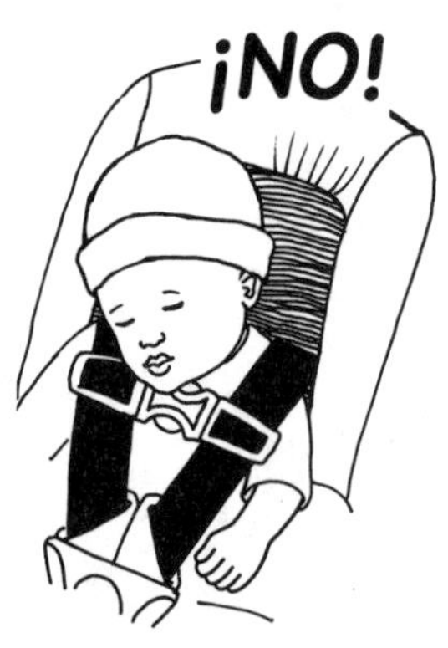

Si la cabeza del bebé se cae hacia delante, ajusta el asiento inclinándolo hacia atrás un poco más.

La mayoría de las sillitas tiene alguna forma de cambiar el ángulo de reclinación. Si el tuyo no lo tiene, usa una toalla enrollada o un pedazo de tubo de espuma (como los tubos para jugar en la piscina) debajo de la sillita para el coche, a la altura donde están los pies del bebé para inclinarla hacia atrás un poco. (ve el dibujo a la izquierda.)

Se puede usar para reclinar la sillita para el coche un tubo de espuma.

Instala la sillita para el coche firmemente con el cinturón de seguridad o con LATCH. Para probar si está ajustado, empuja y tira de la base de la sillita. La sillita no debe de moverse más de una pulgada de lado a lado o de adelante hacia atrás.

Los airbags y los bebés

Nunca pongas a tu bebé en el asiento de adelante si tiene airbag , a menos que hayas desconectado el airbag. Un bebé puede morir si el airbag del asiento delantero del pasajero se infla. Pon la sillita delante solo si tu coche o camioneta no tiene asiento trasero, o tiene uno muy pequeño.

Si el único lugar para llevar al bebé es delante, tienes que asegurarte de que el airbag está desconectado. Lee sobre eso en el manual de tu coche. Encontrarás un sensor* para airbag o un interruptor para encender y apagar el airbag. Los sensores quitan el airbag automáticamente . Si hay un interruptor, debes de apagar el airbag mientras que tu bebé o hijo vaya delante. La luz para airbags en la consola del coche te dice si el airbag está encendida o no. (Enciéndela otra vez cuando viajen personas mayores o adolescentes.)

***Sensor:** Un aparato electrónico que apaga automáticamente el airbag cuando un niño pequeño está sentado en el asiento de delante. El manual del dueño te dirá si el coche tiene sensores.

Si tienes un coche muy viejo y no estás segura de que tenga airbag en el asiento delantero del pasajero, busca una etiqueta de aviso en la visera solar. El manual del coche tendrá los detalles acerca de los airbags si es que el coche a tenga.

Abrochar a tu bebé en la sillita para el coche

1. La correa del asiento de la sillita debe de ir entre sus piernas.
2. Las correas de los hombros deben de salir de la sillita a la altura de los hombros del bebé o un poco más abajo. No es seguro que estén más altas.
3. El arnés debe de estar apretado. Para probarlo, pellizca la correa entre tus dedos (ver dibujo). Si puedes pellizcar algo, no está lo suficientemente apretada.
4. Pon el gancho del pecho de manera que apunte hacia los sobacos de tu bebé.

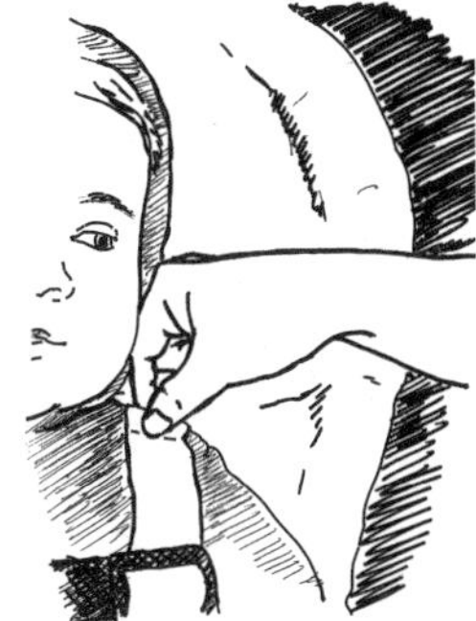

Pellizca la correa para ver si está demasiado floja. Esta hace falta apretarla más.

Consejos útiles para la sillita del coche

- Muchas sillitas para el coche vienen con almohadillas para ayudar al bebé a sentarse sin caerse para los lados. Si no, puedes poner mantas enrolladas o pañales de tela a los dos lados de tu bebé, desde su cadera hasta su cabeza (ver dibujo en la siguiente página). No pongas nada debajo ni atrás de él, a menos que viniera con la sillita.
- Hay muchas almohadillas y otras cosas que se venden para el uso con las sillitas para el coche. No uses ninguna de estas a menos que vengan de la compañía que vende la sillita para el coche.

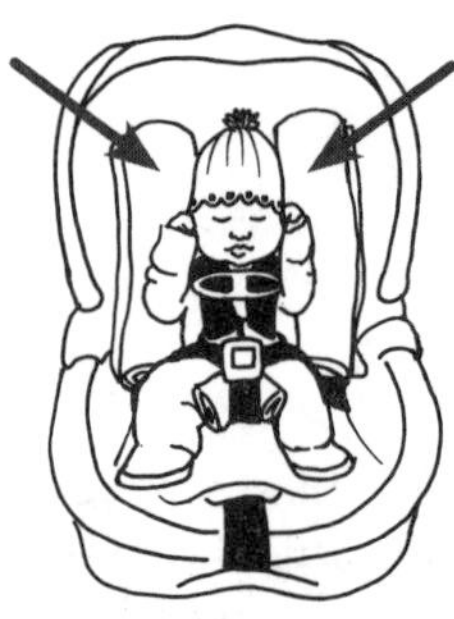

Acolcha los lados de la sillita para el coche con pequeñas mantas o toallas enrolladas (flechas). Añade un paño enrollado entre sus piernas si hay espacio extra detrás de la correa entre sus piernas.

"Mi amiga me dio un traje para la nieve muy acolchado. Era tan gordo que no podía atar bien el arnés de la sillita para el coche. Así que solo lo uso en la carriola".

- Viste a tu bebé en ropa con piernas. Esto permite que la hebilla vaya entre las piernas. Evita vestidos, trajes y sacos. Nunca envuelvas a tu bebé antes de ponerlo en la sillita del coche.
- En climas fríos, viste a tu bebé con un polar fino o pantalones de lana o pijama entero. No uses trajes para la nieve o acolchados. Después de que lo hayas abrochado y las correas están ajustadas, puedes cubrirlo con una manta. Arrópalo alrededor de sus brazos y piernas. Acuérdate de quitar las mantas a medida que se caliente el coche para que el bebé no se caliente demasiado.

Conseguir ayuda para usar tu sillita para el coche

Las sillitas para el coche pueden ser complicadas. La mayoría se usan mal de alguna manera. Haz que un técnico certificado de seguridad en pasajeros infantiles chequee tu sillita para el coche. Busca a un técnico formado o un chequeo de sillitas de coche (o una estación de revisión) cerca de ti. Puedes encontrar una lista en la página de internet SeatCheck o llamando a su línea de teléfono (ver el capítulo 17). Los chequeos son de mucha ayuda y normalmente gratis.

Camas de coche para los bebés con problemas de respiración

Algunos bebés tienen problemas médicos y necesitan estar tumbados. Estos bebés pueden necesitar una cama especial cuando vayan en el coche. Los bebés que nacen mucho antes de tiempo respiran mejor cuando están boca arriba durante unas cuantas semanas. Otros bebés pueden necesitar viajar tumbados más tiempo porque tienen problemas de salud. Si tu bebé necesita una cama para coche, pídele a la enfermera o al técnico certificado de seguridad en pasajeros infantiles que ayuden a conseguir una.

Todos los bebés prematuros que han nacido antes de las 37 semanas deben de pasar una prueba de sentarse en una sillita del coche antes de dejar el hospital. Esto es para asegurarse de que pueden respirar bien cuando están sentados. Si el bebé tiene cualquier dificultad respirando, deberá de viajar en el coche tumbado durante unas semanas. (Tampoco debes de sentarlo en un columpio o sillita para bebés en tu casa hasta que sea más mayor.) Si tu bebé nació antes de tiempo, pregúntale a su proveedor acerca de las "pruebas de la apnea" en la sillita para el coche.

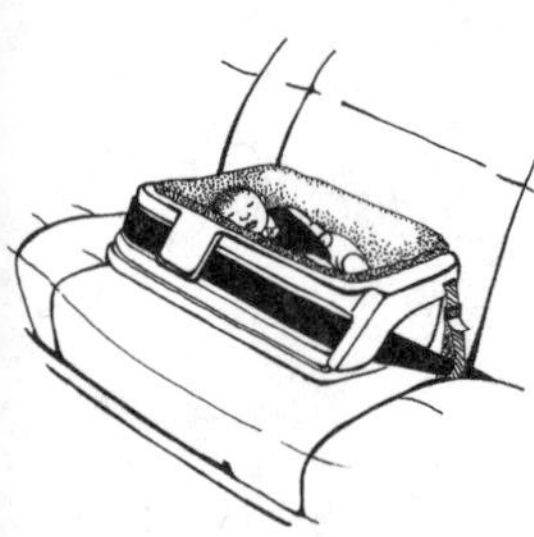

Esta cama de coche se usa para los bebés prematuros.

Sillitas de coche en taxis y autobuses de la escuela o de tránsito

Usa una sillita para el coche en cualquier vehículo que tenga cinturones de seguridad, como un taxi. Hazlo de la misma manera que lo haces en un coche normal.

Si eres una adolescente, puedes llevar al bebé contigo en el autobús del colegio. En algunos lugares los autobuses tienen cinturones de seguridad. Puede que puedas usar una sillita para el coche pequeña para poner mirando hacia atrás. Pregúntale a tu conductor a ver si el distrito provee sillitas para el coche.

En los autobuses (o trenes) sin cinturones de seguridad, no hay en realidad ninguna manera segura de llevar a tu bebé. Siéntate con tu bebé en una silla que mire hacia delante, que no mire hacia el lado. Una sillita para el coche con un mango puede ofrecer un poco de protección incluso si no está abrochada al asiento. Usa siempre el arnés del bebé en la sillita. Puedes llevar al bebé en un cargador. Eso permitirá que tus manos estén libres para sujetarte.

¡Nunca dejes al bebé solo en el coche!

Cada año mueren bebés porque los dejan solos en coches parqueados. Un coche parqueado puede volverse en un horno rápidamente. Incluso si no hace calor fuera, el coche puede volverse caliente en pocos minutos. Dejar la ventana un poco abierta o parquear en la sombra no ayuda.

A veces se deja a los bebés en el coche para dormir la siesta. Algunos conductores solo quieren hacer una parada rápida pero se retrasan. Este es un tipo de negligencia infantil. .

A veces los padres cansados o estresados u otros cuidadores se olvidan los niños en el coche. Aquí tienes maneras de prevenir dejar al bebé en el coche.

- Que se convierta en un hábito poner tu bolsa o mochila en el asiento de atrás. Esto te hará mirar detrás cuando salgas del coche.
- Si tu bebé va a la guardería, pide al cuidador que te llame si el bebé no está ahí a cierta hora.

Otras maneras de mantener a tu bebé seguro

Prevenir las caídas

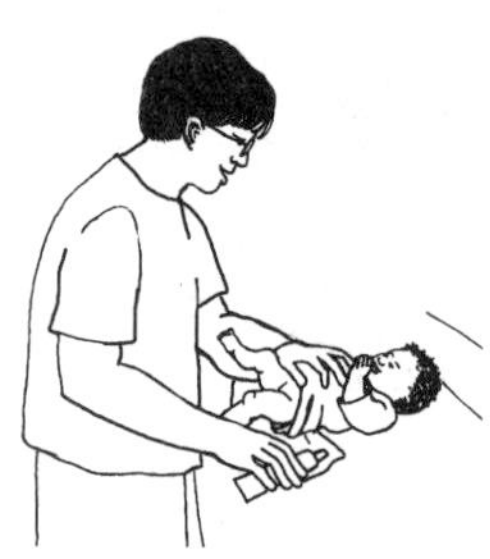

Mantén una mano encima del bebé.

A menudo los bebés son movidos y difíciles de sujetar. Cuando estés ocupada o cansada, es fácil que tu bebé se te caiga.

Intenta no hacer demasiadas cosas a la vez cuando estás sujetando a tu bebé. Usa un cargador para llevar a tu bebé puesto cuando necesites una mano libre. (Asegúrate de usar el cargador correctamente, página 235.) Si tienes mucho que acarrear pon las cosas en una mochila. Si tienes tareas que hacer, pon al bebé en un lugar seguro hasta que hayas terminado. Algunos lugares seguros para el bebé pueden ser:

- una cuna o un parquecito
- un lugar limpio en el suelo con una manta debajo de él

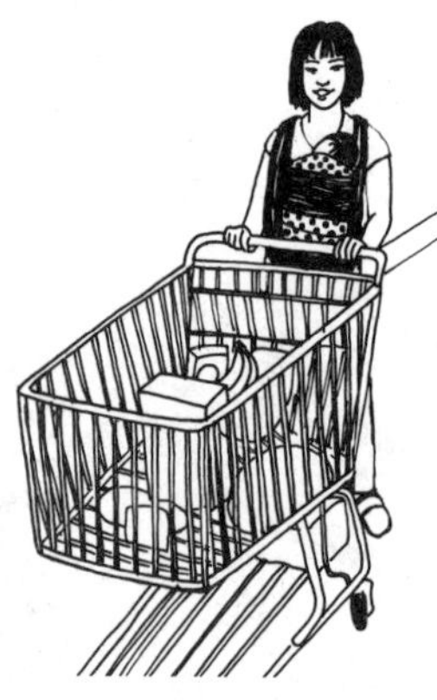

Ir de compras es un buen rato para llevar a tu bebé.

Un bebé dinámico puede resbalar de una cama o mesa. Cuando cambias, bañas o vistes a tu bebé, siempre mantén una mano en su cuerpo. Mantén todo lo que vas a necesitar a mano antes de comenzar.

Otras cosas que puedes hacer para mantener a tu bebé seguro de caídas:

- Nunca le dejes solo en una silla, mesa, cama o mostrador, ni siquiera por un segundo.
- Abrocha siempre las correas de seguridad del equipo infantil del bebé.
- Si el bebé está en una sillita para el coche o en una silla para botar, no las pongas encima de nada alto. Ponlas en el suelo.
- No pongas la sillita para el coche encima de un carrito de la compra. Si traes la sillita del bebé dentro de la tienda, ponla en la parte ancha del carro de la compra. Llevar al bebé puesto en un cargador dejará las manos libres y mantendrá al bebé seguro.
- Pon verjas de seguridad robustas tanto en la parte superior como en la inferior de las escaleras antes de que el bebé aprenda a gatear. Mantenlas cerradas. Asegúrate de que las verjas están hechas para el uso en escaleras. Algunas no son lo suficientemente fuertes. Compra una verja que puedas abrir con una mano.

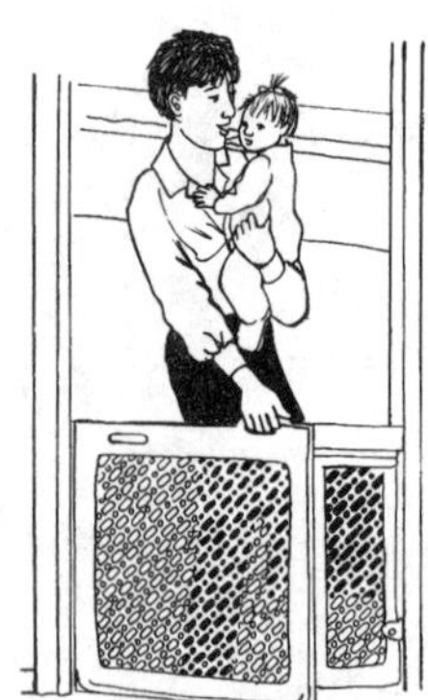

Usa una verja que puedas abrir con una mano.

- No pongas cunas u otros muebles cerca de las ventanas. Usa cerraduras para ventanas para no poder abrirlas más de 4 pulgadas. Esto previene que los bebés se puedan caer.

Prevenir quemaduras

La piel de tu bebé es muy fina y se puede quemar con facilidad. Aquí tienes maneras de prevenir las quemaduras:

- **La temperatura del baño:** Asegúrate de que el agua del baño está apenas templada. Pruébala con tu codo. Baja la temperatura del calentador de agua a 120 grados.
- **Cosas calientes en la casa:** El rizador de pelo, las sartenes calientes o una plancha pueden caerse encima y quemar al bebé. Empújalas al fondo de los mostradores y guarda los cables donde el bebé no los alcance.
- **Líquidos calientes:** No sujetes bebidas calientes o comas sopa caliente mientras estés sujetando a tu bebé. Puede intentar alcanzarlo o golpearlo y que se derrame. No uses la cocina o microondas mientras que estés sujetando al bebé, incluso en si lo llevas en el cargador. Intenta comer, beber y cocinar mientras que esté jugando o durmiendo.

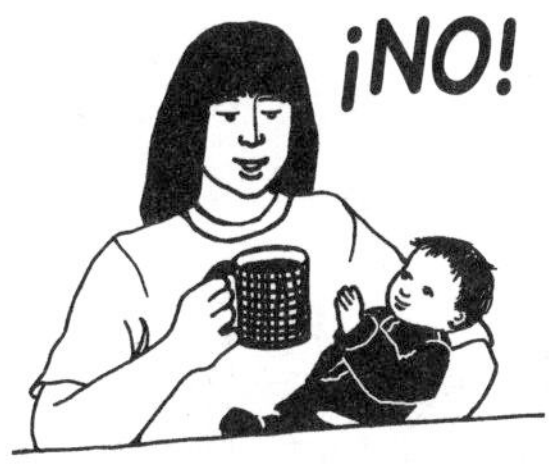

No bebas líquidos calientes con el bebé en tu regazo.

- **Cosas calentadas por el sol:** Las cosas que se quedan al sol pueden volverse demasiado calientes para la piel el bebé. Cubre la sillita para el coche del bebé cuando la dejes en el coche. Siempre toca los bancos o columpios antes de poner a tu bebé en ellos cuando estés de paseo.
- **Quemaduras del sol:** Cuando tu bebé esté fuera durante el día, mantenlo sobre todo en la sombra. Vístelo en colores claros que cubran sus brazos y piernas. Si no puedes, usa un poco de crema protectora para bebés. (Ver el capítulo 11.)

Hacer que tu casa esté a prueba de bebés ahora

Empieza a hacer que tu casa esté segura antes de que el bebé comience a moverse solo. Muchas cosas normales en tu casa pueden causar lesiones. Si las controlas ahora significa que tienes menos cosas de las que preocuparte cada día.

Alarmas de humo y detectores de monóxido de carbono

Las alarmas de humo pueden salvar la vida a toda tu familia si hay un fuego en la casa. Asegúrate de que tengas por lo menos una en cada planta de tu casa. Son especialmente necesarias fuera de los dormitorios.

Los detectores de monóxido de carbono (CO) pueden salvar a tu familia de un envenenamiento por gas. CO es un gas mortal que no puedes ver ni oler. Necesitas los detectores de CO si tienes una cocina de gas o una caldera, calentador de aceite, o cualquier tipo de chimenea. Pon uno en cada planta de tu casa. Si puedes, ponlos por debajo de la altura de la cintura.

Prueba todas las alarmas a menudo. Cambia las pilas por lo menos una vez al año o pon pilas de 10 años de duración. Escoge un día que puedas recordar cada año, como el día en que se cambian los relojes en la primavera.

Peligros que surgen cuando el bebé aprende a gatear y trepar

"Mi médico dice que si no confío en que el bebé esté solo con algo durante 10 segundos, entonces debo mantenerlo fuera de su alcance".

A medida que tu bebé aprende a gatear, ponerse de pie y trepar, tiene más posibilidades de caerse. Pon verjas para mantenerlo lejos de las escaleras. También hay muchas cosas peligrosas que puede encontrar. La mejor forma de proteger a tu bebé es mantener esas cosas fuera del alcance del bebé donde no pueda verlas. Ponte en posición de gateo para tener una vista de tu casa desde la perspectiva del bebé.

- **Venenos y medicamentos:** Pon todos tus limpiadores en un armario alto y ponle un candado. Haz lo mismo con todos tus medicamentos y vitaminas. **Pon el número de teléfono de "Poison Control" al lado de todos tus teléfonos: 1-800-222-1222.**
- **Cosas afiladas:** Mantén los cuchillos y tijeras fuera del alcance.
- **Enchufes y cables eléctricos:** Pon cubiertas en las tomas de los enchufes y esconde los cables y ponlos fuera del alcance. Ata las cuerdas de las persianas y cortinas de las ventanas.
- **Calentadores:** Pon verjas para bebés alrededor de la chimenea, estufa de leña, y calentadores.
- **Pistolas:** Guarda las pistolas y otras armas bajo llave en una caja fuerte.

El poner las cosas peligrosas fuera del alcance o guardadas bajo llave puede hacer que cuidar de tu bebé sea mucho más fácil. Es mucho más fácil que decir "no" y tener que quitarle cosas todo el rato.

Los bebés se meten cualquier cosa en su boca para aprender sobre ellas. Barre o aspira el suelo a menudo. Si tienes mascotas, asegúrate de que sus cajas de arena, comida y contenedores de agua no están cerca del bebé.

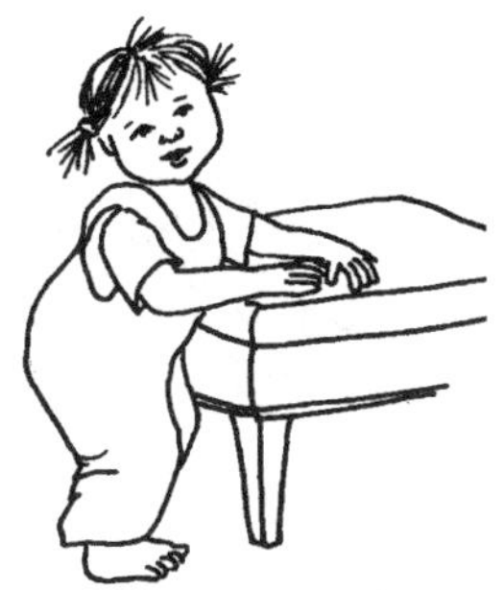
Pronto tu bebé podrá llegar a cosas que pensabas que estaban fuera de su alcance.

A los bebés les gusta intentar levantarse cuando están aprendiendo a caminar. Algunos empiezan a trepar muy pronto. Hay cosas pesadas que pueden volcarse encima del bebé. Sujeta los muebles altos como las estanterías para libros y los aparadores a la pared. Sujeta tu televisión a la pared para que no se pueda caer.

No hay ningún lugar que pueda ser completamente a prueba de bebés. A medida que tu bebé crece , busca nuevos riesgos alrededor de la casa y el jardín. Asegúrate de que otras casa donde tu bebé pase tiempo también estén a prueba de bebés. Cuando visites otros sitios, vigila al bebé cuidadosamente por si acaso las cosas no son tan seguras allí.

Usar otro equipo de forma segura

Usar un cargador de tela

Cuando lleves a tu bebé en un cargador o canguro, recuerda estos consejos de seguridad, llamado TICKS por sus siglas en inglés:

T—(Tight) Ajustado, abrazando a tu bebé cerca de tu cuerpo

I— (In view) A la vista, donde puedas ver su cara con facilidad

C—(Close) Lo suficientemente cerca para poder darle un beso

K—(Keep) Mantén el cuello del bebé en posición recta, no cayéndose hacia delante o hacia atrás

S— (Support) Soporte de la espalda de tu bebé para que no se enrosque y su barbilla no caiga hacia su pecho.

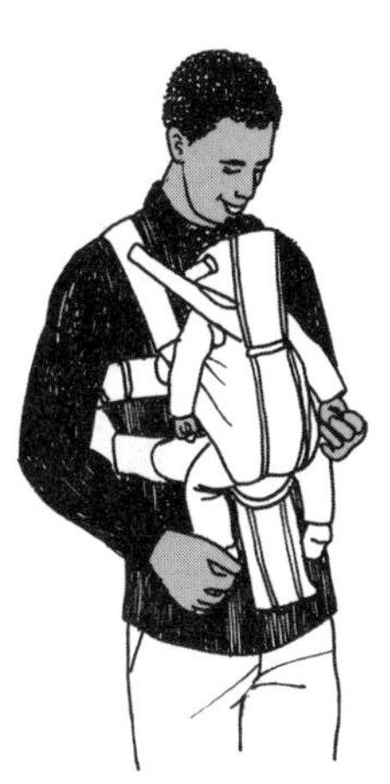
Un cargador con correas previene que se caiga de lado a lado la cabeza del bebé.

Aprende a meter a tu bebé en el cargador con la ayuda de un amigo para asegurarte de que el bebé no se caiga. O, inténtalo cuando estás sentada en tu cama, por si acaso. Después de meter al bebé dentro, mírate en un espejo y sigue la lista de comprobación TICKS. Asegúrate de que has leído todas las instrucciones para el cargador.

Si tienes un cargador usado, mira a ver si hay anuncios de que ha sido retirado de la circulación. Asegúrate de que está en buenas

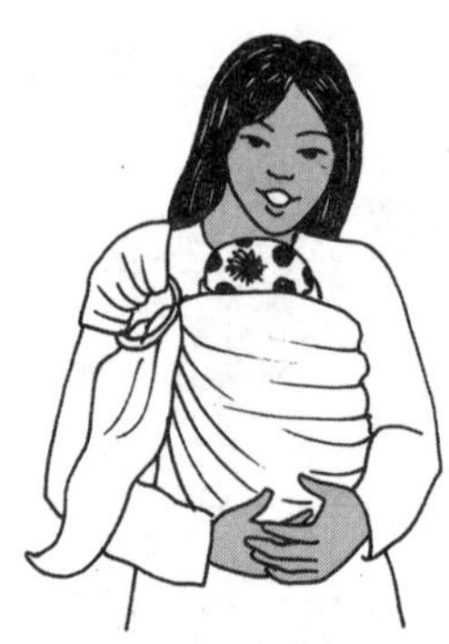
Lleva al bebé erguido en un canguro.

condiciones sin agujeros, rasgaduras e hilos sueltos. Ir al capítulo 17 para ver dónde aprender más acerca de llevar a tu bebé.

Equipo de bebé de segunda mano

Tener equipo de bebé de segunda mano ligeramente usado puede ahorrar mucho dinero. Evita sillitas para el coche usadas a menos que sepas que no han estado en un accidente (capítulo 6). Para sillitas de coche y otro equipo, asegúrate de que tienes las instrucciones para que puedas usarlo correctamente. Asegúrate de que todas las partes están ahí y que están bien montadas. Mira a ver si ha sido retirada de la circulación.

Mantente alejado de las sillitas para bebés de plástico viejo

Puede que encuentres alguna de estas en una venta de garaje o en el ático de tus padres. Estas se parecen mucho a las sillitas para el coche pero son ligeras y tienen correas muy finas. No hay manera de usarlas de forma segura. Lo mejor es tirarlas a la basura si las encuentras. Primero quita las correas y la almohadilla para que nadie pueda usarla.

Consejos para las parejas

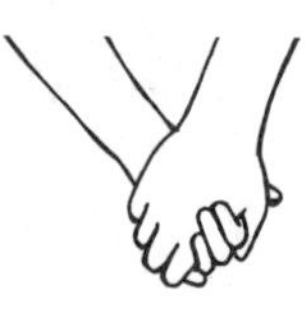

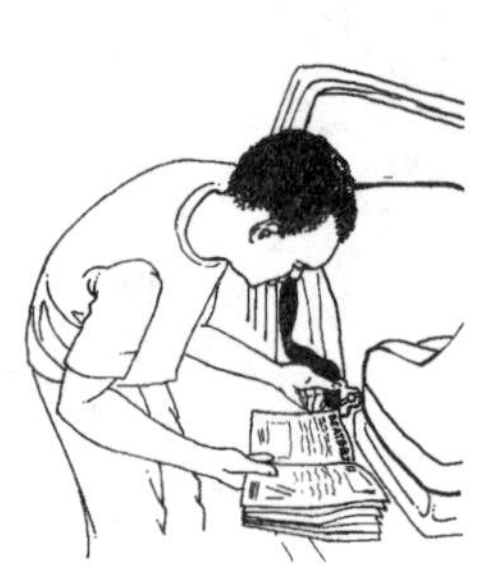
Usa las instrucciones del vehículo y de la sillita para el coche para usar correctamente con la sillita del bebé.

- Que el bebé duerma en su propia cama, en tu cuarto. Habla con tu pareja acerca de cómo puedes ayudar durante la noche.
- Aprende a usar la sillita para el coche del bebé correctamente: mirando hacia atrás y con el arnés bien ajustado. Asegúrate de seguir las instrucciones. Ve con tu pareja a un chequeo de sillitas para el coche.
- Aprende la prueba del pellizco para comprobar la tensión del arnés de la sillita para el coche. Si puedes apretar y doblar la correa, está demasiado suelta.
- Ayuda con poner las cosas a prueba de bebés. Asegúrate de cerrar las verjas tanto al principio como al final de la escalera.
- Pon todas las cosas pequeñas en alto. Monedas, llaves, pilas y otras cosas pequeñas son peligrosas para el bebé.
- Ayuda a mantener los pisos limpios.
- ¿Estás ocupado? Ponte un cargador de bebés.

Capítulo 15

Mantener a tu bebé sano

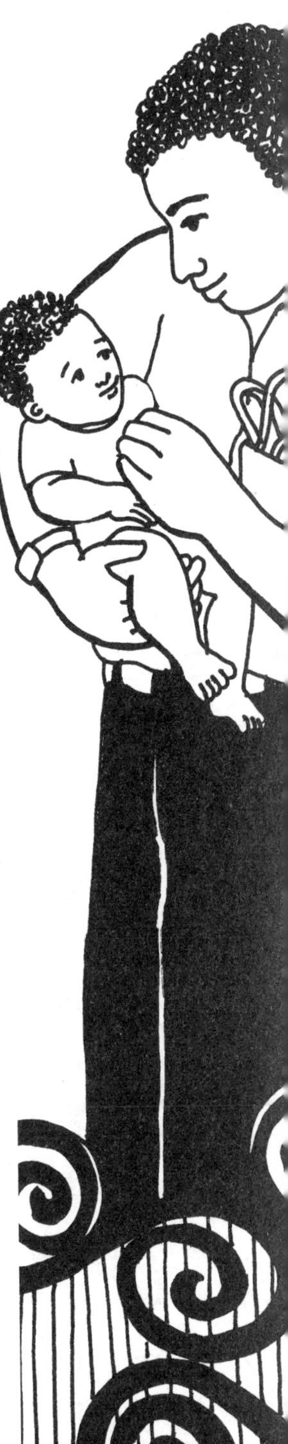

Seguir buenos cuidados de salud es más de lo que hagan tu médico o enfermera. Tú, tu pareja y los proveedores del bebé son un equipo. Aquí tienes cuatro maneras en las que lideras al equipo.

1. Lleva al bebé a todas las visitas o revisiones médicas.
2. Asegúrate de que el bebé recibe todas las vacunas a tiempo.
3. Aprende a distinguir si está enfermo y cuándo debes de llamar a su proveedor.
4. Aprende maneras de cuidar a tu bebé en la casa cuando esté enfermo.
5. Proporciona un hogar sano y toma medidas para proteger al bebé de enfermedades y de lesiones.

En este capítulo encontrarás:

Maneras de mantener a tu bebé sano

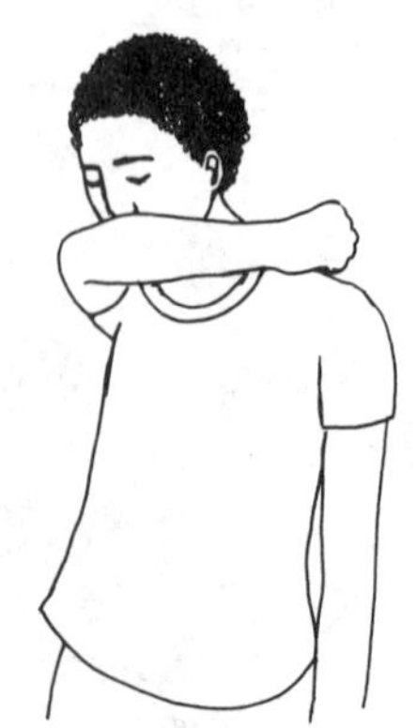

Tose en tu brazo o manga. Esto previene que las manos se cubran con gérmenes y que pases estos gérmenes.

- Da de mamar a tu bebé para que consiga tus anticuerpos para luchar contra los gérmenes.
- Lava las manos a menudo y asegúrate de que otros hacen lo mismo también. Si no te puedes lavar, usa desinfectante de manos.
- Mantén al bebé lejos de la gente que fuma. Pide a la gente que fume que lo haga fuera de la casa y que se laven las manos después de fumar.
- Si toses o estornudas, cubre tu nariz y boca con tu manga o brazo, no con la mano.
- Mantén a tu bebé lejos de la gente que tenga resfriados, toses, fiebres u otras enfermedades. Puede que no parezca que estén demasiado enfermos, pero pueden esparcir gérmenes que son peligrosos para los bebés.
- Evita llevarlo adonde haya multitudes, como en los centros comerciales y cines, durante sus primeros meses.

Lavarse las manos—una forma fácil de proteger al bebé

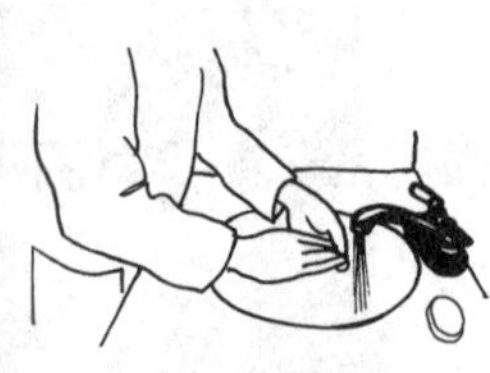

Haz un hábito de lavarte las manos. Asegúrate de que todos los que cuidan a tu bebé se laven las manos con jabón a menudo. Esta es la mejor manera de evitar que los gérmenes se propaguen.

- Lávate las manos antes de dar de comer, tocar o jugar con tu bebé, o de mezclar la fórmula en un biberón.
- Lávate las manos después de usar el baño, cambiar un pañal, manejar alimentos crudos, sonarte la nariz o cuidar a animales.
- Lávate las manos más a menudo si estás enferma.
- Lávate después de haber ido a la tienda o cuando has ido a poner gasolina.
- Asegúrate de que los niños mayores se lavan después de llegar de la escuela o de jugar fuera. No deben de tocar al bebé si están enfermos.

Cómo lavar bien tus manos

1. Usa agua caliente y jabón normal.
2. Frota las manos jabonosas juntas durante 15 a 20 segundos (el tiempo que tardas en tararear la canción de "cumpleaños feliz" despacio). Puede que se tarde todo ese tiempo en quitar los gérmenes de debajo de las uñas de los dedos y de los pliegues.
3. Enjuágate y sécate con una toalla limpia.

- Lava las manos de tu bebé antes de que coma o de que se vaya a la cama. Lávalas después de que esté jugando en el piso. Lávalas si se pone las manos cerca de su culito durante un cambio de pañal.

Usa un desinfectante de manos, no jabones "anti-bacterianos"

Si no te puedes lavar las manos simplemente con agua y con jabón cada vez, usa un desinfectante de manos que no necesita agua. Los geles y sprays de manos están hechos con alcohol. Hacen un buen trabajo matando la mayoría de los gérmenes.

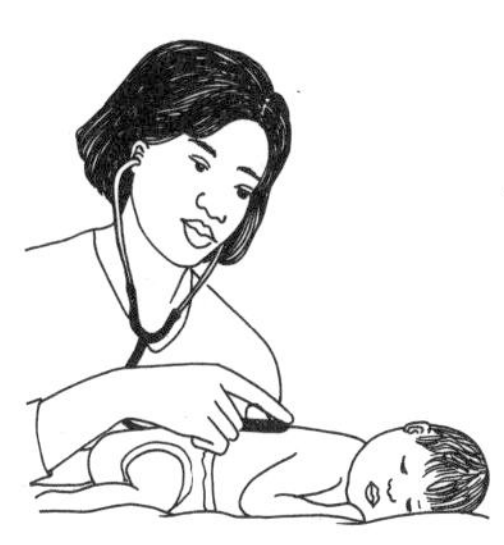

No uses ningún limpiador que diga que es anti-bacteriano. Lo primero, no matan los virus que causan la mayoría de las enfermedades. Además, estos limpiadores pueden llevar al crecimiento de súper gérmenes con los que los antibióticos no pueden luchar. Esto quiere decir que si te pones enferma más adelante, los antibióticos no te ayudarán.

Las revisiones médicas preventivas (o de niño sano) de tu bebé

El médico de tu bebé lo querrá ver para su primera revisión médica cuando tenga de 2 a 5 días de edad. Después de eso, las revisiones preventivas son a las 2 semanas, a las 4 semanas, y luego a los 2, 4, 6, 9 y 12 meses.

¿Por qué necesita un bebé sano ir a ver a su proveedor?

Las revisiones médicas preventivas ayudan a mantener sano a tu bebé. El médico o enfermera chequeará su cuerpo, su crecimiento y su desarrollo.

Puede que encuentre problemas que tú no puedes ver. Encontrar los problemas pronto puede prevenir que se vuelvan serios. Se asegurará de no preocuparte más de lo necesario.

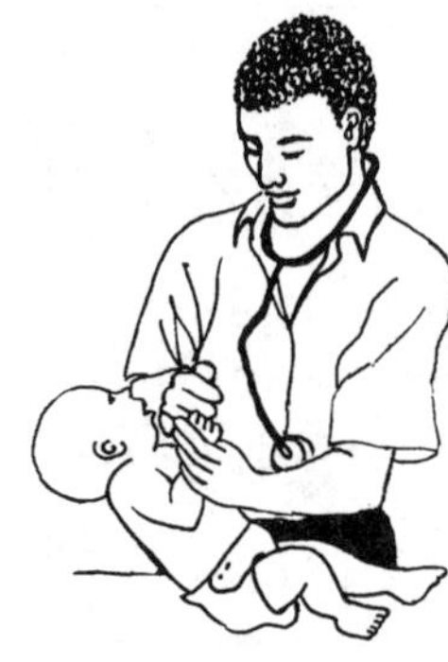

¿Qué pasa en una revisión médica preventiva?

En cada visita, el médico o enfermera pesará a tu bebé y medirá su longitud y el tamaño de su cabeza. Chequeará sus orejas, ojos, boca, pulmones, corazón, abdomen, pene o vagina, caderas, piernas, y reflejos.

Tu bebé necesitará vacunas en casi todas las visitas. Las diferentes vacunas se dan a diferentes edades. (Ver el calendario, página 245.)

El proveedor chequeará el desarrollo de tu bebé. Buscará las cosas que está aprendiendo a hacer, como sujetar su cabeza y sonreír. Asegúrate de contarle las cosas nuevas que has estado viendo hacer a tu bebé. Tú eres la que mejor conoce a tu bebé. Si crees que no se está desarrollando, también díselo a su médico.

Hacer preguntas

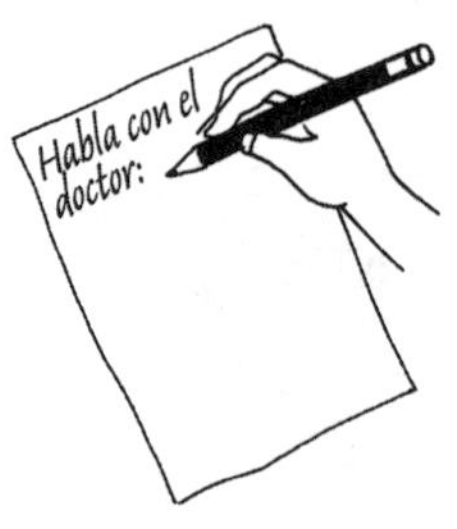

Usa la página de notas al final de este capítulo para registrar las primeras revisiones de tu bebé y sus vacunas.

Las visitas son el mejor momento de hacer cualquier pregunta que tengas al médico o enfermera. Trae una lista de las cosas de las que quieres hablar durante la visita. Escribe lo que te diga el proveedor, para que te puedas acordar luego.

El registro de vacunas del bebé (inmunizaciones o inyecciones)

Tu clínica o departamento de salud te dará una tarjeta para llevar el registro de las revisiones médicas y las vacunas. Necesitarás esta información si cambias de médico. Cuando tu hijo vaya a la guardería o a la escuela, necesitarás saber qué vacunas le han dado. Guarda la tarjeta en un lugar seguro. Tráela a todas las revisiones médicas de tu bebé.

Las vacunas luchan contra enfermedades mortales

Por qué los niños necesitan vacunas

Tu bebé necesita vacunas para protegerlo de algunas enfermedades muy serias como el sarampión, la difteria, la polio, el tétanos. Estas enfermedades se propagan con facilidad de persona a persona. Antes de que se descubrieran las vacunas, mucha gente moría de estas enfermedades. Mucha más gente quedaba con discapacidades de por vida como sordera o problemas para caminar.

Las vacunas están hechas de los gérmenes que causan esas enfermedades. Cuando tu bebé recibe la vacuna, su cuerpo hace

Los brotes de sarampión ocurren de verdad

En el 2014 hubo un gran brote de sarampión en los Estados Unidos. Otro brote comenzó en enero del 2015 en un parque de atracciones abarrotado. Algunos niños que se enfermaron no habían recibido la vacuna triple viral (MMR por sus siglas en inglés). Los compañeros de la escuela que tampoco habían recibido esta vacuna se tuvieron que quedar en casa y no ir a la escuela durante 21 días.

El sarampión no es simplemente una enfermedad leve con tos y una erupción con picazón. Puede causar muchos efectos peligrosos, incluso la muerte. Puede propagarse durante cuatro días antes de que la persona afectada empiece a sentirse enferma. A los bebés no se les puede dar la vacuna de MMR hasta que tengan un año, así que muchos bebés y otros corren peligro.

El sarampión no es la única enfermedad que los bebés pueden contraer en los Estados Unidos. Los bebés y a menudo otros con sistemas inmunes débiles están seguros solo cuando la mayoría de la gente se ha vacunado con las vacunas necesarias.

células para que luchen contra esos gérmenes. Estas células le hacen inmune a (muy improbable que contraiga) esas enfermedades. Gracias a las vacunas, muchas de estas enfermedades apenas ocurren hoy en día. Debido a esto, mucha gente no sabe cómo de serias pueden llegar a ser.

Incluso hoy en día, pueden ocurrir brotes*, como los de sarampión o tos ferina (tos convulsiva). La enfermedad la puede causar una persona que jamás se vacunó. Puede llevar los gérmenes pero no saber que está enfermo. Entonces un bebé que no esté vacunado puede coger los gérmenes.

***Brote:** Cuando la gente de una zona coge una enfermedad los unos de los otros.

Una vez que alguien se pone enfermo, sus gérmenes se propagan con facilidad a otras personas que no se han vacunado. Esto es especialmente peligroso para:

- Los bebés demasiado jóvenes para que les den las vacunas que normalmente se dan a los 6 o 12 meses
- Los niños cuyos padres han decidido no vacunarlos
- La gente que tiene el sistema inmune débil cuyos cuerpos no pueden luchar bien contra las enfermedades

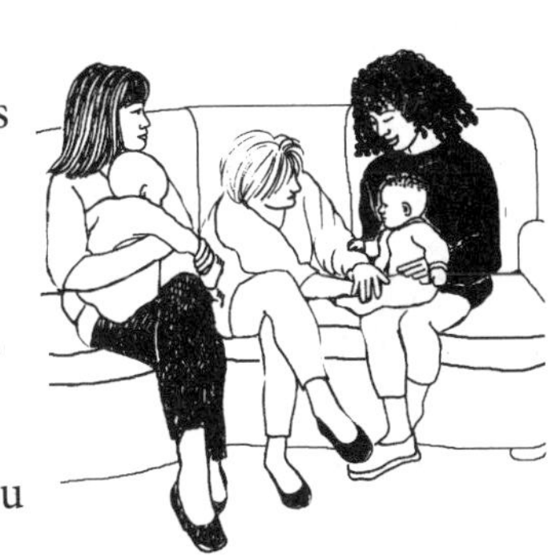

Así que, darle a tu bebé todas las vacunas apropiadas para su edad ayudará a protegerla a ella y a los demás.

Vacunas y las enfermedades que previenen

Muchas de estas enfermedades son raras ahora. Antes de que se inventaran las vacunas, estas enfermedades eran muy serias. La mayoría se propagan o contagian por el aire, al toser, estornudar o simplemente por respirar. Algunas se propagan por las manos sucias o por la sangre de una persona que tenga los gérmenes.

DTaP: Para la difteria, tétanos y la tos ferina

Difteria: Puede causar problemas de corazón y de respiración, parálisis o muerte. Se propaga por el aire.

Tétanos (trismo o pasmo): Causa problemas severos de músculos y respiración, y a menudo, la muerte. Se propaga por medio de cortes en la piel.

Tos ferina (tos convulsa): Puede causar tos severa, problemas de pulmón, convulsiones, daños cerebrales, o muerte en los bebés. Se propaga por el aire. (Un adulto o niño mayor con tos puede tener tosferina sin sentirse enfermo.)

Hep A para la hepatitis A, una enfermedad del hígado que se propaga por medio de las defecaciones (cacas) en los alimentos o agua sucios o en las manos sucias.

Hep B para la hepatitis B, que es otra enfermedad del hígado. Se propaga por la sangre o saliva y se puede contagiar de la madre al bebé.

Hib para la Haemophilus influenzae tipo b, que causa meningitis (hinchazón del cerebro) y puede llevar a daños en el cerebro o a la muerte. Se propaga por el aire.

Influenza para la "gripe" que viene todos los inviernos. Puede ser mortal tanto para bebés como para las personas mayores. Se propaga por el aire.

"Me alegré de inmunizar a mi bebé. Ahora no me tengo que preocupar de que alguien le contagie una enfermedad seria a mi hijo".

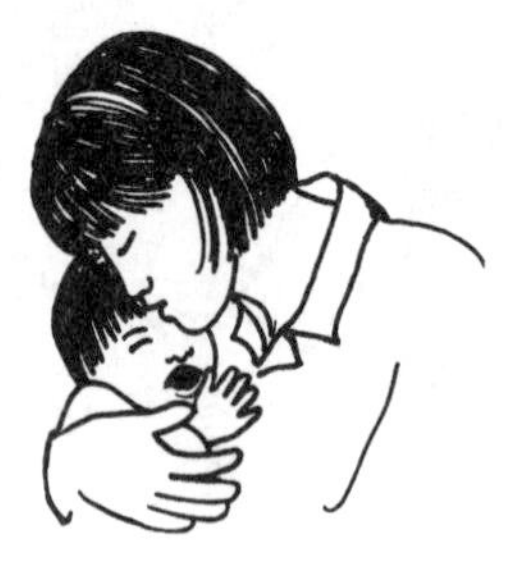

Desafortunadamente, no hay vacuna para el resfriado común. Así que mantén a tu bebé lejos de las muchedumbres y de la gente que esté tosiendo o estornudando y que tenga dolor de garganta.

Que le pongan las vacunas a tiempo

Es importante inmunizar a tu bebé tan pronto como sea posible. No esperes hasta que tu bebé vaya a la guardería o a la escuela.

A fecha del 2014, había 10 vacunas que están hechas para prevenir 14 enfermedades. Algunas de ellas son vacunas combinadas así que se necesitan menos inyecciones. Los bebés necesitan más de una dosis de la mayoría de las vacunas para tener una protección completa.

Los niños mayores y los adultos deben de darse inyecciones de revacunaciones para mantenerse inmunes. La vacuna de la gripe es

SPR (MMR por sus siglas en inglés) para el sarampión, las paperas, y la rubeola.

Sarampión: puede causar sordera, daños en el cerebro, neumonía o la muerte. Se propaga por el aire.

Paperas: pueden causar convulsiones, sordera, daños en el cerebro o la muerte. Se propaga por la tos, estornudos y respiración.

Rubeola (sarampión alemán): puede causar enfermedad leve en los niños. Pero si una mujer embarazada contrae rubeola, su bebé puede nacer sordo o ciego, o tener daños en el cerebro o corazón. También puede tener un aborto. Se propaga por el aire.

PCV para la enfermedad de neumococo, que puede causar hinchazón del cerebro y médula espinal, infecciones de la sangre y pulmones, o la muerte. Se propaga por el aire.

Polio (IPV por sus siglas en inglés) para la polio, que puede causar parálisis por el resto de su vida o la muerte. Se propaga mediante las heces (caca) en las manos o en el agua.

RV para el rotavirus, que puede causar vómitos y diarrea severos. Esto lleva a la pérdida de una gran cantidad de agua. Esto puede causar la muerte. Se propaga mediante las heces.

Varicela, que puede causar erupciones en la piel e hinchazón en el cerebro. La varicela puede ser mortal para los bebés, incluso si todavía no han nacido. Se propaga por el aire o por tocar la erupción.

diferente. Se debe de dar a todo el mundo cada año porque los gérmenes de la gripe cambian cada año.

Puede que no te guste ver a tu bebé recibir tantas inyecciones. Recuerda que solo le duele durante un momento y le protegerá durante muchos años. Para reconfortar a tu bebé, habla dulcemente, enséñale un juguete, o dale de mamar.

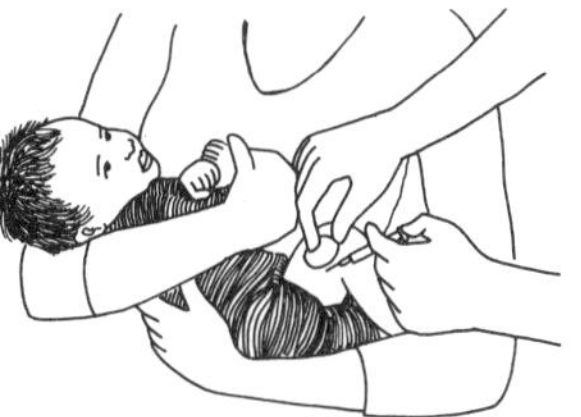

A los bebés a menudo se les dan las inyecciones en el muslo.

No hay vacuna que funcione el 100 por ciento de las veces. A veces la gente se coge la enfermedad aunque haya sido vacunada., pero no se ponen muy graves. Las revacunas ayudan a mantener la inmunidad infantil alta. Habla con el médico o enfermera de tu bebé si tienes preguntas acerca de vacunar a tu bebé.

Puede que haya un brote en tu comunidad que ponga a tu bebé en peligro. Chequea con tu proveedor acerca de dar dosis de vacunas a tu bebé antes de tiempo para protegerlo.

Preguntas comunes acerca de las vacunas

Aprender la verdad sobre las vacunas puede ser confuso. Muchas de las cosas alarmantes que se oye sobre las vacunas en internet o en las noticias no son verdad. Chequea los recursos sobre vacunas en el capítulo 17 para leer las realidades acerca de las preocupaciones más comunes.

¿Mi bebé puede recibir vacunas incluso si tiene un resfriado? Casi siempre está bien que tu bebé reciba vacunas cuando esté ligeramente enfermo, pero, está bien decirle antes a su proveedor que está enfermo.

¿Qué pasa si nos perdemos una revisión médica preventiva de mi bebé? Haz otra cita e intenta que sea pronto para que puedas mantener las vacunas de tu bebé al día.

¿Qué efectos secundarios puede tener mi bebé después de recibir las vacunas? Algunas vacunas no producirán ningún efecto secundario para tu bebé. Otras pueden hacer que la zona del brazo o la pierna de tu bebé donde le dieron la inyección se vuelva roja o hinchada. Puede tener fiebre o estar quisquilloso durante unos días. Pregunta al médico o enfermera cómo puedes reconfortar a tu bebé y qué reacciones puedes esperar.

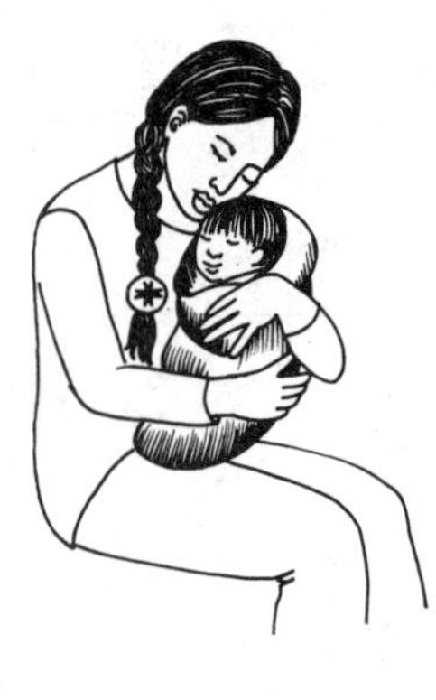

¿Es malo para el bebé recibir tantas vacunas a la vez? No, pero puede ser duro verlo para los padres. Cada inyección duele durante un corto período de tiempo después de haberla dado.

¿Puede un bebé ponerse verdaderamente enfermo por una vacuna? Es muy, muy raro que un bebé tenga una reacción severa. Se ha demostrado que los rumores acerca de problemas causados por las vacunas no son verdaderos. Aún así, si parece que tu bebé está enfermo después de recibir la vacuna, asegúrate de llamar al médico o la enfermera.

Si no quiero que mi hijo reciba una vacuna obligatoria para ir a la escuela, ¿todavía podrá ir? Cada estado tiene leyes diferentes. En muchos estados, un niño que no tenga las vacunas puede ir si sus padres firman un formulario de exención o dispensa del estado. Si ocurre un brote de la enfermedad, el niño tendrá que quedarse en casa hasta que pase.

No estar vacunado puede ser peligroso para tu hijo y para otros. Los padres deben de comprender que un niño que no recibe todas las vacunas puede contraer una enfermedad seria y prevenible. También puede contagiar la enfermedad a otros con facilidad.

Vacunas recomendadas para la edad de 2 años en el 2015

Edad a la que normalmente se da	Nombre de la vacuna
Nacimiento	HepB
2 meses	HepB (1–2 meses), DTaP, PCV, Hib, Polio, RV
4 meses	DTaP, PCV, Hib, Polio, RV
6 meses	HepB (6–18 meses), DTaP, PCV, Hib, Polio (6–36 mesas), RV
12–15 meses	MMR, PCV, Hib, Varicella, HepA (12–23 meses)
15–18 meses	DTaP
Otras vacunas	**Gama de meses en los que se pueden dar**
Influenza (gripe)	Bebés de 6 meses y más deben de recibir 1–2 dosis cada otoño o invierno
Otras vacunas o revacunas se dan a los niños de edad escolar o adolescentes. Si a tu bebé le muerde un animal o viaja a otra parte del mundo donde sean comunes otras enfermedades, puede necesitar otras inyecciones especiales.	

Cuando tu bebé se pone enfermo

Si tu bebé parece o se comporta de forma diferente de lo normal

Pronto aprenderás lo que es normal para el bebé. Muchos bebés no se ponen enfermos en los tres primeros meses. Si estás preocupada, es mejor hablar con su médico o enfermera. Si tu plan de salud o proveedor tiene un número de teléfono para consejos médicos, puedes llamarles. Los proveedores esperan que los nuevos padres llamen tan a menudo como lo necesiten.

A las noches y los fines de semana, si no puedes hablar con su médico o enfermera, llama a un centro de cuidados de urgencias o clínica con horario fuera del horario laboral. Si parece serio, lleva a tu bebé a una sala de urgencias . Si piensas que la vida de tu bebé puede estar en peligro, llama al 9-1-1.

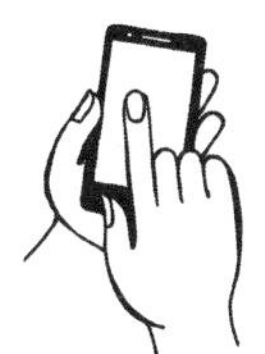

Las únicas preguntas tontas son las que no haces.

Dos enfermedades de bebés que debes conocer

- **Ictericia del recién nacido:** Es tener demasiada bilirrubina en la sangre lo que hace que la piel tu bebé se vuelva amarilla. La mayoría de la ictericia es leve y desaparece pronto. Si estás dando de mamar, dale tan a menudo como sea posible durante los primeros días. Si empeora (o los ojos de tu bebé y sus manos parecen amarillas) entre las visitas de recién nacido al médico, llama a su médico o enfermera. La ictericia seria puede causar daños en el cerebro si se deja sin tratar.
- **RSV (virus sincitial respiratorio):** Un virus que empieza como un resfriado pero empeora mucho y muy rápido. Los pulmones del bebé se pueden llenar de mucosa, haciendo que sea muy difícil respirar. Llama al médico inmediatamente si tiene fiebre, mocos gruesos, verdes o grises en la nariz, respiración con dificultad, jadeos o tos. (Es fácil contraer RSV de las muchedumbres de gente o de las cosas que ha tocado una persona enferma.)

Fiebre: tomar la temperatura de tu bebé

Si tu bebé tiene fiebre, significa que su cuerpo está luchando contra una enfermedad.

Cualquier fiebre en un bebé más joven de 2 meses puede ser algo serio. Si piensas que tiene fiebre, llama a su proveedor de inmediato. Pero primero, toma su temperatura. No puedes saber si tu bebé tiene fiebre simplemente tocándole la frente.

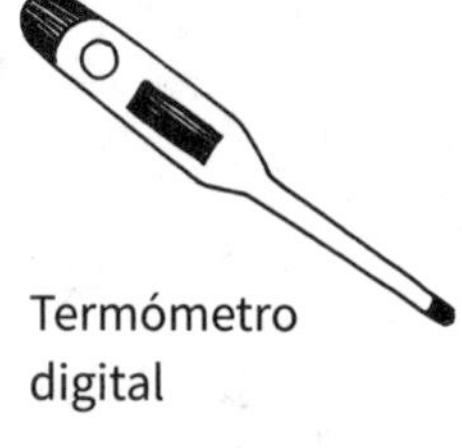
Termómetro digital

Hay varios tipos de termómetros que puedes usar para un bebé. El más común y más barato es el digital. Otros se usan en la frente o en la oreja. Las tiras para la frente y los termómetros de chupete no reflejan la verdadera temperatura. (Los termómetros anticuados de vidrio no se deben de usar.)

Hay cuatro formas de tomar la temperatura del bebé. Dan diferentes lecturas para la fiebre. Practica tomando la temperatura de tu bebé cuando no esté enfermo. Esto te dará una idea de cuál es su temperatura normal. Las diferentes formas son:

- **En el trasero** (rectal) con un termómetro digital. Da la mejor lectura para los niños de menos de 3 años. 100.4° F o más alto es fiebre y debes de llamar al proveedor de tu bebé.
- **En el sobaco** (axilar) que no es muy preciso, pero es bueno para un chequeo rápido. Usa un termómetro digital. Con este

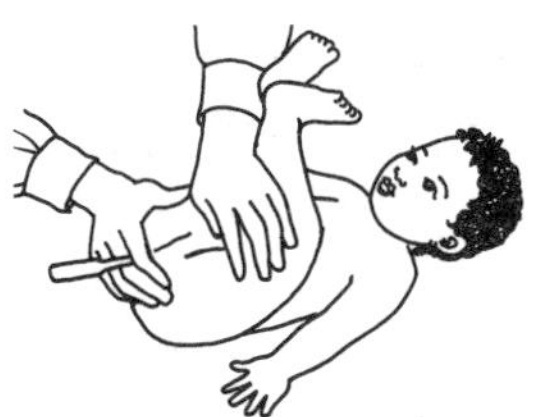

Tomando la temperatura de forma rectal en el trasero del bebé

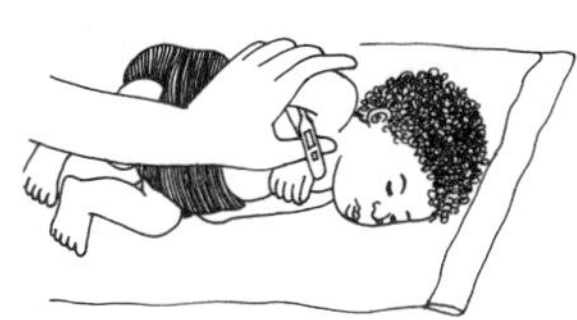

Tomando la temperatura en el sobaco

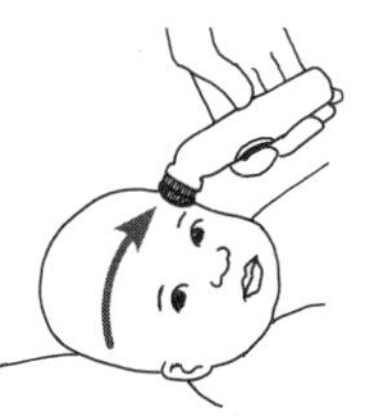

Termómetro de la frente (arteria temporal)

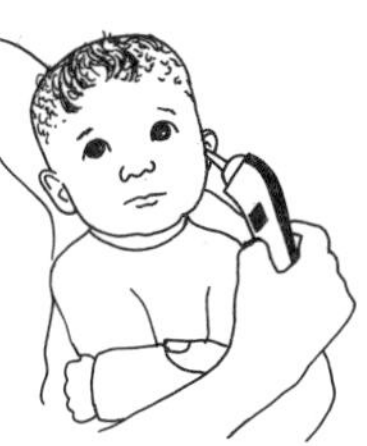

Termómetro de oído (timpánico)

método, 99°F es fiebre y debes de tomar la temperatura de nuevo de forma rectal o llamar al proveedor del bebé.

- **En la frente** (arteria temporal), usando un termómetro especial, es un método bueno para bebés de menos de 2 meses. Fiebre es 100.4°F o más alto.
- **En el oído** (timpánico), usando un termómetro especial, solo para los bebés más mayores de 6 meses. Fiebre es 100.4°F o más alto.

Pregunta a tu proveedor de salud a ver cuál de las maneras cree que es mejor. Pregunta cómo de alta debe de ser la fiebre antes de llamarle. Cuando llames para informar sobre la temperatura, asegúrate de decirles de qué manera la has tomado.

El sobaco es a menudo el lugar más fácil de tomar la temperatura del bebé. Funciona para tomar la temperatura básica, pero rectal es mejor para una lectura exacta.

En el sobaco: Levanta el brazo de tu bebé y pon la punta del termómetro digital en su sobaco. Baja su brazo y sujétalo junto a su cuerpo hasta que el termómetro haga un pitido.

En el trasero (rectal): Pon un poco de vaselina en el extremo de un termómetro digital limpio. Tumba al bebé boca arriba para mantenerlo quieto. Dobla sus rodillas hacia su pecho con tu mano en la parte de atrás de sus muslos para mantenerlo quieto. suavemente pon la punta del termómetro dentro de su trasero 1/2 o 1 pulgada. Meterlo demasiado dentro le dolerá. Suavemente saca el termómetro cuando haga un pitido.

Dar medicina a un bebé

La mayoría del tiempo, un bebé con fiebre estará bien sin tomar ninguna medicina. Las fiebres pueden ayudar al cuerpo a luchar contra gérmenes. Pero, si la fiebre sube demasiado (ver las señales de aviso) o

Señales de aviso—los primeros meses

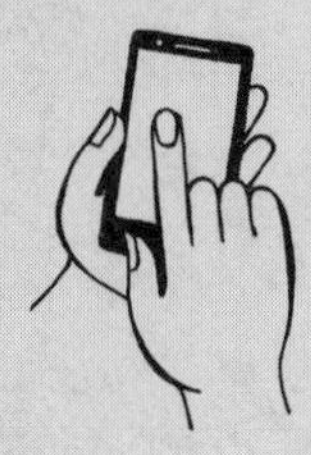

Cualquiera de estas señales puede significar que tu bebé está muy enfermo. Llama de inmediato si tu bebé tiene:

- **La piel u ojos amarillos** (ictericia), más probablemente en las 2 a 3 primeras semanas.
- **Infección** del cordón umbilical o del pene circunciso: pus* o sangre roja brillante y una zona roja alrededor del muñón del cordón o la punta del pene.
- **Temperatura** por debajo de los 97°F o por encima de los 99°F (cuando se toma en el sobaco) o por encima de 100.4° (tomado de forma rectal). Siempre usa un termómetro, no las manos, para decidir si tu bebé tiene fiebre.
- **Sin apetito:** si el bebé no toma el pecho o el biberón durante dos tomas seguidas.
- **Ningún pañal mojado** en 12 horas o menos de 6 pañales mojados en 24 horas. (Puede ser difícil decir si un pañal desechable está mojado. Poner un pañuelo de papel encima te puede ayudar a ver si está mojado.)
- **Caca con sangre o ninguna caca en absoluto, o unas muy duras.**
- **Vomitar con fuerza** (que descarga de 2 a 3 pies fuera de la boca de tu bebé) o durante más de 6 horas.
- **Diarrea:** dos o más cacas que sean mal olientes y acuosas (y a menudo verdes), o más de 8 heces en 24 horas.
- **Tripita dura** que se siente muy llena.
- **Mucosidad gorda amarilla-verde** que viene de la nariz del bebé.
- **Líquido o sangre rezumando** de cualquier apertura. (En las primeras semanas de vida es normal ver pequeñas gotas de leche de los pechos del bebé o sangre de su vagina.)

***Pus:** Descarga viscosa, mal oliente, blanca o amarilla, que sale de un corte infectado.

el bebé está teniendo dificultades, puede ser le momento de darle al bebé alguna medicina.

Antes de darle cualquier tipo de medicina a tu bebé, pregunta al médico o a la enfermera. Asegúrate de que la medicina es segura para la edad de tu bebé y su tamaño. Algunas medicinas, como la aspirina y el jarabe para la tos, nunca se deben de dar a los bebés.

- **Problemas respiratorios:**
  - **Respirar demasiado rápido**—más de 60 respiraciones por minuto (los bebés a menudo respiran mucho más rápido de lo que lo hacen los adultos)
  - **Respiración muy pesada,** tener problemas respirando (la piel del bebé se mete entre las costillas cuando respira)
  - **Fosas nasales ensanchadas (muy abiertas), sibilancia, gruñido**
  - **Ninguna respiración** durante más de 15 segundos
  - **Tos** que no desaparece o hace que sea difícil para el bebé respirar
- **Piel, labios y lengua azulados,** dedos de los pies y de las manos blanquecinas (excepto cuando el bebé tenga frío o esté llorando muy fuertemente)
- **Más lloros** de lo normal, especialmente chillidos agudos
- **Más somnoliento** de lo normal, poco movimiento, cuerpo "de trapo"
- **Movimientos agitados** o temblorosos
- **Problemas de oído** si el bebé no nota los sonidos ruidosos

Siempre es mejor llamar que simplemente preocuparse.

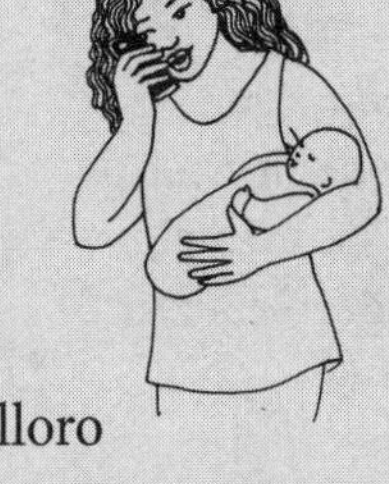

Antes de llamar al médico

- Toma la temperatura de tu bebé si crees que puede tener fiebre. Escribe cuál es, cómo la tomaste y a qué hora.
- Escribe lo que te está preocupando (por ejemplo: piel pálida, lloro chillando, ningunas heces, vómitos o diarrea.)
- Ten un lápiz y papel a mano listo cuando llames. Úsalos para escribir lo que el médico o la enfermera te digan.

Llama a la oficina de tu proveedor o a una enfermera de consulta. Te dirán lo que puedes hacer en casa para ayudar a tu bebé a sentirse mejor. Puede que te pidan que traigas a tu bebé a la oficina o que vayas a una clínica de cuidados de urgencia o a la sala de emergencias del hospital.

Otras medicinas, como el iboprufeno, no se deben de dar hasta que tenga por lo menos 6 meses de edad.

Asegúrate de que sigues las instrucciones para dar la cantidad correcta de medicina. Esta normalmente depende del peso y edad del bebé.

La mayoría de las medicinas para bebés es líquida. Usa el cuentagotas o jeringuilla para medicamentos que viene junto con la medicina. Si no tienes una jeringuilla, puedes pedir una en la

Jeringuilla para medicamentos

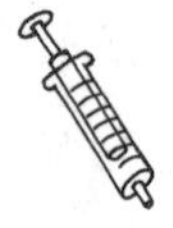

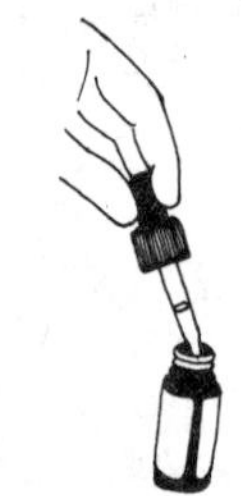

Cuentagotas para medicamentos

Sigue las instrucciones para guardar las medicinas. Algunas tienen que guardarse en el refrigerador. Guarda todas las medicinas fuera del alcance de los niños.

farmacia o droguería. Sigue las instrucciones para medir la cantidad con cuidado. Echa el chorro de la medicina dentro de la boca del bebé, entre su lengua y papo.

Algunas medicinas vienen como supositorios, que son como las píldoras que van dentro del culito del bebé. La medicina se disuelve dentro del cuerpo del bebé. Esto es más fácil que tragarse el líquido.

Avisos acerca de dar antibióticos

Un medicamento antibiótico solo es útil para ciertos tipos de enfermedades. Si el médico receta uno, asegúrate de dárselo a tu bebé por tanto tiempo como venga escrito en la botella. Parar de dárselo antes de tiempo puede hacer que funcione peor la próxima vez que lo necesite.

Usa antibióticos solo para la enfermedad que haya recetado el médico. No ayudan con los resfriados ni con la gripe. Usar antibióticos cuando **no** es necesario no es bueno ni para el bebé ni para ti.

Mantén un registro de las revisiones médicas preventivas y las vacunas de tu bebé en la última página de este capítulo.

Cuidar de los dientes del bebé

Es importante mantener los dientes del bebé sanos. Tu bebé necesita esos dientes para muchas cosas además de masticar alimentos. Los dientes ayudan a los bebés a hablar. También guardan espacios en las encías para su segunda colección de dientes.

Cuando sus primeros dientes empiezan a salir, límpialos diariamente o usa un cepillo de dientes blando para bebés. Si usas cualquier pasta de dientes, usa solo una manchita pequeña (como un grano de arroz) en el cepillo. Pregunta al médico de tu bebé o su enfermera si debes de usar pasta de dientes con flúor.

Consejos para las parejas

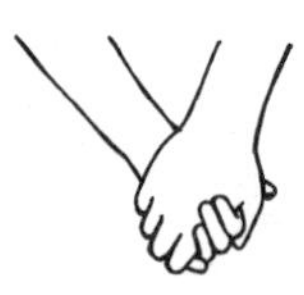

- Ayuda a asegurar que tu bebé vaya a todas las revisiones médicas preventivas. Ve a estas revisiones cuando puedas. Es la mejor forma de que te enteres de lo que el proveedor del bebé diga.
- Asegúrate de que tus propias vacunas están al día. Cuídate tú para no enfermarte. Los padres y otros cuidadores a menudo contagian los gérmenes a los bebés pequeños.

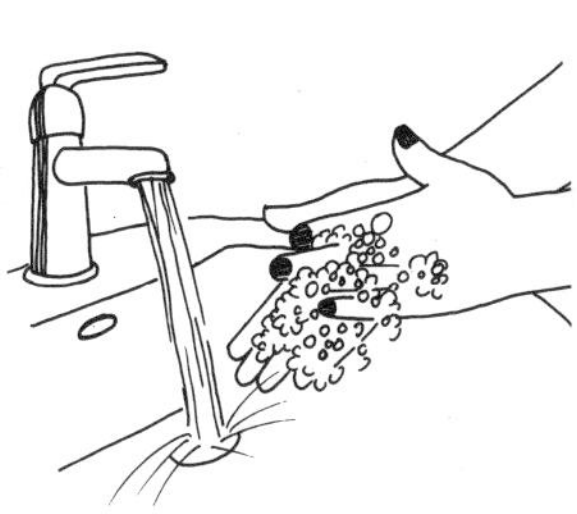

- Lávate las manos a menudo. Usa jabón. Frota el frente y la parte trasera, entre los dedos y debajo de las uñas.
- Si has estado cerca de una persona enferma o cualquier cosa que esté sucia, cámbiate de ropa antes de sujetar al bebé.
- Limita la cantidad de invitados. No invites a nadie que pueda estar enfermo mientras que el bebé es un recién nacido.
- Aprende las señales de aviso (descritas anteriormente en este capítulo) para saber cuando tu bebé está enfermo.
- Asegúrate que el número de teléfono disponible las 24 horas para el médico o enfermera de tu bebé está apuntado en tu teléfono.
- Entérate donde está la clínica de urgencias o la sala de emergencias más cercana.

Las primeras revisiones médicas de tu bebé

Revisión del recién nacido

___ Primera prueba de sangre (antes de irse a casa)

___ Segunda prueba de sangre (si es obligatoria en tu estado) en la segunda semana

Comentarios: ____

____

Recuerda: haz un seguimiento de cualquier revisión que muestre la necesidad de hacer otras pruebas.

Revisiones médicas preventivas del bebé

(Las fechas exactas dependerán de la salud de tu bebé y de tu proveedor de salud o tu plan de salud.)

Preguntas que puedes querer hacer en la siguiente revisión:

¿Cómo se compara la altura y peso de mi bebé con la de otros bebés? o ¿En qué percentil está mi bebé?

Primera revisión (1 a 2 semanas) (fecha) ______________

Edad del bebé ______ semanas; peso ______ libras, ______ onzas;

Longitud ______ pulgadas; tamaño de la cabeza ______ pulgadas

Comentarios: ____

____

Día y fecha de la siguiente revisión: ___________________________

Preguntas que puedes querer hacer en la siguiente revisión:

¿Mi bebé necesita más vitamina D o flúor?

¿Cómo se está desarrollando mi bebé?

Segunda revisión (2 meses) (fecha) ______________

Edad del bebé ______ semanas; peso ______ libras, ______ onzas;

Longitud ______ pulgadas; tamaño de la cabeza ______ pulgadas

Comentarios: ____

____

Día y fecha de la siguiente revisión

(normalmente a los 4 meses): ___________________________

Primeras vacunas dadas al bebé

Primeras dosis de las vacunas	Fechas en las que se dieron
Hep B: la primera en el nacimiento a 2 meses	___________
DTP: la primera a los 2 meses	___________
Polio: la primera a los 2 meses	___________
Hib: la primera a los 2 meses	___________
RV: la primera a los 2 meses	___________

Mantén un registro permanente, a largo plazo de las vacunas o inmunizaciones en un formulario de tu médico, enfermera o clínica. Lo necesitarás para mostrar a la guardería y distrito escolar las vacunas que ha recibido tu bebé.

Capítulo 16

Cuidarte a ti misma

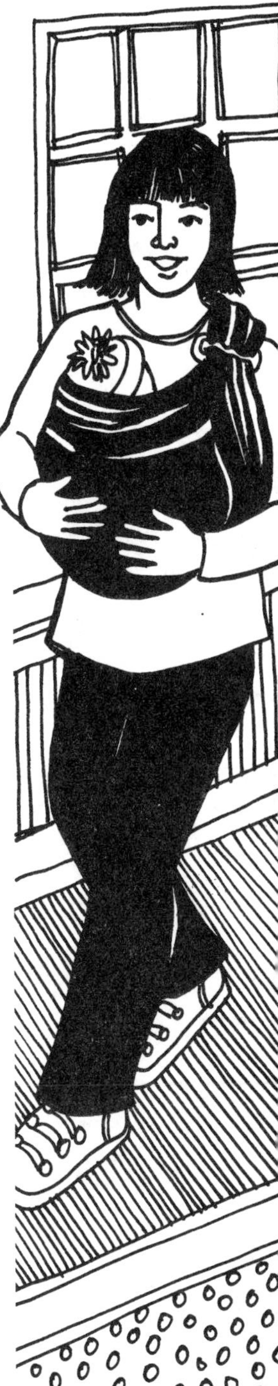

¡Recuerda cuidar de tu propia salud! Tu cuerpo y mente necesitan recuperarse del parto para que puedas cuidar bien del bebé.

Durante las primeras semanas después del parto, necesitas mucho descanso y tiempo para empezar a conocer a tu bebé. Está bien si todo lo que quieres hacer ahora es comer, dormir y cuidar de tu bebé. Estos son tus trabajos más importantes ahora mismo. Desde luego, si tienes otros niños pequeños, también pasa por lo menos un poco de tiempo con ellos.

Deja que tu familia y amigos te ayuden ahora. Puede que necesiten que les digas qué es lo que puede ser de más ayuda para ti. A veces una persona quiere ayudar pero en vez de eso te

En este capítulo encontrarás:

estresa. Pídeles que hagan cosas fuera de la casa. Algunas ideas pueden ser pasear al perro, hacer la compra, o cocinar y traer la comida a tu casa.

Mantener un bajo nivel de estrés en el hogar

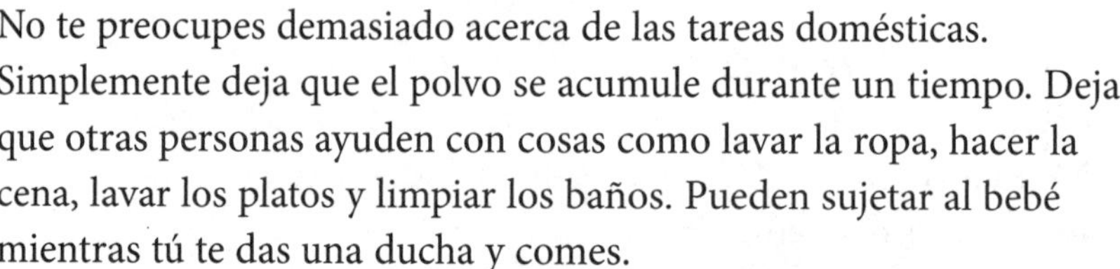

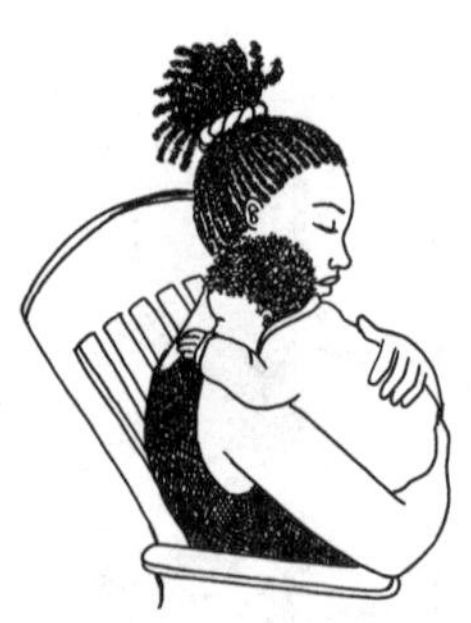

No te preocupes demasiado acerca de las tareas domésticas. Simplemente deja que el polvo se acumule durante un tiempo. Deja que otras personas ayuden con cosas como lavar la ropa, hacer la cena, lavar los platos y limpiar los baños. Pueden sujetar al bebé mientras tú te das una ducha y comes.

Es agradable que los seres queridos te vengan a visitar, pero hazles saber que mantengan la visita corta. Debes de sentirte bien diciendo que es hora para que tú y el bebé se echen una siesta. No te sientas como que tienes que entretener a la gente o cuidar a otros en este momento. También está bien decir "hoy no hay visitas" o pedirle a la gente que deje las comidas o regalos fuera de la puerta.

Una visita de la enfermera a tu casa

Algunos programas de salud o clínicas pueden ofrecer una visita de la enfermera a tu casa unos días después de que vuelvas. Pregúntale a tu proveedor acerca de este servicio. Si puedes tenerlo, es un servicio maravilloso. Una enfermera vendrá para ver cómo están los dos. Contestará las preguntas acerca de las necesidades de tu bebé y de tu recuperación. Puede echarte una mano con el cuidado de tu bebé y con dar de mamar.

Qué esperar mientras tu cuerpo sana

- **El parto puede cansarte mucho.** Puede dolerte o te puedes sentir molesta. Habla con tu médico o comadrona acerca de los medicamentos para el dolor que son seguros para ti ahora. Tomarlos a tiempo te ayudará a descansar y sanarte.
- **Tendrás una secreción** proveniente de la vagina durante unas semanas. Usa tan solo compresas, no tampones. Al principio, será pesada y de color rojo fuerte, y puede tener coágulos (masas amorfas). Luego será menos cuantiosa y se volverá rosa o marrón.
- **Si la secreción** se vuelve rojo fuerte de nuevo, debes de descansar más. Si la hemorragia se vuelve más cuantiosa,

Señales de advertencia—las primeras semanas

Llama a tu proveedor si tienes:

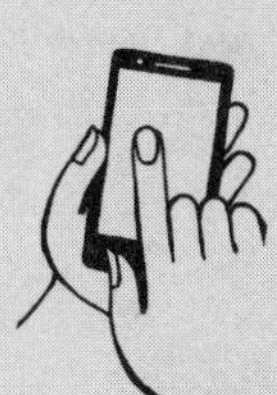

- Hemorragia pesada—coágulos de sangre más grandes que un huevo o sangre roja brillante que empapa tu compresa menstrual en una hora o menos.
- Secreción de tu vagina que huele mal.
- Fiebre o síntomas parecidos a la gripe.
- Problemas orinando o pasando heces.
- Dolor cerca o en la vagina, trasero, o tripa.
- Señales de infección (pus, rojez, dolor, o hinchazón) en los puntos (de una cesárea, episiotomía, o rasgadura).
- Dolor en los pechos; zonas calientes en los pechos; pezones que están agrietados o muy doloridos.
- Hinchazón en una o las dos piernas, o una zona caliente, dolorosa en una pierna.
- Te sientes muy emocional o triste. Tienes problemas para dormir. Ver la sección de estados de ánimo más adelante en este capítulo.

consulta las señales de advertencia en la siguiente página, y luego llama al médico o comadrona inmediatamente.

- **Tu útero empezará a contraerse.** Usa los ejercicios de Kegel y los ejercicios de inclinación de la pelvis (página 21) para ayudar a tu vagina y a tu tripa a volver a estar en forma.
- **Puedes tener calambres,** especialmente cuando estés dando de mamar. Si se vuelven muy dolorosos llama al médico o a la enfermera.
- **Si tuviste una episiotomía o rasgadura,** estarás dolorida. Mantén la zona limpia. Cambia de compresa a menudo. Remójate en una baño muy poco profundo (baño de asiento) o usa compresas empapadas en agua de hamamelis (de la farmacia) o compresas frías. Haz compresas frías mojando las compresas maxi en agua o hamamelis y enfriándolas en el congelador.
- **Comer alimentos con fibra ayuda a prevenir el estreñimiento.** Hay mucha fibra en las frutas frescas y

"He intentado comer muchas frutas y vegetales, pero seguía estreñida. Cuando también empecé a beber mucha agua, funcionó mejor. El jugó de ciruela funcionó muy bien."

vegetales frescos, salvado de cereal, y albaricoques y ciruelas secos. También, debes de beber al menos de 8 a 10 vasos de agua al día. Tu médico y comadrona también te pueden aconsejar que uses píldoras que ablandan las heces.

- **Si tuviste una rasgadura o puntos de una episiotomía,** puede ser doloroso sentarse o ir al baño. Las sillas duras pueden ser más fáciles para sentarse. Cuando te sientes en el inodoro, junta los cachetes de los glúteos, y siéntate luego. Para más comodidad separa las piernas a ambos lados del inodoro.
- **Si es difícil hacer pis (orinar),** bebe mucha agua. Intenta hacer pis cuando estés en la ducha. Cuando estés sentada en el inodoro, échate agua templada por la zona. Si no sale pis, llama a tu médico o comadrona.
- **Mientras haces caca (empujar las heces fuera),** sujeta un poco de papel higiénico o compresa impregnada en hamamelis contra los puntos protegiéndolos. Límpiate de delante hacia atrás y limpia tu trasero con cuidado.
- **No pongas nada dentro de tu vagina por lo menos durante 6 semanas.** Eso quiere decir nada de sexo ni tampones. No te olvides de tener—y usar—anticonceptivos (control de natalidad) cuando empieces a tener sexo.

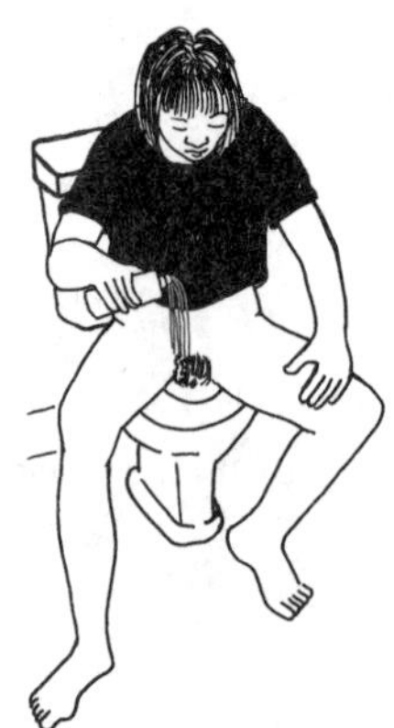

Échate agua templada alrededor de tu vagina para hacer pis con más facilidad.

Curarte después de una cesárea

Si tienes una cesárea, la mayoría de las cosas que se mencionan antes se aplicarán a tu situación. Pero hay unas cuantas cosas más que debes de saber.

- **Estarás dolorida durante una temporada.** El corte tarda unas 4 a 6 semanas en curarse. Tendrás una revisión 6 semanas después de dar a luz.
- **Cuida tu incisión (corte).** Pregunta al médico o enfermera cómo mantenerlo limpio y cuándo puedes mojarlo. Sé suave con el corte, no lo frotes o lleves puesta ropa que lo frote. Vigila para señales de infección—si sientes que está caliente, se vuelve rojo fuerte, rezuma o se abre, debes de llamar a tu médico.
- **Descansa mucho.** Se tarda más en curarse si estás agotada. Descansa tanto como puedas. Usa tu energía para alimentar y acurrucar a tu bebé.

- **No levantes** nada que sea más pesado que tu bebé durante las primeras semanas. Mantén a mano las cosas que necesites.
- **Encuentra maneras de sujetar a tu bebé** en las que no aprietes el corte. Pon una almohada en tu tripa cuando le sujetes en tu regazo. O intenta la sujeción tipo fútbol—el cuerpo del bebé va debajo de tu brazo y sus pies están detrás de ti.
- **Haz ejercicio suave todos los días.** Al principio es suficiente hacer respiraciones profundas, estirarse y andar. Habla con tu médico o comadrona acerca de las cosas que son seguras.
- **Para reducir el dolor al incorporarte,** levantarte, sentarte, o agacharte, aprieta una almohada firme por encima de tus puntos. Aprieta la mano (o la almohada) por encima de la incisión cuando te rías, tosas, estornudes o te muevas de repente. Ayudará a limitar el dolor.
- **Pregunta a tu médico o comadrona** cuando es seguro usar las escaleras, hacer más ejercicio, o conducir. Acepta todas las ofertas de ayuda alrededor de la casa, con la cocina, limpiar y con lavar la ropa.

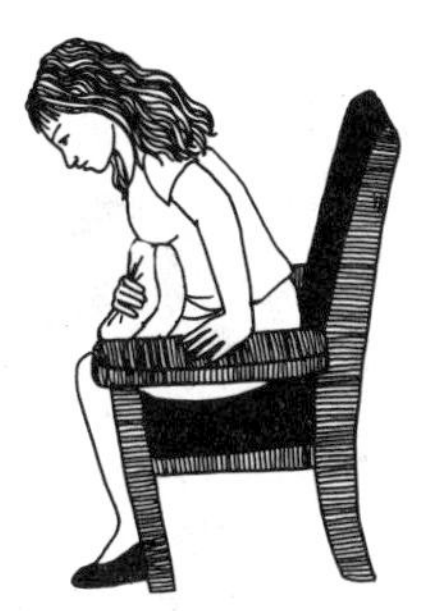

Sujeta una almohada encima de tus puntos cuando te levantes. Esto hará que sea menos doloroso cuando te levantes.

Cuidado del pecho

Tus pechos seguirán cambiando después de que hayas tenido tu bebé. Usa un sujetador o camiseta con buen soporte cuando sientas que lo necesites. Otras veces, querrás estar más cómoda en algo suave y suelto. Ponte lo que se sienta bien, especialmente si tus pechos están doloridos. Ve al capítulo 12 para leer los consejos sobre los cuidados del pecho mientras que estás dando de mamar, dando fórmula o ambos.

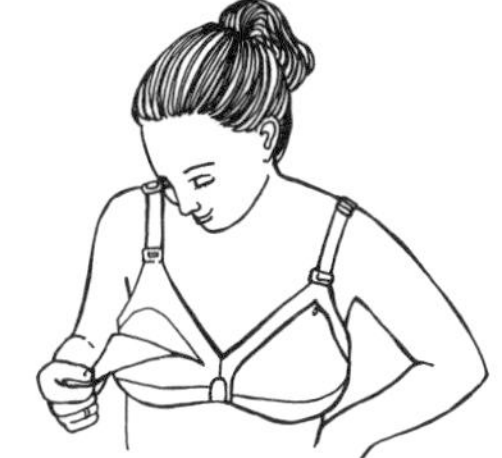

Un sujetador con buen soporte

Mantén los hábitos saludables

Sigue los hábitos alimenticios saludables que comenzaste durante el embarazo (capítulo 4). Necesitas comer bien para recuperar tu fuerza y energía. Come mucha proteína y calcio de las carnes, pescados, legumbres (frijoles), tofu, frutos secos, semillas, leche y queso. Si estás dando de mamar a gemelos o trillizos, tendrás que comer más para hacer mayores cantidades de leche de pecho.

Empieza a hacer ejercicio suavemente

Protege tu espalda. Mantén la espalda derecha y dobla las rodillas cuando levantes a tu bebé. Intenta ponerte derecha cuando lo sujetes. Asegúrate de que el portabebés que uses tenga un buen

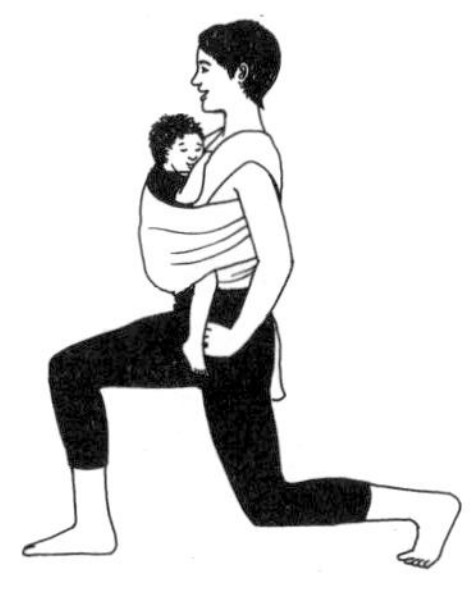

Puedes llevar al bebé contigo a una clase de ejercicio para nuevas mamás.

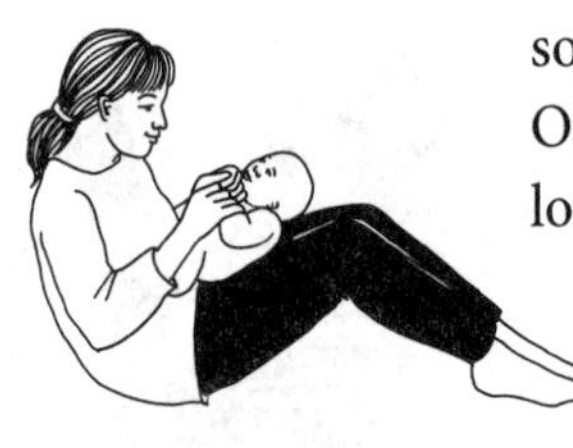

Siéntate con el bebé en tus muslos, luego recuéstate despacio con la espalda recta.

soporte para tu espalda y que el bebé quepa bien dentro también. Otros ejercicios también pueden ayudar, como los que se muestran en los dibujos.

Caminar es la mejor manera de comenzar a volver a estar en forma. Puedes llevar a tu bebé puesto en un portabebés. Le gustará el paseo y el movimiento suave. Si has tenido una cesárea, pregunta a tu médico antes de empezar a hacer ejercicio.

Sigue evitando el alcohol y las drogas

Ser padre puede ser duro, pero tomar alcohol, cigarrillos y otras drogas no lo hace más fácil. Pueden hacer que sea más difícil manejar las partes difíciles de ser padre.

Si estás dando de mamar, estas drogas pueden dañar el cerebro y el crecimiento de tu bebé. La leche materna lleva el alcohol, la nicotina y otras drogas de ti a tu bebé.

El humo en el aire también puede causar problemas al bebé. Los bebés de los fumadores tienen más resfriados, infecciones de oído y un riesgo mayor de SMSL (síndrome de la muerte súbita del lactante). Cualquiera que fume lo debe de hacer fuera de la casa, y no en el coche con el bebé.

Los cigarrillos-e pueden no ser mucho más sanos que los cigarrillos normales. Se sabe poco del vapor que se esparce al aire. El líquido que hay dentro o en los cartuchos de repuesto es muy venenoso para los niños que puedan tocarlo o beberlo.

Tu propia revisión a las seis semanas

Las primeras revisiones de tu bebé son muy importantes, pero ¡también lo es tu propia revisión a las seis semanas! Tu médico o comadrona querrán verte unas seis semanas después de haber dado a luz a tu bebé. Querrá ver cómo está sanando tu cuerpo y cómo te encuentras. Este es un buen momento para hablar sobre dar de mamar, el ejercicio, el sexo y los métodos anticonceptivos. Así que haz una cita ahora. Si tienes preguntas antes de las seis semanas, no esperes a la visita para hacerlas. Está bien llamar en cualquier momento.

También es importante para ti el ir a una revisión un año después del parto. Esto ayudará a asegurar que tu cuerpo ha vuelto a lo normal después del bebé.

El sexo después del bebé

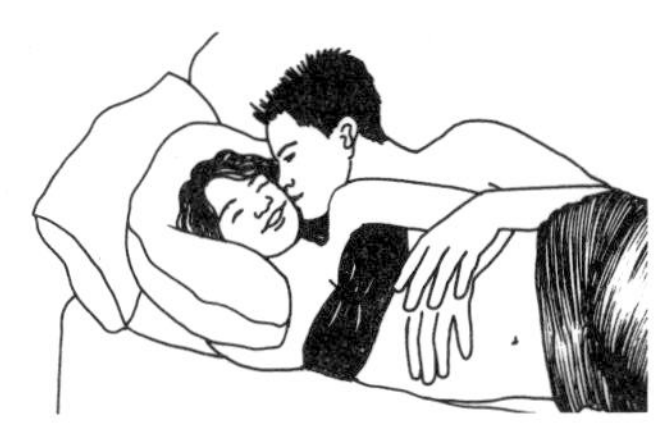

Todas las mujeres son diferentes cuando llega la hora de tener sexo después del parto. Es una buena idea esperar por lo menos de cuatro a seis semanas antes de tener sexo o de ponerte cualquier cosa dentro de la vagina. Esto le da tiempo a tu cuerpo a curarse por dentro.

Es importante esperar hasta que te sientas lista. Algunas mujeres se sienten lista para tener sexo tan solo unas semanas después del parto. Otras mujeres sienten que deben esperar unos cuantos meses o más. El sexo puede sentirse diferente que antes. Habla con tu pareja y tomaros las cosas despacio. Hay otras formas de sentirse cerca el uno al otro.

Algunas cosas que pueden afectar tus sentimientos acerca de tener sexo pronto después del parto son:

- Tu cuerpo y sentimientos están muy cansados por estar cuidando a tu bebé.
- El sexo puede dar miedo cuando tu cuerpo (vagina, trasero o corte por la cesárea) está dolorido o curándose.
- Tus pechos pueden gotear leche o estar doloridos.

Llama a tu médico o comadrona si quieres tener sexo antes de tu visita a las seis semanas. Pueden ayudarte a asegurarte de que tu cuerpo está listo. También te pueden ayudar a escoger algún tipo de método anticonceptivo, incluso si no has tenido tu período otra vez.

Recuerda, el mejor momento para tener sexo es cuando te sientas lista y quieras. Si ha pasado un tiempo y sigues sin quererlo, puede ser una señal de depresión. Ve a la página 262 para aprender más.

No esperes para pensar en los anticonceptivos

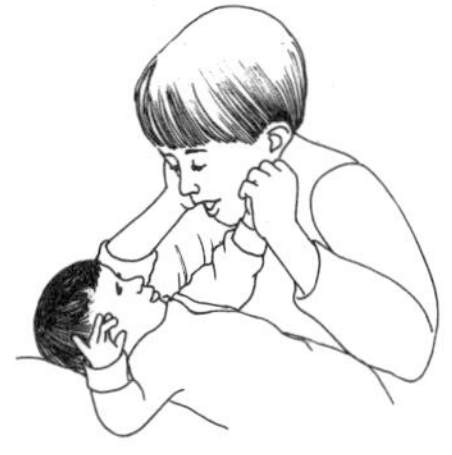

"Nuestro primer hijo tenía casi 4 años cuando nació el segundo. Disfrutó de verdad de tener un nuevo hermano".

El mejor momento para pensar en los anticonceptivos es antes de que vuelvas a empezar a tener sexo. Muchas mujeres piensan que no lo necesitan de inmediato y acaban quedándose embarazadas demasiado pronto.

Haz un poco de planificación familiar. Esto quiere decir que tú y tu pareja deben de hablar acerca del tema de si quieren otro bebé y cuando. Si es que quieren tener más hijos, es mejor esperar hasta que tu bebé tenga por lo menos 18 meses antes de quedarte embarazada de nuevo. Esto le da a tu cuerpo tiempo para curarse y fortalecerse después del parto. Ayuda a tu próximo bebé a estar más sano. Y tu primer hijo tendrá más de 2 años y será capaz de sobrellevar mejor el hecho de tener un hermano o hermana pequeña.

Hechos acerca de la planificación familiar

Decide qué tipo de método anticonceptivo usar para asegurarte de que no te quedas embarazada antes de que estés lista. Sin embargo, hay un número de maneras con las que la gente intenta no quedarse embarazada en las que no se puede confiar:

- Dar de mamar
- Retirada del pene del hombre antes de que acabe
- Pensar que no te puedes quedar embarazada hasta después de que vuelva a empezar tu período menstrual
- El método del ritmo solo puede funcionar después de que tus período se han vuelto completamente regulares otra vez. Esto probablemente no funcione todo el tiempo.

Hay muchos métodos que funcionan muy bien. Descubre más preguntando a tu proveedor o ve a "Planned Parenthood". Escoge un método que funcione con tu estilo de vida y tus planes familiares a largo plazo.

Si empiezas a tener sexo antes de ir a ver a tu médico, usa condones y espermicida* (de espuma o gelatina) juntos, o una esponja con espermicida. Cuestan muy poco y se pueden comprar en una farmacia sin necesidad de receta médica. Estos no son tan eficaces como otros métodos para el uso a largo plazo.

***Espermicida:** medicamento que mata el esperma masculino.

Un condón es el único tipo de anticonceptivo que también puede prevenir el contagio de las enfermedades de transmisión sexual. Hay condones para mujeres así como para hombres.

Anticonceptivos de emergencia

Si tienes sexo sin protección (o si se rompe un condón), hay dos opciones de anticonceptivo para prevenir que te quedes embarazada. Deben de usarse en los cinco días siguientes después de haber tenido sexo. Solo son para emergencias, no para usar como métodos anticonceptivos regulares.

La píldora de emergencias ("píldora del día después") funciona mejor cuanto antes la tomes. Las mujeres de por lo menos 17 años de edad y más pueden comprarla en las farmacias sin necesidad de una receta. Un DIU (dispositivo intrauterino) de cobre también puede ponerse a modo de anticonceptivo de emergencia. Llama a tu médico, enfermera o comadrona si necesitas anticonceptivos de emergencia.

¿Cómo te sientes?

Tener un bebé cambia tu vida en muchas maneras. Es un momento muy emocional con altibajos. Para algunas personas es un tiempo feliz pero para otros puede ser muy duro. Hay tantas cosas nuevas que aprender y tu bebé te necesita todo el tiempo. Está bien tener sentimientos encontrados.

Muchos padres se sienten molestos o tristes después de que nazca su bebé. Pueden llorar con facilidad, enfadarse sobre pequeñas cosas, o tener problemas comiendo o durmiendo durante las primeras semanas. A esto se le llama "melancolía o tristeza postparto" y 8 de cada 10 padres lo sufren. Pero si estos sentimientos duran más tiempo, empeoran o hacen difícil que te cuides a ti o a tu bebé, puede ser algo más serio.

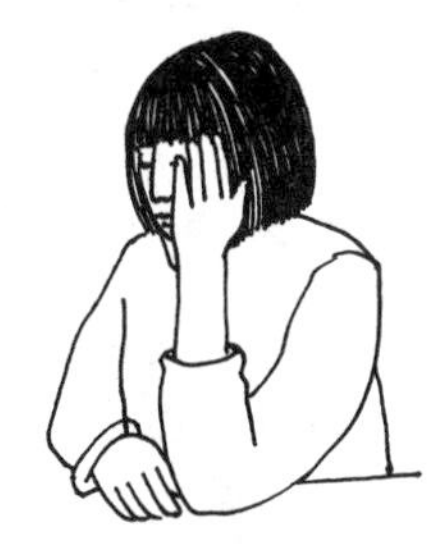

Busca ayuda si empiezas a sentirte deprimida.

Trastornos del estado de ánimo* en el embarazo o después de dar a luz

Los trastornos del estado de ánimo les ocurren a muchos padres durante el embarazo o después de que nazca el bebé. La depresión postparto* y la ansiedad son los más comunes, pero también hay otros. Para algunas personas, esta es la primera vez que han tenido estos problemas.

Vigilaros mutuamente por si veis cualquiera de las señales de aviso descritas a continuación. Busca ayuda tan pronto como sientas que tu estado de ánimo está cambiando. No intentes esconderlo o ser un súper héroe. Es importante no esperar.

Puede ser duro admitir o hablar sobre estos sentimientos. Incluso puede ser duro creer que tienes un problema. Mucha gente intenta "vivir con el problema" o pretenden que están bien. Algunas personas necesitan que otros busquen ayuda en su nombre porque están demasiado molestos para llamar ellos mismos. Recuerda, esto puede pasar a madres o a las parejas y es duro para toda la familia.

***Trastorno del estado de ánimo:** Enfermedad o trastorno emocional.

***Postparto:** El tiempo después del nacimiento del bebé.

¿Cómo ocurre un trastorno del estado de ánimo?

Puede pasar por tener demasiado estrés, demasiado poco sueño, malos hábitos alimenticios, problemas de dinero o problemas familiares. Es más probable si has tenido un parto que ha sido muy duro, alarmante o no como lo que querías. Además, un trastorno de estado de ánimo es más común si tú o un familiar ha tenido en el pasado depresión, ansiedad, es bipolar, o tiene trastorno obsesivo-compulsivo. También es más probable si han abusado de ti, incluso cuando eras una niña.

"Después de que nació mi primer bebé, me pasé un año entero muy preocupada de que no estaba haciéndolo todo bien. Era terrible. Me dieron medicamentos para mi ansiedad. ¡Qué diferencia! Me siento mucho mejor ahora".

Señales de aviso: ¿Es más que tan solo melancolía o tristeza postparto?

Por favor marca las cosas que tú o tu pareja sienten a menudo, incluso si no te parecen serias. Puede ser duro admitir algunas de las cosas. Sé honesto contigo misma. ¿Has tenido un trastorno del estado de ánimo (como depresión o ansiedad) antes?

- ☐ ¿Te sientes muy triste?
- ☐ ¿Te enfadadas con la gente a tu alrededor por cosas pequeñas?
- ☐ ¿Es difícil para ti sentirte cerca de tu bebé?
- ☐ ¿Sientes pánico o estás siempre preocupada acerca de cómo estás cuidando a tu bebé?
- ☐ ¿Es difícil para ti comer o dormir?
- ☐ ¿Te sientes muy contenta un minuto y muy molesta al siguiente?
- ☐ ¿Tienes malos pensamientos de los que no te puedes librar?
- ☐ ¿Sientes que te estás volviendo "loca"?
- ☐ ¿Sientes que no puedes ser una buena madre/padre?
- ☐ ¿Tienes miedo de poder hacer daño a tu bebé o a ti misma?

Si la respuesta a cualquiera de estas preguntas es que sí, cuéntaselo a tu proveedor. Puede que tengas un trastorno de estado de ánimo. Le puede pasar a cualquiera, incluyendo a los padres o parejas, y es muy común. ¡Hay ayuda! No necesitas sufrir.

Qué hacer si estás teniendo momentos difíciles

Habla con tu proveedor si tanto tú como tu pareja tiene alguna de las señales antes mencionadas. Dile que quieres hablar con alguien que trabaje con trastornos del estado de ánimo. Cuanto antes consigas ayuda profesional, mejor para ti y para tu bebé. No hay necesidad de sufrir.

Llama al **1-800-944-4773** para conseguir apoyo de Postpartum International.

Si estás en medio de una crisis y necesitas ayuda de inmediato, llama a la "línea nacional de prevención de suicidios" al **1-800-273-8255.** En caso de emergencia llama al 9-1-1.

Formas de ayudarte a ti misma

Cuídate. Intenta alimentarte bien y dormir cada día (por lo menos cuatro o cinco horas seguidas sin interrupción). Levántate, muévete y sal de la casa. El aire fresco y el ejercicio te pueden ayudar con el estrés.

Recuerda—esto no es tu culpa. Tú no has hecho que esto ocurra. No estás sola. Mejorará.

Si tu pareja parece deprimida

Qué decirle a tu pareja que pueda ser de ayuda:

- *No estás sola. Estoy aquí para ti.*
- *Mejorarás. Lo superaremos.*
- *Esto no es tu culpa.*
- *Te quiero tanto. El bebé te quiere tanto.*
- *Siento mucho que estés sufriendo.*
- *Eres un gran padre/madre. Me encanta cómo acaricias la cabeza del bebé cuando está mamando.*
- *A medida que tu pareja mejora, dile cómo les estás viendo mejorar.*

Cosas que dice la gente que no ayuda:

- *Recupérate ya.*
- *Intenta sentirte contenta.*
- *Cálmate.*
- *Piensa en lo agradecida que debes estar por todo lo que tienes.*

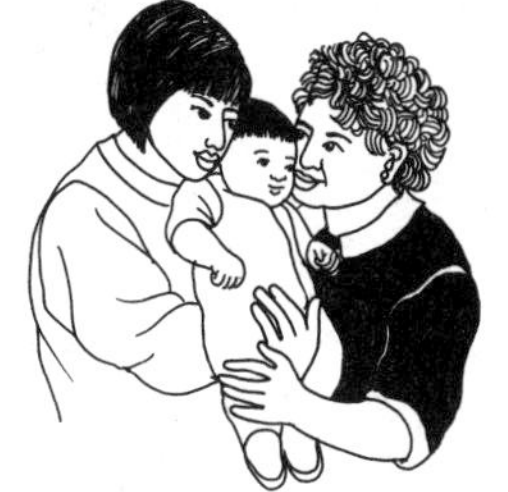

Rodéate de gente que te guste. Solo porque quieres a alguien no quiere decir que él o ella son buenos en ayudarte a sentirte relajada. Pide a la gente que te hace reír, en quien confías, y que te respalde, que te visite. Comparte tus sentimientos, buenos o malos, con ellos. Pospón las visitas estresantes hasta que tú y tu pareja se sientan mejor.

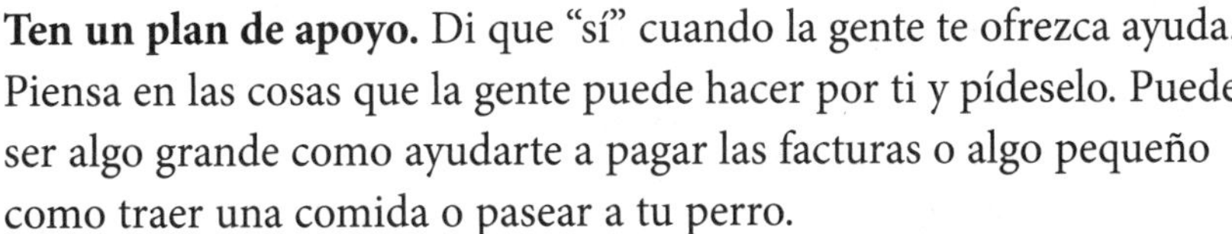

Ten un plan de apoyo. Di que "sí" cuando la gente te ofrezca ayuda. Piensa en las cosas que la gente puede hacer por ti y pídeselo. Puede ser algo grande como ayudarte a pagar las facturas o algo pequeño como traer una comida o pasear a tu perro.

Habla con otros que hayan pasado por lo mismo. Ayuda saber que no estás solo. Pregunta en tu grupo de amigos. También encuentra un grupo de apoyo en tu área o en línea/internet.

¡Nadie es un padre perfecto!

¿Tu pareja y tú están preocupados por hacer las cosas mal? No tienes que saber todas las respuestas. Aprenderás a medida que lo hagas. No tienes que hacerlo sola.

Puedes recibir consejos de amigos, familiares, vecinos, tu clínica de salud y muchas organizaciones. Hay grupos de padres, especialistas en lactancia y grupos de juegos a los que puedes ir a pedir consejo. Hay mucha información en la que puedes confiar en libros, videos y sitios de internet.

Simplemente recuerda, tú y tu pareja son los padres y deciden qué consejos son los mejores para tu familia.

Afirmaciones para que los padres recuerden

Estoy aprendiendo más cada día acerca de ser bueno conmigo mismo.

Tengo amigos a los que puedo llamar cuando necesito ayuda o cuando necesito a alguien con quien hablar.

Estoy siendo el mejor padre que puedo ser, sabiendo lo que sé ahora.

Nadie es perfecto. Mi hijo perdonará cualquier error pequeño que yo haga.

Disfruto viendo cómo mi bebé aprende y crece de semana en semana.

No soy la primera persona que ha estado deprimida durante estos momentos. Puedo pedir ayuda.

Mi bebé me da la oportunidad de convertirme en una persona nueva.

Soy un buen padre.

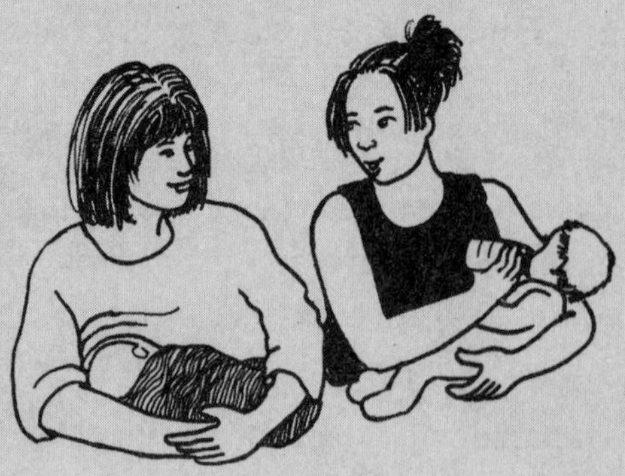

Consejos para las parejas

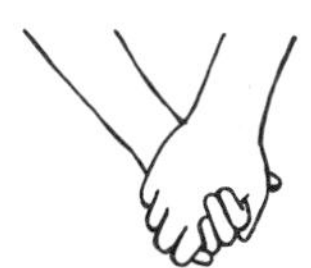

Este es un momento importante para ti. Estás jugando un papel muy importante al asegurarte de que tanto la mamá como el bebé están bien cuidados. ¡También necesitas asegurarte de que te cuidas a ti mismo! Los dos necesitarán tener paciencia y descansar cuanto puedan. Hay dos cosas grandes a las que hay que prestar atención: el sexo y la depresión.

Hablar de sexo

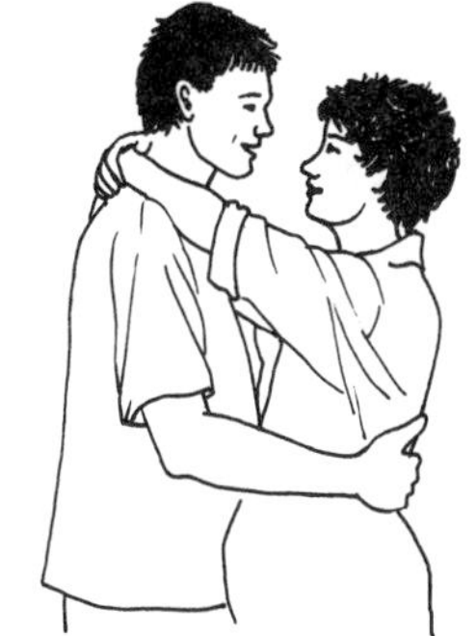

Puede ser duro hablar de sexo después del bebé. Primero lee la página 259. Este puede ser un asunto muy difícil para las mamás. Algunas mujeres ven que todas sus emociones son acerca de cuidar del nuevo bebé. Otras pueden querer tener sexo pero sus cuerpos pueden no estar listos. Es muy importante que seas paciente y atento. Está bien decirle que quieres estar cerca de ella otra vez, pero no le fuerces. Encuentra otras formas de estar cerca el uno del otro por el momento.

Cuando tengáis sexo, asegúrate de usar protección. Es importante no quedarse embarazada otra vez demasiado pronto.

Más consejos para las parejas

- Lee este capítulo y aprende lo que está pasándole a la mamá después del parto. Te ayudará a comprender y saber cómo ayudar.
- Pon en tu teléfono los números para su proveedor, el médico del bebé y el especialista en lactancia, o ponlos en la puerta del refrigerador. Si cualquiera de los dos están preocupados, ofrécete a llamar.
- Encuentra un grupo local para padres o parejas con bebés para juegos o de apoyo.

Capítulo 17

Recursos para ayudarte

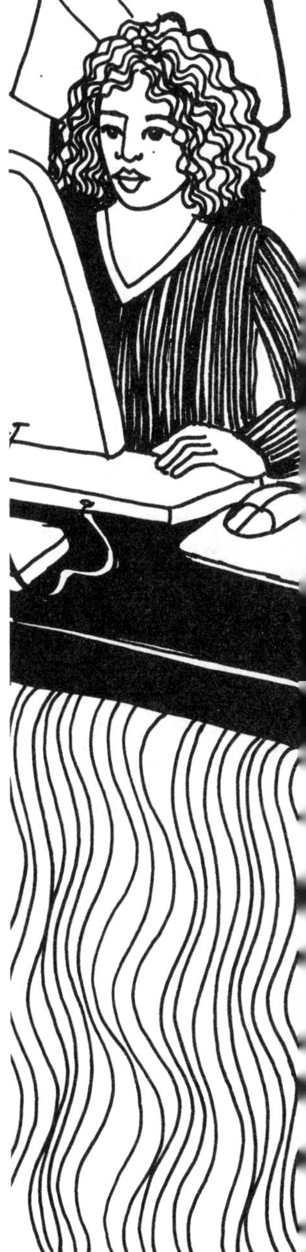

Cuando necesites saber más

Tu mejor fuente de información es tu proveedor de cuidados de salud. Pero hay muchas cosas que puedes aprender tú sola. Hay muchas más cosas que aprender acerca del embarazo, el parto y los cuidados del bebé de lo que cabe en este libro. Este capítulo te da muchas más formas de aprender más.

Puede que escuches o leas cosas que parecen muy diferentes a lo que has leído aquí o lo que has oído de tu proveedor de cuidados de salud. Asegúrate de echarle un vistazo. Pregunta a tu proveedor de cuidados de salud antes de hacer grandes cambios en lo que estás haciendo. Haz preguntas y usa el sentido común.

En este capítulo encontrarás:

Conseguir ayuda

Puede que ya conozcas alguna de las organizaciones que mencionamos aquí. Todas tienen servicios útiles para las mujeres embarazadas y los nuevos padres. Te pueden ayudar a encontrar otros recursos. Muchas se pueden encontrar en internet (ver la lista de Recursos Nacionales).

Parte de la mejor ayuda vendrá de las organizaciones o agencias que se encuentran en tu ciudad o pueblo. Muchos grupos nacionales tienen oficinas locales. Sus números de teléfono y direcciones se pueden encontrar en tu guía telefónica. Mira bajo los listados de "salud", "educación", o "gobierno".

También puedes encontrar enlaces locales en las páginas web de las organizaciones nacionales. Tu proveedor de cuidados de salud, tu departamento de salud pública o trabajador social del hospital también serán capaces de ayudarte.

Recursos en el lugar donde vives

Dar de mamar: Especialistas en lactancia, grupos de "La Leche League"

Clases de educación para el parto: ICEA, Lamaze, en tu hospital

Iglesias, sinagogas u otros lugares de oración: Grupos de apoyo para los padres

Centros de salud de la comunidad: Cuidados prenatales y de prevención para el bebé

Centro de estudios superiores: Educación para los padres

Línea de información de la comunidad: Referencias a servicios locales

Línea directa para crisis: Ayuda por teléfono y servicios de información para la gente que está muy molesta, triste o enfadada, incluyendo las mujeres que han sido abusadas

Planificación familiar: Clínicas de salud pública, clínicas de planificación familiar (Planned Parenthood)

Hospitales: Clases para el parto, para los cuidados del bebé, para primeros auxilios de los bebés, y trabajadores sociales

Centro de salud mental: Grupos de terapia y apoyo para la gente con problemas

Grupos de apoyo para los padres: Grupos organizados por diferentes organizaciones donde los padres se apoyan y ayudan mutuamente; algunos son para padres primerizos y otros para padres con niños que tienen necesidades especiales

Departamento de salud pública: Clínicas, cuidados prenatales, cuidados preventivos del bebé, educación para los padres, visitas al hogar

Biblioteca pública: Libros, panfletos, DVD, CD y listas de programas educacionales en salud prenatal y de la familia

Coalición para los niños seguros (Safe Kids Coalition): Sillitas para el coche y otra información y programas para la seguridad de los niños

Enfermera de la escuela: Ayuda para los estudiantes que están teniendo problemas de salud

WIC (Special Supplemental Nutrition Program for Women, Infants, and Children) (Programa especial de nutrición complementaria para mujeres, bebés y niños): Programa de nutrición para mujeres embarazadas o dando de mamar y sus hijos

Tu plan de salud (seguro de salud): Puede incluir una línea directa con una enfermera o servicio de información sobre la salud

Sitios en la web (internet) y recursos nacionales

Puedes aprender mucho en internet. Pero, ten cuidado donde miras. Encuentra sitios en la web (internet) en los que puedas confiar. Las grandes organizaciones de salud y gubernamentales son buenas fuentes de información. Todas las páginas de internet que mencionamos en esta lista tienen información en la que puedes confiar. Estas páginas también pueden tener enlaces a otras páginas de internet útiles. Muchos de los sitios también tienen páginas en español.

Si no tienes una computadora u ordenador, ve a tu biblioteca local o centro de comunidad local. Allí probablemente haya computadoras que puedas usar y gente que te puede ayudar a encontrar lo que necesites.

ADVERTENCIA: Ten cuidado al usar internet. Mira a ver cómo de nueva es la información y quién la ha escrito. Verifica los patrocinadores del sitio de internet. Algunos sitios de internet pueden tener una pinta oficial pero no dan la información correcta. Algunas simplemente venden cosas o te dan solo un punto de vista de la cuestión. Muchas páginas de internet no están al día. Cuando tengas una duda, pregunta a tu proveedor acerca de la información que has encontrado.

A menudo las direcciones de internet cambian. Si cualquiera de los sitios que mencionamos aquí no muestran lo que buscas, haz una búsqueda del nombre de la agencia o el tema que quieres encontrar (como, por ejemplo, "parto").

Mujeres: Recursos de salud para las mujeres embarazadas y nuevas madres

Parto: Clases de parto

ICEA (International Childbirth Education Association) (Asociación internacional de educación para el parto): Clases para la preparación del parto y sobre cómo ser padres. Encuentra profesores para el parto, *www.icea.org*

Lamaze Internacional: Encuentra profesores locales para clases sobre esta manera de parto natural; *www.lamaze.org*; 1-800-368-4404

Parto: Cuidados por la comadrona

Dona internacional: acerca de las comadronas y cómo encontrar comadronas cualificadas, *www.dona.org*; 1-888-788-DONA (1-888-788-3662)

Depresión y trastornos del estado de ánimo

National Women's Health Resource Center (Centro nacional de recursos para la salud de las mujeres): Busca depresión, *www.healthywomen.org*; 1-877-986-9472

Postpartum Support International (Apoyo para el posparto, internacional): 1-800-944-4773; *www.postpartum.net* Español: *www.postpartum.net/En-Español.aspx*

Baby Blues Connection: 1-800-557-8375; *www.babybluesconnection.org*

Línea directa para los centros de crisis

Si hay una emergencia, llama al 9-1-1 para conseguir ayuda.

National Suicide Prevention Hotline (Línea directa nacional de prevención de suicidios): 1-800-273-8255

National Safe Haven Alliance Hotline (Línea directa nacional de la alianza de lugares seguros): Ayuda para las mujeres que tienen que abandonar a sus bebés. 1-888-510-2229: *www.nationalsafehavenalliance.org*

Women'sLaw.org: Información legal estado por estado y recursos para las mujeres abusadas, *www.womenslaw.org*

National Domestic Violence Hotline (Línea directa nacional para la violencia doméstica): 1-800-799-SAFE (1-800-799-7233); inglés y español: *www.thehotline.com.org*

National Child Abuse Hotline (Línea directa nacional para el abuso de los niños): 1-800-4-A-CHILD (1-800-422-4453)

National Fussy Baby Warmline (Línea directa nacional para los bebés quisquillosos): 1-888-431-BABY (1-888-431-2229)

Planificación familiar

National Family Planning & Reproductive Health Assn. (Asociación nacional de planificación familiar y salud reproductiva): Encuentra una clínica cerca de ti: *www.nationalfamilyplanning.org*

Not Too Late (No demasiado tarde): contraceptivos de emergencia: *www.NOT-2-LATE.com*

Planned Parenthood Federation of America (Federación americana de planificación familiar: métodos anticonceptivos, planificación familiar, y salud de la mujer): *www.plannedparenthood.org*; 1-800-230-PLAN (1-800-230-7526); inglés y español.

Una página web que lo cubre todo

Un lugar de confianza donde encontrar información sobre la mayoría de los temas de salud y seguridad es a través del National Institute of Health (Instituto nacional de salud) en: ***www.medlineplus.gov.*** También tiene una amplia sección en español.

Seguro médico

Affordable Care Act, incluye cómo aplicar para Medicaid o Children's Health Insurance Program (CHIP) (Los programas de seguro de salud de los niños): *www.healthcare.gov*

Seguros de salud de las compañías de seguros: *www.insurance.healthplans.com;* 1-800-372-1458

Familias LGBTQ

Familias LGBT: *www.lgbtfamilies.info*

Human Rights Campaign (Campaña de derechos humanos): *www.hrc.org/topics/parenting*

Nutrición, seguridad alimentaria

US Dept. of Agriculture (USDA) (Departamento de Agricultura de los Estados Unidos): *www.choosemyplate.gov/pregnancy-breastfeeding.html*

WIC (Programa para mujeres, bebés y niños): *www.fns.usda.gov/wic/* (haz click en "How to Apply" para encontrar los contactos para cada estado y el número de teléfono gratuito)

Mercurio en el pescado: *www.water.epa.gov/scitech/swguidance/fishshellfish/fishadvisories/index.cfm*

Apoyo los padres

Nurse-Family Partnership (Asociación enfermera-familia): Ayudan a padres primerizos a tener éxito. Servicio que se ofrece en algunas ciudades en la mayoría de los estados: *www.nursefamilypartnership.org*

Padres como profesores: Apoyan a las nuevas madres y sus parejas para que fortalezcan sus habilidades paternales. En comunidades de todos los estados. *www.parentsasteachers.org*

Child and Family Web Guide, Tufts Univ.: *www.cfw.tufts.edu* (Ir a Parenting)

Embarazo y parto

American College of Nurse-Midwives (Instituto americano de enfermeras-comadronas): *www.midwife.org/For-Women-Splash*

Evidence Based Birth: *www.evidencebasedbirth.com*

March of Dimes: *www.marchofdimes.com*

Office on Women's Health: *www.womenshealth.gov*

Lamaze: *www.lamaze.org/*

National Women's Health Resource Center (Centro nacional de recursos para la salud de la mujer): *www.healthywomen.org*; 1-877-986-9472

Maternity Center Association (Asociación de centros de maternidad): Debates claros sobre asuntos actuales, como partos por cesárea no de emergencia, basado en investigación actual: 1-212-777-5000; *www.maternitywise.org*

Parar de usar alcohol, drogas o tabaco:

Drug and Substance Abuse Treatment (Tratamiento de abuso de drogas y sustancias): *www.samhsa.gov*; Línea directa 1-800-662-HELP (1-800-662-4357)

Parar de fumar (CDC): *www.cdc.gov/tobacco/campaign/tips/quit-smoking*; 1-800-784-8669; Español: 1-855-335-3569

National Council on Alcoholism and Drug Dependence (Consejo nacional de alcoholismo y drogodependencia): *www.ncadd.org/*; 1-800-622-2255

Padres adolescentes—ver Apoyo para los padres

National Women's Law Center: (Ir a "Education & Title IX", "Pregnant & Parenting Students") *www.nwlc.org*

Gemelos, múltiples

Mothers of Twins Clubs (Clubs para las madres de gemelos): *www.nomotc.org*

Trabajar mientras estás embarazada y dando cuidados maternales

Babygate: tus derechos en el lugar de trabajo: *www.babygate.abetterbalance.org*

Recursos para el cuidado del bebé

American Academy of Pediatrics (AAP) (Academia americana de pediatría): *www.healthychildren.org*

American Academy of Pediatrics: *www.healthychildren.org*

American Academy of Family Physicians (Academia americana de médicos de familia): *www.familydoctor.org*

KidsHealth (Nemours): *www.kidshealth.org* (también en español)

Llevar puesto a tu bebé

Babywearing International: *www.babywearinginternational.org*

Defectos y discapacidades de nacimiento

March of Dimes, News Moms Need: *www.newsmomsneed.marchofdimes.org*

Dar de mamar

La Leche League: Aprende acerca de dar de mamar, o encuentra ayuda cerca de ti: *www.lalecheleague.org;* 1-800-LALECHE (1-800-525-3243)

Breastfeeding USA: *breastfeedingusa.org*

KellyMom: *www.kellymom.com*

National Women's Health Resource Center (Centro nacional de recursos para la salud de las mujeres): *www.healthywomen.org*; 1-877-986-9472

AAP: *www.healthychildren.org* (buscar dar de mamar)

Human Milk Banking Association of North America (Asociación norteamericana de banco de leche humana): *www.hmbana.org*

Human Milk 4 Human Babies (Leche humana para bebés humanos): *www.hm4hb.net*

Eats on Feets: *www.eatsonfeets.org*

Sillitas para el coche—ver Seguridad en el coche

Abuso infantil

National Child Abuse Hotline (Línea directa nacional del abuso infantil): 1-800-4-A-CHILD (1-800-422-4453)

Desarrollo del bebé

Zero to Three (De cero a tres): *www.zerotothree.org/child-development*

CDC Child Development site (Página web del CDC sobre desarrollo infantil), *www.cdc.gov/ncbddd/childdevelopment/index.html*

Make the First Five Years Count (Haz que los primeros cinco años valgan: *www.easterseals.com/mtffc*

Llanto

Period of Purple Crying (Período del llanto morado): *www.purplecrying.info*

The Fussy Baby Network (Red del bebé quisquilloso): *www.erikson.edu/fussybaby/*; 1-888-431-BABY (1-888-431-2229)

Inmunizaciones—ver Vacunas

Envenenamiento

Llama al 9-1-1 si el niño no se despierta o no está respirando

National Poison Center (Centro nacional de envenenamiento): 1-800-222-1222

American Assn. of Poison Control Centers (Asociación americana de centros de control de envenenamiento): *www.aaapcc.org/children.htm*

Seguridad—general

Safe Kids Worldwide: Aprende a prevenir lesiones o encuentra un programa local: *www. safekids.org*; 202-662-0600

Make Safe Happen: *www.makesafehappen.com*

Seguridad en el coche

AAP: *www.healthychildren.org* (ve a Safety & Prevention, On-the-Go) También en español

SeatCheck.org: Encuentra un chequeo para sillitas de coche cerca de ti. *www.seatcheck.org*; 1-866-SEAT-CHECK (1-866-732-8243) También en español

National Highway Traffic Safety Administration (Administración nacional para la seguridad del tráfico en las autopistas):1-800-424-9393; *www.safercar.gov/parents/*

The Car Seat Lady: *www.thecarseatlady.com*

Kids and Cars: *www.kidsandcars.org*

SafetyBeltSafe U.S.A.: Teléfono de asistencia: 1-800-745-SAFE (1-800-745-7233); Teléfono de asistencia en español:1-800-745-SANO (1-800-745-7266); *www.carseat.org*

Automotive Safety Program: información sobre seguridad en el coche para bebés y niños con necesidades especiales; *www.preventinjury.org/Special-Needs-Transportation*

Seguridad en el hogar

Safe Kids Worldwide: *www.safekids.org*

Consumer Product Safety Commission (Comisión para la seguridad de los productos del consumidor): *www.saferproducts.gov*; 1-800-638-2772

KidsHealth (Nemours): *www.kidshealth.org*; también en español

Poner la casa a prueba de bebés: *www.parents.com* (busca "baby proofing")

Dormir seguro

Safe to Sleep Campaign (Campaña para dormir seguro): *www.nichd.nih.gov/sts/*

CDC Sudden Unexpected Infant Death: *www.cdc.gov/sids/parents-caregivers.htm*

Co-sleeping: Mother-Baby Behavioral Sleep Laboratory, Univ. of Notre Dame: *www.cosleeping.nd.edu/*

Gemelos y múltiples

Mothers of Twins: *www.motheroftwins.com*

Multiples of America: *www.nomotc.org*

BabyCenter: *www.babycenter.com*

Vacunas

CDC vacunas e inmunizaciones: *www.cdc.gov/vaccines/parents/*

Otras páginas web con buenos consejos

Babycenter.com y *Parenting.com:* Estas dos no son de recursos dados por expertos pero tienen buena información. Pregunta a tu proveedor acerca de las cosas que puedes aprender en ellas.

Usar las redes sociales

"¡Hay una aplicación para eso!"?

Muchos programa de salud están haciendo "aplicaciones" para poder usarlas en los teléfonos móviles y tabletas. Puedes recibir actualizaciones semanales de cómo va creciendo tu bebé, medir el tiempo entre contracciones, aprender RCP (CPR por sus siglas en inglés), o incluso encontrar consejos para la sillitas para el coche de esta manera.

Estos programas pueden ser divertidos e incluso útiles. Verifícalos con el mismo cuidado que los otros recursos. Y no dejes que reemplacen el hablar con tu proveedor de salud, especialmente sobre cuestiones de salud o seguridad.

Libros que hay que tener a mano

Este libro te explica las cosas **básicas** que todas las mujeres deben de saber durante su embarazo y los primeros meses después del parto. Hay muchos libros que tienen más detalles. Aquí tienes algunos libros que creemos que te serán de utilidad. Puedes encontrarlos en tu biblioteca local o librería local.

Busca la versión más nueva de cualquiera de los libros. Esto ayudará a asegurar que es la información más al día. Algunos libros sobre el embarazo, cuidados generales del bebé, comportamiento, o desarrollo son clásicos. En realidad no se ponen anticuados. Incluimos estos porque esperamos que todas las mujeres embarazadas o padres nuevos saquen sabiduría de los mismos. A menudo puedes encontrarlos en las bibliotecas.

Puede que quieras tener un solo "libro gordo" con la información de todos los temas que puedes necesitar un día, como dolores de oído o dolores de garganta. En las librerías encontrarás un gran número de libros acerca del embarazo y los cuidados del bebé. Nosotros nombramos unos cuantos a continuación que pensamos que son especiales de alguna manera.

Consejos para elegir libros de salud fiables

- Busca un texto que sea fácil para ti para leer y dibujos que te ayuden a aprender.
- Busca una edición que se haya publicado en los últimos cinco años, excepto en los clásicos (la fecha de los derechos de autor está detrás de la primera página).
- Evita ediciones antiguas que pueden ser más baratas pero no darán los mejores consejos.

Abre el libro y lee unas cuantas páginas antes de comprarlo. Compara unos cuantos libros. Comprueba lo que dicen acerca de ciertas cosas como evitar las cesáreas o mantener a los niños en la sillita del coche mirando hacia tras hasta la edad de 2 años. Algunos libros pueden ser más fáciles o más divertidos de leer que otros.

Recuerda, puedes encontrar consejos que te desconcierten. Asegúrate de preguntarle a tu proveedor acerca de eso.

Referencias generales (libros gordos)

Estos libros cubren todos los aspectos de los temas médicos sin ser agobiantes. Son de fiar, bastante fáciles de leer, y tienen bastantes de dibujos útiles. Estos serán buenos libros para tener en tu estantería.

Your Pregnancy and Childbirth—Month to Month, American College of Obstetrics and Gynecology, 2010

Pregnancy, Childbirth and the Newborn, Penny Simkin, PT, April Bolding, and Ann Keppler, RN, MN, and others 2010 (pronto saldrá la edición del 2015)

The Healthy Pregnancy Book, William Sears and Martha Sears, 2013

Caring for Your Baby and Young Child, Birth to Age 5, American Academy of Pediatrics, Steven Shelov and Tanya Altmann, 2009

Libros de cuidados prenatales

A Child is Born, Lennart Nilsson, 2004

Complete Book of Pregnancy and Childbirth, Sheila Kitzinger, 2003

Our Bodies, Ourselves: Pregnancy and Birth, Boston Women's Health Book Collective. 2008

When You're Expecting Twins, Triplets, or Quads, Dr. Barbara Luke & Tamara Eberlein, 2010

Ask a Midwife, Catherine Parker-Littler, 2008

The Simple Guide to Having a Baby: A Step-by-Step Illustrated Guide to Having a Baby, Janet Whalley and Penny Simkin, 2012

The Birth Partner, Penny Simkin, 2008

Especialmente para adolescentes

Your Pregnancy & Newborn Journey: A Guide for Pregnant Teens, Jeanne Lindsay and Jean Brunelli

Nurturing Your Newborn: Young Parents' Guide to Baby's First Month, Jeanne Lindsay and Jean Brunelli

Teen Dads: Rights, Responsibilities & Joys, Jeanne Lindsay and Jean Brunelli

Your Baby's First Year, A Guide for Teenage Parents, Jeanne Lindsay and Jean Brunelli

My Pregnant Girlfriend, Charles Ordoqui, 2012

Libros para el cuidado de los bebés

Heading Home with Your Newborn, Laura A. Jana, MD, and Jennifer Shu, MD, 2010, American Academy of Pediatrics

Baby 411: Clear Answers & Smart Advice for Your Baby's First Year, Ari Brown and Denise Fields, 2013

Premature Baby Book, William Sears, MD, and others, 2010

The Multiples Manual, Lynn Lorenz, 2007

The Magic Years, Selma Fraiberg, 2008

Touchpoints: Birth to 3: Your Child's Emotional and Behavioral Development, T. Berry Brazelton, MD, 2006

Year After Childbirth: Surviving and Enjoying the First Year of Motherhood, Sheila Kitzinger, 1994

Libros sobre dar de mamar

The Womanly Art of Breastfeeding, La Leche League International, 2010

Breastfeeding made Simple; Seven Natural Laws for Nursing Mothers, Nancy Mohrbacher and Kathleen Kendal-Tackett, 2010

Nursing Mother, Working Mother, Gale Pryor and Kathleen Huggins, 2007

Glosario: palabras que es bueno saber

Abdomen: la parte de tu cuerpo que está debajo de las costillas y encima de tus piernas. Contiene tu estómago, útero y otros órganos.

Aborto: final del embarazo sin que el bebé sobreviva, puede ser de manera natural (aborto espontáneo) o hecho por un médico (inducido).

Aborto espontáneo: cuando un embrión o feto nace demasiado pronto como para poder sobrevivir.

Acidez (o ardor) de estómago: una sensación de ardor en tu pecho causada por el ácido de tu estómago cuando sube por tu esófago (el tubo que conecta tu boca con tu estómago).

Air Bag: Un aparato de seguridad para los asientos delanteros que está oculto en el tablero de instrumentos y se pone en funcionamiento en caso de accidente.

Alcohol isopropílico: el tipo de alcohol que se usa para matar gérmenes (no es seguro ingerirlo).

Amniocentesis: una prueba del líquido que hay dentro del saco amniótico que muestra ciertas cosas sobre la salud de tu bebé nonato.

Analgésico sin aspirina: paracetamol (acetaminofén), un medicamento mejor que la aspirina para niños con dolor o fiebre; "Tylenol" es una de las marcas comunes.

Anestesia: Varios medicamentos que se usan para reducir o eliminar el dolor.

Anticoncepción: ver Método anticonceptivo.

Anticuerpos: células que se hacen dentro del cuerpo de una persona para luchar contra las enfermedades. Los primeros anticuerpos de un bebé vienen del calostro y la leche de la madre.

Asesoramiento genético: ayuda para la gente con problemas de salud que se pueden pasar a sus hijos.

Asiento de seguridad para niños (restricción para niños): ver Sillita para el coche.

Aspirina: un medicamento sin necesidad de receta médica que disminuye el dolor y baja la fiebre.

Areola: la zona oscura que rodea el pezón.

Borrado (del cérvix): cuando el cérvix adelgaza durante la primera fase del parto.

Calcio: un mineral en los alimentos que se necesita para hacer que los huesos y dientes crezcan fuertes.

Calorías: la energía en los alimentos. Algunos tipos de alimentos tienen más calorías que otros.

Calostro: el líquido fino, amarillo que sale de los pezones de las mujeres cuando están embarazadas y durante los primeros días después del parto.

Canal de parto: tu vagina, la apertura por la que tu bebé nacerá.

Centro o tronco: la parte principal de tu cuerpo (pecho, hombros, abdomen, espalda).

Cérvix: el cuello (apertura) del útero (matriz). Tu bebé es empujado a través del cérvix hasta la vagina durante el parto.

Cesárea: parto del bebé a través de un corte que se hace en el vientre de la madre y que llega hasta el útero. (En inglés acortado es "c-section")

Circuncisión: una operación quirúrgica para quitar la piel suelta alrededor de la punta del pene del niño (bebé).

Comadrona: una persona cualificada para ayudar a los padres durante y después del parto.

Concepción: el comienzo del crecimiento del bebé, cuando el óvulo de la madre se une al esperma del padre.

Condón: un tubo de goma o látex con uno de los extremos cerrados que se usa durante el sexo para prevenir embarazos y enfermedades que se pueden contagiar durante el sexo. Un condón para hombres se pone en el pene justo antes de empezar a tener sexo. Un condón para mujeres se pone en la vagina o en el ano justo antes de empezar a tener sexo.

Congestión: pechos duros y dolorosos cuando están empezando a producir leche.

Contacto piel a piel: acurrucar a tu bebé contra el pecho desnudo del padre/madre para que estén piel contra piel. Especialmente bueno para los bebés prematuros.

Contracciones: el endurecimiento del músculo de tu útero.

Contracciones Braxton-Hicks: endurecimientos y relajamientos del músculo del útero durante los últimos meses del embarazo.

Cordón umbilical: el tubo largo que une la placenta al cuerpo del bebé nonato en su ombligo. Lleva alimento y oxígeno del cuerpo de la madre y vuelve con desperdicios del cuerpo del bebé.

Cuidados de canguro: ver contacto piel a piel.

Dar de mamar: otra frase para lactancia materna.

Defecto congénito: problema de salud del bebé que ocurre antes del nacimiento o durante el nacimiento. Puede tener efectos duraderos.

Defecto genético: problemas de salud que se pasan de padres a hijos y luego a nietos a través de la materia genética en las células.

Desarrollo: las maneras en las que la mente del bebé aprende y su cuerpo crece y cambia.

Descender (o bajar): cuando el bebé nonato baja hasta la pelvis antes de que empiece el parto.

Diabetes gestacional: un tipo de diabetes que ocurre durante el embarazo y puede causar problemas para la madre y el bebé si no se maneja adecuadamente.

Diarrea: heces que son muy blandas y acuosas y salen más a menudo de lo normal.

Digestión: el cambio de tu comida en tu boca, estómago, e intestinos para que tu cuerpo la use.

Dilatación: cuando el cérvix se estira y abre durante las primeras fases del parto.

Drogas: muchas cosas que afectan a tu cuerpo o a lo que sientes, como medicamentos, o sustancias como el alcohol, tabaco o drogas ilegales (de la calle).

Embarazo: los nueve meses cuando la mujer tiene un bebé creciendo dentro de su útero.

Embarazo múltiple: gemelos, trillizos o más bebés que nacen a la vez.

Embrión: palabra que se usa para un bebé nonato muy pequeño durante sus primeras ocho semanas de crecimiento.

Encajarse: cuando el útero baja a la pelvis antes del parto.

Enfermedad de transmisión sexual (ETS: STD por sus siglas en inglés)**:** una enfermedad que se pasa de una persona a otra cuando tienen sexo.

Enfermera-comadrona titulada: una enfermera que asiste en los partos, que se ha formado especialmente como comadrona y ha aprobado un examen nacional.

Enfermera especializada: una enfermera con formación especial para hacer ciertos aspectos del cuidado de la salud, trabajando con un médico.

Enfermera-matrona: una enfermera con formación especial para atender partos.

Envolver al bebé: envolver al recién nacido apretadito en una manta fina para confortarlo.

Episiotomía: un corte que se hace en la piel alrededor de la vagina para ensanchar la apertura y ayudar a que nazca el bebé.

Especialista en lactancia: una persona con formación especial y conocimientos acerca de dar de mamar (lactancia).

Estreñimiento: cuando las heces son muy duras y no salen de con frecuencia.

Estreptococo grupo B (GBS por sus siglas en inglés): un tipo de bacteria (estreptococo) que puede vivir en la vagina y que puede dañar seriamente a un bebé recién nacido.

Examen pélvico: una forma para que tu médico o enfermera-comadrona chequeen tu vagina y útero presionando tu vientre a la vez que alcanzan dentro de tu vagina, y mirando dentro.

Fecha del parto: el día que se espera que el bebé nazca.

Fertilidad: la habilidad de concebir un hijo/a.

Feto: palabra que se usa para el bebé nonato, desde las 8 semanas hasta el parto alrededor de las 40 semanas.

Fibra: una parte de los alimentos que ayuda a que las heces sean blandas y frecuentes.

Fontanela: zonas blandas en el cráneo de un bebé recién nacido. Se cierran despacio durante muchos meses.

Fórmula: leche especial para dar en biberón. Hecha para ser lo más parecida posible a la leche de pecho.

Genitales: el pene de un niño y la vulva de una niña.

Heces: excrementos.

Hemorroides: venas en tu ano (apertura por donde salen las heces) que se hinchan y pican o duelen.

Hierro: un mineral en los alimentos que ayuda a tu sangre a llevar oxígeno al cuerpo de tu bebé.

Hipertensión inducida por el embarazo (PIH por sus siglas en inglés): alta presión sanguínea durante el embarazo. Puede llevar a pre-eclampsia si se deja sin tratar.

Hormonas: sustancias hechas por órganos de tu cuerpo que controlan cómo funciona y siente.

Incubadora: una cama especial para los bebés que necesitan cuidado especial.

Inducir, inducción: comenzar las contracciones con la ayuda de medicamentos o por otros medios.

Infección: una herida o enfermedad causada por gérmenes que dañan tu cuerpo.

Inmunización (vacuna, inyección): forma de dar vacunas que ayudan a tu cuerpo a hacer anticuerpos para luchar contra las enfermedades.

Isolette: ver Incubadora.

Kegel: un ejercicio para los músculos del perineo, alrededor de la apertura de la vagina.

Lanugo: pelo corto y suave que crece en el cuerpo del feto y recién nacido.

Líquido amniótico: líquido en el saco amniótico.

Matrona: (ver Comadrona) una persona que ayuda a las mujeres a dar a luz a sus bebés.

Medicamentos: drogas (medicinas) que te receta un médico o que puedes comprar en una farmacia.

Médico de familia: un médico que cuida la salud de gente de todas las edades.

Médula espinal: el nervio principal en el cuerpo que va por la mitad de tu espina dorsal o columna vertebral. Conecta el cerebro con el resto de tu cuerpo.

Método anticonceptivo: formas de prevenir el quedarse embarazada cuando tienes sexo. Ejemplos: condones, diafragma, píldoras, DIU.

Monitor fetal: una máquina que muestra cómo está latiendo el corazón del bebé nonato; se usa para vigilar la salud del bebé dentro del útero.

Muerte fetal: cuando un bebé muere antes o durante el parto (después de las 20 semanas).

Nauseas matutinas: nombre que se da a sentir nauseas, a menudo acompañadas de vómitos, durante los primeros meses del embarazo.

Nutrientes: cosas en los alimentos que te mantienen sano.

Obstetra-Ginecólogo: un médico que cuida de la salud de la mujer. Un obstetra se especializa en cuidados prenatales y el parto de los bebés. Un ginecólogo se especializa en la salud del útero y los órganos sexuales de las mujeres.

Parto: el trabajo que hace tu útero para abrir el cérvix y empujar abajo al bebé, al canal de parto.

Parto de nalgas: parto de un bebé que no tiene la cabeza hacia abajo (a menudo el trasero está abajo).

Parto vaginal: parto natural, en el que el bebé pasa por el cérvix y la vagina.

PVDC: Parto vaginal después de cesárea (VBAC por sus siglas en inglés).

Pediatra: un médico que cuida de la salud de los niños.

Pelvis: tus huesos de la cadera donde se asienta tu útero. Tu vagina (canal del parto) está en una apertura ancha en estos huesos.

Pene intacto: un pene que no ha sido circundado.

Perinatal: el momento antes y después del nacimiento del bebé.

Perineo: la piel y músculos alrededor de la apertura de la vagina. También se llama suelo pélvico.

Periodo: corto para periodo menstrual

Período menstrual: el revestimiento sangriento del útero que se desprende cada mes y fluye de la vagina de la mujer.

Placenta: el órgano que conecta el cuerpo de la madre con el feto, llevando alimentos y oxígeno de la sangre de la madre a la sangre del bebé nonato.

Planificación familiar: usar métodos anticonceptivos para controlar el número de hijos en la familia, y quedarse embarazada cuando la persona o pareja así lo quieren.

Postparto: el tiempo después del parto del bebé.

Prematuro: corto para bebé prematuro. Un bebé que nace antes de tiempo, antes de la semana 37 de embarazo.

Prenatal: durante el embarazo (cuando el bebé está dentro de la madre).

Presión sanguínea: la fuerza con la que el corazón bombea la sangre a través de los vasos sanguíneos de las personas. Tener alta presión sanguínea significa que el corazón está bombeando demasiado fuerte.

Proteína: sustancia en los alimentos que hace que tu cuerpo crezca bien y funcione adecuadamente.

Proveedor de cuidados de salud: una persona formada para cuidar de la salud y las enfermedades de la gente (enfermeras, médicos, comadronas).

Receta: un pedido de tu médico para que te den una medicina en la farmacia.

Reflejos: movimientos del cuerpo que pasan automáticamente.

Reflujo: ácido del estómago que vuelve al esófago (tubo que conecta la boca y el estómago).

Revisiones médicas preventivas o de niño sano: revisiones de salud regulares para los bebés o niños que no están enfermos. Las revisiones cubren la salud, el desarrollo, las inmunizaciones y las pruebas médicas o chequeos.

Saco amniótico: la "bolsa de agua" dentro del útero, en la que el bebé crece.

Saco de agua: el saco amniótico en el que tu bebé crece dentro del útero.

Secreción: líquido que sale fuera del cuerpo, como sangre o mucosa de tu vagina.

Secreciones de sangre: una pequeña cantidad de mucosa y sangre (el "tapón de mucosa") que viene de tu cérvix antes de que empiece el parto.

SIDA (AIDS): Síndrome de inmuno-deficiencia adquirida, una enfermedad mortal que se contagia de persona a persona más a menudo mediante el sexo o compartiendo agujas. Se puede pasar al bebé nonato.

Sillita para el coche: una silla especialmente diseñada y probada para el uso, que sirve para proteger a los bebés y niños de las lesiones en un accidente de coche.

Síndrome de la muerte súbita del lactante (SMSL: SIDS por sus siglas en inglés**):** muerte de un bebé cuando duerme y todas las otras causas de muerte se han descartado.

Síntomas: cambios en tu cuerpo o en cómo te sientes (como dolor, picazón o hemorragias). Estos ayudan a tu proveedor a saber qué problemas de salud tienes.

Sistema de apoyo: la gente en tu vida que te ayudan en momentos de necesidad.

Sistema inmune: el sistema del cuerpo que lucha contra las enfermedades haciendo anticuerpos.

Sistema LATCH (Lower Anchors and Tethers for Children): Una forma de abrochar la sillita del coche en el coche usando conectores especiales en la sillita con anclajes especiales en el vehículo.

Tapón de mucosa: la masa gorda de mucosa que tapa el cérvix durante el embarazo.

Termómetro de la arteria temporal: un termómetro que siente la temperatura de la arteria debajo de la piel de tu frente.

Termómetro timpánico: un termómetro que siente la temperatura por la apertura del oído.

Trastorno del estado de ánimo: una enfermedad o condición emocional que puede afectar la vida diaria.

Trimestre: un período de tres meses. Un embarazo completo tiene tres trimestres.

Ultrasonido: un instrumento especial que se usa para ver dentro de tu cuerpo cómo está y cómo crece tu bebé nonato.

Unidad neonatal de cuidados intensivos (NICU por sus siglas en inglés): la unidad del hospital para bebés prematuros o aquellos con serios problemas médicos.

Útero: la matriz, el órgano dentro del que crece el bebé.

Vacuna: sustancia que se da para inmunizar contra las enfermedades. (Ver Inmunizaciones).

Vagina: la apertura en el cuerpo de las mujeres por donde sale el flujo menstrual y donde el hombre mete su pene durante el acto sexual. Así mismo, el canal por donde nace el bebé.

Venas varicosas: venas azules e hinchadas que pican o duelen, que a menudo ocurren en las piernas durante el embarazo.

Vérnix: crema gris-blanquecina, parecida a queso que cubre la piel del bebé recién nacido.

Vomitar: devolver los contenidos del estómago.

Vulva: los genitales femeninos alrededor de la apertura de la vagina.

WIC: (Mujeres, bebés y niños: en inglés: Women, infants and children): un programa federal de nutrición que provee alimentos y apoyo para la educación para las mujeres que cumplan los requisitos y niños hasta los 5 años.

Indíce

Nota: Números en cursiva indican figuras; "t" indica cuadro.